第二版

口吃
理論與實務

Stuttering
Theory and Practice

楊淑蘭｜著

作者簡介

楊淑蘭

學歷

英國牛津大學實驗心理系言語與大腦研究室訪問學者

美國伊利諾大學香檳校區語言病理學博士（1996-2000）

（Department of Speech and Hearing Science, University of Illinois at Urbana-Champaign Ph. D. in Speech Pathology）

國立台灣師範大學教育心理與輔導研究所哲學博士（1991-1996）

主修諮商心理學

經歷

專任　國立屏東大學特殊教育學系副教授

國立屏東教育大學特殊教育學系助理教授

國立台東師範學院初等教育學系助理教授暨學生輔導中心輔導老師

台北市立士林高商輔導老師

台北市立古亭國小、長春國小教師

兼任　國立屏東教育大學特殊教育學系系主任暨特殊教育中心主任

國立高雄師範大學聽力學與語言治療研究所副教授

國立台北護理學院聽語障礙科學研究所副教授

現職 ◢

國立屏東大學特殊教育學系教授

專長 ◢

語言病理學與諮商心理學

個人網站 ◢

臉書（Facebook）粉絲專頁：臺灣口吃與迅吃研究室
https://www.facebook.com/stutteringintw/

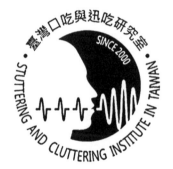

林　序

　　口吃是言語障礙中非常重要的一種口語異常的現象，口吃者受限於說話不流暢，往往影響他們的自信，因此限制了他們社會互動的範圍，甚至引起生活適應的問題。歐美國家約在一百年前便開始了口吃的研究，但在國內瞭解口吃的人似乎不多，而楊淑蘭教授出版的這一本名為「口吃——理論與實務工作」的專書，則是國內第一本兼具理論與實務基礎，且有系統的口吃教科書。

　　本書除了參考四百多篇的國內外學術論著外，並有許多楊淑蘭教授個人的研究成果與心得。全書內容豐富，共分為十章：第一章說明口吃的定義和內涵；第二章解釋口吃的發生學；第三章是口吃的發生率與復原率；第四章為口吃的診斷與評估；第五章討論口吃和語言的關係；第六章說明口吃者的心理因素；第七章至第九章分別介紹治療學齡前兒童、學齡兒童和成人口吃者的方法；第十章則說明重要他人對口吃者的影響和應有的態度。每一章都值得語言治療師、特殊教育教師、準教師和有志於口吃研究的研究生，甚至是口吃者及家長仔細研讀。

　　本書文筆流暢，資料豐富，實為該領域不可多得的一本好書。本人很榮幸有機會先睹為快，感佩與欣喜之餘，乃不揣淺陋，爰為之序。

林寶貴 謹識於
國立台灣師範大學特殊教育學系研究室
2010 年 11 月 30 日

曾　序

　　很多人不暸解語言治療服務對象的多樣性，但是對一般大眾來說，口吃應該就是最耳熟能詳的一種語言障礙了。令人訝異的是，對於這種說話上的問題，台灣的語言治療師卻似乎有些陌生，大概是因為一般口吃患者的就診率太低的緣故吧！這是整個語言治療界應該深思的第一個問題。

　　口吃是一個很奇特的現象，不用專家也能辨識出它的存在。我們的周遭，總會偶爾遇到一兩個為口吃所困擾的人士。很多孩子在發育的過程中，也曾經有過短暫的口吃現象。父母常為這種情況憂心忡忡，因為他們最擔心的是這種情形會影響孩子的人格發展和心理健康。說也奇怪，一般人總把口吃視為焦慮的表徵，甚至是一種壞習慣。如果是情緒的緊張，心病就得心藥醫；如果是行為習慣的偏差，那就需要一番矯正的訓練。然而，世界上的事情往往不那麼簡單，口吃的處置顯然也不只有情緒放鬆法和行為矯正法而已。

　　語言治療這門專業的歷史來源，雖然不限於口吃，但追溯 20 世紀初，人們會感受到對語言矯正的需要，和口吃的處理也脫不了關係。20 世紀有一本著名的教科書，一開始就叫作《說話矯正》，我記得印了七、八版，而作者就是口吃領域赫赫有名的 Van Riper。現在已經沒有書會用這種名稱了，但是在許多人的心目中，語言治療其實還是一種矯正。現在的語言治療師很難再把自己的工作和矯正劃上等號了，但是對於口吃而言，矯正或許仍是一種主要的想法吧！是嗎？我想當你閱讀這本書時，你可以常常思考這個問題，這也應該是語言治療究竟是什麼的重要問題吧！

　　美國有個口吃基金會，專門倡導口吃研究的重要性，也經由社會教育來讓一般民眾更認識口吃，並去除口吃的汙名化。過去他們經常會寄一些資料給我，其中有許多曾經被口吃所苦的名人軼聞趣事。事實上，你可以從這個基金會的網頁（www.stutteringhelp.org）上看到這些名人的名字，像是：美國副總統白登（Joseph Biden）、故英國首相邱吉爾（Winston Churchill）、維吉尼亞州國會議員沃夫（Frank Wolf）、電視主播史多素（John Stossel）、知名小說家厄普戴（John Updike）、故影星瑪麗蓮‧夢露（Marilynl Monroe）、參議員及太空人葛倫的夫人安妮（Annie Glenn）等。網頁上有句話說：Stuttering didn't stop them! Don't let it stop you.（口吃不能停止他們，也不要讓它停止你）真的很能激勵人心。我聽說台灣也有一些口吃人士的團體，只不過似乎還沒有產生什麼影響力，我期盼未來有人能夠向美國這個基金會取經，學學他們如何透過各種方式來進行社會教育。

　　其實，我從這個網頁上又看到了一齣新片的消息，就是美國 2010 年 11 月有一部名為 The King's Speech（「王者之聲：宣戰時刻」）的電影上市。影星柯林‧佛斯（Colin Firth）在片中飾演英王喬治六世，故事說到 1936 年那位不愛江山愛美人的愛德華八世（就是溫莎公爵）為了辛普森夫人放棄王位，於是亞伯特王子突然繼位成為喬治六世。原先大家看好的是他的哥哥，那位迷人風趣的愛德華八世，沒料到生性木訥無趣的亞伯特王子卻接了王位。更令人捏把冷汗的是，他有口吃的問題！試想：大英帝國的君王需面對普天之下的臣民，如何能夠用那吞吞吐吐的話語來樹立威儀呢？這部電影就是描述喬治六世如何對付口吃以及他和澳洲籍的語言治療師里奧納‧洛格（Lionel Logue）之間的關係。更重要的是，藉由洛格的幫助，喬治六世成功地克服了他的說話障礙，成為不畏懼公開演說的一國之君。建議讀者有機會一定要去看看這部電影。

　　說了半天，居然還沒說到這本書以及它的作者。楊老師是我敬佩的口

吃專家，她拿了兩個博士學位，由此看得出她對事情的專注和執著，寫書
也不例外。能夠下筆萬言，我就做不到了。台灣很小，專家很少，我很期
盼她能訓練出更多的口吃專家。先前曾鼓吹兩位研究生和她做論文，可惜
都因故不能成就，讓我引以為憾。這本書包羅萬象、經緯萬端，把口吃的
理論、研究、實務等各個面向說得很透徹，相信是部很好的工具書。謝謝
楊老師的勤勉著述，我們才有這個福氣從中得益。更盼望讀者讀了這本書
以後，能夠精益求精，面對口吃的世界，做出一番新的貢獻來。

曾進興

2010 年 9 月

作者二版序

當林敬堯總編輯通知我要改版時，心想：書終於賣完了！距離第一版的出版時間已經有六年。參酌美國具重要影響的書籍都是在四至五年間改版，因此約在二年前，我心裡就已經開始催促自己該重新修訂本書，因為在這些年當中，口吃的研究取向有了重大轉變，新的資料必須寫出來讓語言治療師和口吃朋友知道！然而，個人在這六年內歷經教授升等和完成口吃自動化診斷系統的二個專利，以及研究重心轉移至迅吃，用於口吃的時間便被分割了，不過在高雄師範大學兼任聽語碩士班二年一次的課程並未間斷，學生們在課堂上認真學習，也間接幫助許多口吃朋友。這幾年來，只要台灣聽力語言學會或相關機構願意邀請我前去演講，一定教給聽眾最新的理論和治療方法。本諸此心，第二版的改寫或增添新的資料與章節亦是如此。

首先，我將書名更改為《口吃：理論與實務》，以符合一般中文對 practice 的翻譯，也讓書名更為簡潔，再根據 ASHA 和 DSM-5 對口吃的歸類加以說明。書中補充最多的資料當屬大腦神經科學的研究成果，這也是我離開伊利諾大學之後蓬勃發展的學術方向，因此在第二章可以看到新近的研究結果。其他新增的章節，主要為新的研究取向，例如：在第六章「口吃者的心理因素」中，增加了「口吃者的氣質」一節；對我而言，這個主題是舊瓶裝新酒，研究者借用新的大腦造影技術，將過去僅由行為表現的測量加上腦功能的具象佐證，而形成新的風潮，值得關注。其次，我還為口吃治療部分新增了二節，原因是過去六年來，我每年都會到歐洲發

表論文，發現歐洲和澳洲學者使用相當多的心理治療於口吃治療中，而這些治療方法都是我在出國前就耳熟能詳的，也是另一個專長領域，在此鼓勵語言治療師和心理師能夠建立合作關係，這一定是口吃朋友的最大福祉。因此，在第八章「學齡兒童口吃治療」的第四節介紹了英國「Michael Palin 口吃兒童治療中心」的歷史和學齡兒童的治療方向，讀者會發現：口吃治療不只是口吃治療，而是全人的關懷；在第九章「成人口吃治療」的第六節新增了「認知行為學派在口吃治療的應用」，此學派對於有較多負向情緒的口吃者特別有效，值得治療師用心學習。在第九章第八節尚補充了澳洲雪梨大學的「Camperdown 成人口吃治療方案」，之後也另外說明藥物治療在口吃的應用。統整而言，總共補充了三十多篇文獻和進行多處內文的編修。

　　此外，我今年開始指導一位高雄師範大學的研究生進行口吃研究，也回應了曾進興教授對我的期望，我想應該會順利完成，結果可以寫進本書的第三版。未來還可以寫進第三版的有新編的成人溝通焦慮和溝通態度二個量表，目前尚無法趕上第二版的出版時程，在此向讀者致歉。這本書不可能將口吃相關知識全部寫進來，作者正與一群好朋友進行我的指導教授 E. Yairi 和學姐 C. H. Seery 著作《口吃：基礎和臨床應用》的翻譯，也是讀者未來可以與本書並讀的參考著作。我也希望從事口吃教學和實務工作者，以及口吃朋友對於本書第二版也不吝給予指教，可以到「台灣口吃與迅吃研究室」的 FB 粉絲專頁留言。我更期盼國內能成立一個非以營利為目的之口吃中心，讓我們的口吃研究和服務與先進國家並駕齊驅。最後，衷心感謝心理出版社林敬堯總編輯與其帶領的專業團隊在本書的出版過程中所給予的協助。

楊淑蘭

2017 年 8 月 16 日

寫於臺灣口吃與迅吃研究室

作者初版序

　　《口吃：理論與實務工作》是作者出版的第一本教科書，書名與作者個人的背景有關。雖然作者喜歡研究，但也一直從事實務工作，個人認為理論的鑽研與探討應該要能與實際應用相結合，才能顯現其價值，何況今天我們從事的工作與「人」有關，在接觸越來越多的口吃者後，深感台灣從事口吃研究與實務的工作者太少，每每在「台灣口吃研究室」網站看到口吃者求助的留言，就成為鞭策作者寫書的動機。

　　自 1996 年負笈美國讀書開始，「口吃」便與作者結緣，在指導教授 E. Yairi 嚴格的學術訓練下，開啟作者的口吃學習之路。2000 年學成回國，在國立台北護理學院和高雄師範大學聽語所教授「口吃專題研究」，並指導學生進行口吃研究，個人歷年來在國科會的經費支持下，也發表了一些研究成果。口吃研究在美國有將近百年的歷史，因此本書的主要內容多數引述美國口吃相關教科書及說英文口吃者的研究結果，同時作者也在相關章節說明近年來在國內進行的研究成果，以做為跨文化的比較。然而，口吃研究在國內仍屬亟待探索的領域，語言治療師，尤其是大專畢業的治療師，較難有機會深入瞭解口吃，難免在接觸口吃個案時產生擔心與害怕，因此寫作本書時，作者將治療的部分依年齡分為學前、學齡和成人三章，並補充個人及本土經驗提供語言治療師參考，而第十章則可做為口吃者重要他人之諮詢和衛教資料之應用。

　　除此之外，作者希望本書可以做為大學部或研究所的教科書，若教學對象為大學部學生，建議教師可以選取口吃基礎知識，如第一章口吃的定

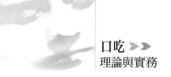

義和內涵、第二章的發生學、第四章口吃的診斷與評估，以及第七章至第九章不同年齡口吃者的治療方法，教師可依個人專長和教學時間酌量選取各章內容做為教學材料。至於研究所的授課，除了口吃基礎知識的瞭解，其他的主題如：口吃發生與復原、口吃與語言的關係和口吃者的心理因素等，都可以做為教材內容。本書引用了相當多的研究文獻，包括中文三十三篇和英文三百九十一篇，但大多數集中於語言學和心理學相關的章節，此乃因作者十多年來所從事的研究多集中於此兩個領域，不過現今有關大腦功能與影像之研究在口吃發生學占有一席之地，作者也酌予補充，因此本書引述之文獻資料最早為 1932 年，最晚為 2010 年，橫跨約七十年之間，希望研究生在閱讀本書時能有所啟發，而樂於從事口吃相關研究。

　　最後對於口吃者而言，作者希望藉由此書使口吃者更能瞭解自己的問題，並勇於接受口吃矯正，無需遠赴大陸或國外接受治療，而其他與口吃者相關之人士也能藉由本書更瞭解口吃者與其面對的困難，更能包容與協助口吃者克服言語問題。

　　本書雖經十年之醞釀，仍有不盡如人意之處，倘若讀者發現疏漏與不周，敬祈不吝給予指正。作者感謝林寶貴與曾進興教授為本書寫序，並與錡寶香教授審閱本書，提供意見。此外，感謝曾經於台灣口吃研究室工讀的諸多助理（瑞瑜、玉蘭、嘉芯、瓊瑜、芊霈、碧玲、鷥鷥、哲文、緯玲、舒瑄、筱涵、孝慈、詠心、哲宇、宗翰和薏絜）、投入口吃研究的碩士班研究生，及最後協助完成本書行政事務的助理林靖茹小姐。

　　當然，最要感謝的是我人生的夥伴王仕賢博士，容忍不會煮飯做菜和少做家事的「閒」妻。

楊淑蘭

2011 年 6 月 31 日

寫於屏東教育大學台灣口吃研究室

目　次

表、圖目次

CHAPTER **1**

瞭解口吃

Stuttering:
Theory and Practice

第一節 | 口吃的定義

　　美國聽力與語言學會（American Speech-Language-Hearing Association，簡稱 ASHA）指出，語言治療師的工作內容包括：成人和兒童之言語和語言障礙，以及吞嚥和餵食問題，而在成人和兒童之言語障礙中均列有口吃（stuttering）一項（ASHA, 2017）。《精神疾病診斷與統計手冊》（第五版）（*Diagnostic and Statistical Manual of Mental Disorders*, Fifth Edition，簡稱 DSM-5）（American Psychiatric Association [APA], 2013）則將溝通障礙歸類於神經發展障礙症（Neurodevelopmental Disorders）中，為個體在言語、語言和溝通出現缺陷之情況。言語指的是個體語音的表達，包括：發音、流暢、嗓音和共鳴特性，因此就 DSM-5 的分類，口吃是一種神經發展異常的言語障礙，個體的言語流暢性有缺陷（引自楊淑蘭，2015）。口吃（stuttering）是一種疾病嗎？或是一種口語的異常現象而已？什麼原因造成口吃？究竟該如何論定口吃這個現象？Yairi 和 Ambrose（2005）指出，口吃是一種複雜而多面向的言語障礙，牽涉的領域包括了認知、心理、生理、情緒、社會和其他面向。

一、英語的「結巴」（Stammering 和 Stuttering）

　　早期歐美常使用"stammering"來描述聲音、音節的重複或拉長，和說

話開始時無法流暢說出話的現象，但漸漸地，學者發現"stammering"似乎傳達出心理有缺陷的意味，而"stuttering"是表示生理的障礙造成聲音的快速重複。而且"stammering"意指兒童期的"stuttering"，如果沒有適當的治療，長大就變成"stammering"，因此在美國漸漸不再使用"stammering"一詞，主要原因是他們覺得"stammering"意指這些不流暢是來自一個相同的發生學（silverman, 2004），目前，"stammering"和"stuttering"在英國被混合著使用，而美國和澳洲則使用"stuttering"，本書所使用的文獻大都來自美國，因此作者所指的口吃是"stuttering"。

二、英文口吃的內涵

Van Riper（1982）認為口吃是口語流暢的異常情形，口吃者無法維持流暢的口語韻律。在 Bloodstein（1995）所出版，號稱口吃百科全書的《口吃手冊》（*A Handbook on Stuttering*）的第一頁便說道：「口吃是一種口語流暢性受到干擾、中斷……但我們卻無法否認，口吃不能只是定義為口語流暢的暫時性損害，口吃者會在語速、語調、音量、文法標示的變化、發音、臉部表情和姿勢產生異常的現象，而在口吃的當下，這些現象並非很容易就可以確認得出來。」其實早在 1964 年 Wingate 已經對口吃者的內在與外顯行為做出十分仔細的說明，他指出口吃包含三大部分：(1)口語表達的不流暢，而這些不流暢的特徵是不自主的（可聽見或靜默的）重複或延長，經常發生在聲音、多音節及單音節字等短的口語單位上，這些不流暢時常發生或可被指認出來，而且是說話者難以控制的；(2)有時這些不流暢會伴隨著一些附帶動作，與口語機轉或身體結構有關或無關，或是某種固定的說話方式，這些動作的出現是和掙扎著說話有關的；(3)口吃者也常會自陳或呈現某種情緒狀態，從一般的興奮或緊張到較負面的特定情緒反應，如害怕、困窘、生氣或類似的感受。Wingate 當時認為口吃的直接原

因，是控制口語機轉的周圍神經系統的不協調，但他也誠實說明口吃的真正原因在當時並不清楚，口吃的原因可能是綜合性且相當複雜的（引自伍瑞瑜、楊淑蘭，2007）。

有關口吃者說話不流暢時所附帶的動作，Wingate（2002）引述 Lekman 和 Cohen（1988）提到，口吃者言語動作的抽搐（motor tics）分為：(1)簡單的動作（突然、短暫且無意義的動作），包括：眨眼、眼睛的動作、皺鼻子、做鬼臉、嘴巴的動作、嘴巴突出、牙齒嘎嘎作聲、下巴扭動、頭部轉動、肩膀轉動、手臂轉動、手指動作、肚子緊張、抽動和任何身體部位的動作；(2)複雜的動作（較慢且長，有目的之動作），包括：持續瞪眼、臉部怪表情、咬東西、不斷摸東西或物品、丟、打的動作、持續扭動臂膀、擁有東西的動作（gesture with has）、旋轉和彎曲身體的某部位（gyrating and bending）、韻律混亂的動作和猥褻的動作。

三、中文口吃的內涵

中文所稱的口吃，是一種說話結結巴巴、中斷不連貫（台語俗稱「大舌」）的口語異常現象，主要的症狀包括：說話時字和聲音的重複或拉長、或破碎的字及片語重複、插入字、修正和放棄等口語上可以辨認的特徵；口吃者除了口語上的不流暢外，經常也表現出許多身體動作，包括眨眼、聳肩、臉部怪異表情、頓足、擺手等。作者曾經看過一位成人口吃者說話時，眼睛緊閉，整個頭往後仰，這些稱為第二症狀。作者的研究中也發現，一般人認為口吃者有首語難發的現象，但所謂「首語」是指片語的第一個字，這是口吃者較容易出現口吃的位置，而非一般人認為句首的第一個字，在文法結構上句首第一個字往往也是片語的第一個字，也因此讓聽者的印象特別深刻（楊淑蘭，2001b）。

另外，作者也曾經訪談小學 1 年級口吃兒童的父母及導師，發現十四

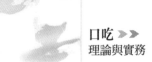

位家長描述兒童口吃時的情形，主要為講快時會出現停頓，急著說話或緊張、興奮就會重複許多次，斷斷續續說不出來，尤其是句首；家長的觀察認為似乎是兒童的嘴巴和思考無法同步，有時需要很多時間思考和組織所要說的話。其中有四位家長提到兒童說話發音不正確；有兩位提到兒童語言發展遲緩及較晚開始說話；有一位表示兒童文法顛倒錯誤；有一位表示兒童與大人說話時特別會口吃；一位提到兒童不喜歡唸課文或讀物；另一位提到請兒童再說一次時，兒童會感到沮喪而放棄。此次訪談並未刻意提問有關第二症狀情形，家長也無人提到發現兒童出現第二症狀。本研究中，另有十三位導師描述班級中十四位口吃兒童發生口吃的情形，有五位教師描述六位兒童在緊張、焦慮、興奮、急著說話時會出現較多口吃，其他八位教師描述兒童只要在表達時都會出現口吃。他們描述的口吃情形包括：說話吞吞吐吐講不出來、停頓、重複；較常發生在句首，例如「老師」的「老」或「我」。有四位老師提到口吃兒童發音不正確，例如：不會發捲舌音；有兩位老師提到口吃兒童的第二症狀，都是手部的動作，例如：用手勢輔助、手指頭在旁邊畫、有一位會搔頭；兩位老師提到口吃兒童出現逃避現象，將較難的字很快帶過，因而令人聽不懂，或講錯就停頓、或不敢講、或回答小聲；有兩位教師表示口吃兒童說不出來時會表現情緒不穩、要哭、講話害羞、不敢與人有眼神接觸。國內口吃兒童之重要他人對兒童發生口吃當下的描述，和說英文口吃者的現象是相符合的（楊淑蘭，2008；Yang, 2009）。

四、不同學者強調的口吃定義不同

　　早期的論述對於口吃的內涵並無明確的說明，近十年來，學者對口吃現象的描述越來越清楚，Ambrose 和 Yairi（1995）指出發生口語不流暢者是口吃者（stuttering children or people），口吃者發生的不流暢稱為口吃式

的不流暢（stuttering-like disfluency, SLD），包括字的重複（word repeti-tion）、聲音或音節的重複（part-word repetition）、拉長（prolongation）或破碎的字（broken word）；而正常者發生的不流暢稱為正常的不流暢（normal disfluency），包括片語重複（phrase repetition）、插入字（inter-jection）、修正和放棄（revision and abandon）。Yairi（1997a）認為口吃是一個複雜多向度的異常現象，並不等同於不流暢（disfluency 或 dysflu-ency），他發現有一些不流暢的現象也會發生在非口吃者的口語中，Yairi（1997a）引述 Williams 和 Kent（1958）的研究結果，說明在不同的情境之下，相同的不流暢會被同一聽者有時認定為正常，有時認定為異常。所以他認為所謂的口吃指的是發生不流暢的事件（disfluent event），而不流暢是口吃的最重要內容。

　　Guitar（1998）在《口吃：統整取向——口吃的本質與治療》（*Stutter-ing: An Integrated Approach to Its Nature and Treatment*）一書中，以三部分來定義口吃：第一部分為頻繁或持續重複、延長及／或中斷（當聲音及／或空氣的流動中斷時）干擾說話流暢性；第二部分是為了使口語流暢，這些重複或中斷時常結合過度的心理與身體的掙扎反應，口吃者表示當集中注意力以避免口吃發生時，他們時常繃緊說話的肌肉組織及用力說話，這時會喪失思考力；第三部分，由於大多數口吃者當要說出想要說的話卻無法表達時，會對自己的溝通能力產生負面的看法。Guitar（2006）在該書第三版提到口吃的核心行為（core behavior），包括在說話過程中頻繁且不正常和拉長的口語中斷，這些中斷的形式有：(1)重複聲音、音節和單音節字；(2)拉長聲音；(3)說話時氣流中斷。其次是口吃者為了讓字可以順利說出，添加多餘的聲音、字和動作。最後，包括兒童期因口吃而產生的詫異、挫折、尷尬和害怕等情緒；因這些負面的情緒和說話上的困難，而限制了口吃者參與社會性活動。他在第四版的書裡指出，口吃包括：(1)核心行為，有重複、拉長和阻斷（blockage 或 block）；(2)次要行為，有逃離和

逃避行為（逃離是發生在口吃結束時，可能是眨眼、點頭和嗯啊的聲音，具有增強作用；逃避是口吃前發生，因預期口吃發生和回憶起負向經驗，可能會以拖延、換字說、手部計時動作以避免口吃，但變成頑固習慣後便難以改變）；(3)感受和態度，負向感受可能會引發口吃，也可能因口吃而產生負向感受，像是挫折和羞愧（Guitar, 2014）。

2004 年 Silverman 在《口吃和其他語暢異常》（*Stuttering and Other Fluency Disorders*）的第三版，用了將近四頁（頁 9-14），由歷史的源由說明了許多學者對口吃定義的不同重點，作者歸納 Silverman 對口吃定義的重要內涵，加以說明。Silveman 認為口吃是包括：(1)明顯的言語不流暢，如重複、拉長和中斷；(2)口語的不流暢是口吃者無法控制的，因此雖然口吃者與非口吃者都會出現言語的不流暢，但口吃者卻會對這些非自主的反應有反應（reaction），他們會預期口吃的出現，因此產生逃避行為，除此，他們會在口吃時伴隨出現身體的第二症狀（secondary syndrome），就是言語機轉（臉部、頭部和頸部）的不必要的肌肉動作，如並非發雙唇音時，卻雙唇一起用力，嚴重的甚至會揮動手臂或腳打著拍子；(3)口吃者經常伴隨口吃出現害怕、焦慮、緊張、羞愧、困窘或混合這幾種情緒的狀態。

2004 年美國聽語學會（American Speech-Language-Hearing Association, ASHA）網頁指出，口吃是一種言語流暢障礙，即說話時言語的流暢受到阻礙。所有個體都會出現言語不流暢的情形，但口吃者說話時具有下列特徵，藉由下列特徵可區分口吃者與正常言語不流暢者：(1)聲音、音節、部分字、完整的字或片語的重複；(2)聲音或音節的延長或拉長；(3)緊張停頓、猶豫不決，及／或說不出話來；(4)突然快速說話，如開始一個聲音或為了維持聲音的連續；(5)相關行為：即伴隨口吃的反應，如嘴唇、下顎及／或頸部肌肉緊繃；說話時嘴唇、下顎及／或舌頭顫抖；輕敲腳底；眨眼；轉頭等等，企圖以這些反應逃避口吃，這些相關行為因人而異；(6)口

吃行為常因說話情境、溝通夥伴或說話任務而有所變化，如口吃者也許能流暢地唱歌，但講電話時卻會口吃；(7)失去控制的感受：口吃者也許會害怕某些聲音與字詞、害怕某些情境、預期口吃的發生、感到困窘及羞愧，如口吃者會逃避某一聲音或字詞，以另一個字詞代替原來要說的字詞；這些反應大都出現在口吃較嚴重的階段（引自伍瑞瑜、楊淑蘭，2007）。

　　作者在 2010 年重新檢索 ASHA 對口吃的定義（What is stuttering？），發現內容有別於 2004 年的方向，新的定義更為口語化，更容易為一般大眾所理解，說明如下：口吃會影響說話者的言語流暢性；口吃經常發生在兒童期，但只有部分兒童的口吃會持續至成人。口吃的特徵是口語的產出受到干擾，即所謂的不流暢（disfluencies），大多數的口吃者有時會出現短暫的不流暢，例如有些字會重複，其他部分聽起來像是嗯嗯啊啊（"um" or "uh"）。不流暢未必會造成問題，但如果個體有太多的不流暢就會妨礙溝通的進行。對大部分口吃者而言，口吃會影響他們日常的生活，至於所影響的活動則因人而異。對一些口吃者而言，溝通的困難可能發生在特定活動，例如打電話和在大庭廣眾下說話；而對其他口吃者而言，這些活動可能發生在家裡、學校和職場上。因此某些口吃者可能限制了自己的活動範圍和類別，而稱為參加侷限（participation restrictions），因為口吃者在乎其他人會對他們不流暢的口語如何反應；而另外一些口吃者可能會為隱藏不流暢的口語，而重新安排原來要使用在句子當中的字，稱為換句話說或繞道而行（circumlocution），這時他們會佯裝忘記剛才要說的話或減少要說的話。口吃者可能會因為口吃而減少活動的參與，口吃對口吃者的影響是受到口吃者本身及其他人對口吃的反應而來。上述的說明對口吃當下的行為說得不多，反倒是將口吃者面對溝通困難的反應說得更清楚，而且也說明了口吃者對其他聽者的反應。直到 2017 年 8 月為止，上述 ASHA 的說明仍是相同的。

五、口吃定義的統整

　　口吃的內涵似乎並未因使用語言的不同而不同，但不同的學者在描述口吃的定義與內涵時，會因個人重視的方向不同，而有不同的重點。若要完整的評估診斷口吃現象，除了外顯的口語不流暢及生理動作外，還要注意案主的內隱變項，如溝通焦慮、恐懼和對口吃的預期與逃避等（楊淑蘭，2003）。作者根據國內外學者所說明的口吃內涵加以整理為表 1-1。

　　由表 1-1 可發現國內外研究口吃的學者所定義的口吃內涵是因人而異的，反應出口吃是一種複雜的溝通障礙，每一位學者切入的重點不同。有些學者定義口吃時，只從聽者本位觀點來描述口吃行為，例如口語中的延長、重複等；有些學者定義的口吃，包含口吃者觀點，如案主自我對口吃

表 1-1　國內外學者定義口吃之內涵比較表

學者或組織	年代	口語行為	次要徵狀（身體伴隨行為）	逃避行為	控制問題	情緒或態度反應	時間協調性	發生學
Wingate	1964	✓	✓		✓	✓		✓
Van Riper	1982	✓			✓	✓		✓
Yairi 團隊	1995, 1997, 2005, 2010	✓	✓			✓		
Silverman	2004	✓	✓	✓	✓	✓		
ASHA	2004	✓	✓	✓	✓	✓		
ASHA	2010, 2017	✓	✓	✓	✓	✓		
Guitar	1998, 2006, 2014（逃離和逃避）	✓	✓	✓		✓	✓	
楊淑蘭	2001a; 2001b	✓	✓	✓		✓		
楊淑蘭	2008; 2015	✓	✓	✓		✓		

的覺知（失去控制）或對口吃的反應，例如恐懼、逃避等；而有些學者則由發生學來定義口吃的原因，例如心理反應導致不流暢等。因此，不同學者對口吃所強調的觀點不同，但每一位學者都會提到口語行為，即口語中的重複、延長和中斷等；其次，最多學者提到的是情緒或態度的反應，如害怕、困窘、惱怒等；再其次是第二症狀，如身體動作，包括眨眼、聳肩、臉部怪異表情等（Guitar 在 2014 年將逃離和逃避歸在次要行為裡）；其他則有多位學者提到逃避行為，如說話時因逃避口吃而換字或掙扎著說話等；少數提及控制問題，如不自主的中斷或阻礙等；還有時間的協調性，如運動神經的時間協調性和口吃的起因（如不正常神經語言學問題等）。由此可知，口吃的最大表現在於口語的不流暢，即是學者所稱的主要行為（main behavior）或核心行為（core behavior），而有許多學者關心因為口語不流暢帶來的情緒或態度的反應，或由於這些反應再對口語不流暢造成更大的負面影響，形成惡性循環，Manning（2001）認為口吃者的言語不流暢與負向的心理反應，長期將形成不適應的狀態。

除此之外，不同的學者採用不同的詞彙來描述口吃，也代表他們對口吃觀點的不同，例如：Ambrose 和 Yairi（1995）指發生口語不流暢者是口吃者（stuttering children or people），口吃者發生的不流暢稱為口吃式的不流暢（stuttering-like disfluency, SLD），正常者發生的不流暢稱為正常的不流暢（normal disfluency）；Bloodstein 和 Guitar 並不像 Yairi 那樣去區分disfluency 和 stuttering，而統稱為口吃行為（stuttering behavior），或直接稱為口吃（stuttering）；Manning（1996, 2001）一直用的是語暢異常（fluency disorder），並將之區分為口吃的內隱和外顯特徵（intrinsic features and surface features of stuttering），甚至在文中提到嚴重者可能造成案主的殘障情況（handicap）；Culatta 和 Goldberg（1995）也是直稱口吃行為（stuttering behavior），並分為口吃內在與外顯行為（covert stuttering behavior and overt stuttering behavior）；Riley（1994, 2009）在「口吃嚴重度

評估工具第三、四版」（Stuttering Severity Instrument for Childlen and Adults-3, 4, SSI-3, 4）則稱為口吃事件（stuttering event），但也強調口吃發生時長（duration）和身體伴隨的行為是診斷口吃重要的內涵；Conture（2001）也是稱為口吃（stuttering）。Ambrose 和 Yairi、Bloodstein 由於研究者的角色，較重視口吃者的口語表現；而 Guitar、Manning、Culatta 和 Goldberg、Conture 因為是站在治療者的觀點，較由全面性關注口吃者的認知、情緒部分來改善其口語的表現。因在重點上有所不同，故不同學者所指稱的口吃內容可能是不同的。

第二節│影響口吃的認定和其定義的因素

早期的論述或研究並未明確說明口吃的內涵（Brown, 1938a, 1938b, 1938c; Johnson & Brown, 1935），直到 1959 年，Johnson 和他的同僚開始比較學前口吃兒童和非口吃兒童的不流暢類型，共列出六種口吃的內容（插入、部分字重複、字的重複、片語重複、修正—不完整片語、不合節律的發音），但仍有許多研究未說明不流暢的類別。這樣的現象到了 1980 年代才逐漸好轉，Silverman（1974）列出七種口吃時發生的現象，比 Johnson 等人多了「緊張性的暫停」。Williams、Daley 和 Spriesterbach（1978）則列出口吃者可觀察的言語特徵，如表 1-2，共有九種（楊淑蘭，2003）。

依據 Bloodstein（1995）的觀點，傳統上認為口吃是一種說話韻律（rhythm）的障礙，亦即說話流暢性異常的現象，但一般除了認定流暢性的異常之外，治療師也常注意到口吃者的說話速度、音調、音量、發音、臉部表情和姿勢動作等。Bloodstein（1995）同時指出，研究發現即便是專業的工作者也很難認定所謂口吃的時刻（moment）。他引述最早有關聽者

表 1-2　口吃者可觀察的言語特徵

行為	定義	中、英文舉例
遲疑（hesitation）	在說話過程沒有任何緊張的停頓	I_ am going home. 我_ 要回家
破碎的字 （broken word）	字中不應出現的停頓或用力（說出部分的字）	I am g_oing home. 我一ㄠˋ回家
重複（repetition）	部分字的重複 字的重複 片語重複	I am g going home. 我一一ㄠˋ回家 I am am going home. 我要要回家 I am I am going home. 我要我要回家
插入（interjection）	使用和要說的話無關的聲音、音節和字	I er er am ah going home. 我嗯要ㄛ回家
拉長聲音 （prolonged sounds）	難以接受的拉長聲音，經常出現在字的開始	I am s-s-s-so late. 我遲——到了
不合節律的說話 （dysrhythmic pho-nation）	因不適當的重音、時間或加速而扭曲字間的節律性	I am going（在標示文法部分提高音量）home. 我（大聲）要回家
緊張（tension）	在字之間或字的部分或插入部分可聽出的不正常呼吸或肌肉的緊張	I am（強迫性呼吸）go-ing home. 我（緊張吸氣）要回家
修正和改變 （revision & change）	文法或內容	I am, I was going. 我要，我不要回家
不完整的片語 （incomplete phrases）	未能完整說出已經說出話的文法單位	I am- but not today. 我要，但不是今天

資料來源：修改自 Culatta 和 Goldberg（1995, p. 70）。

一致性的研究是完成於 1942 年，Tuthill 奉了 Johnson 的指示，進行三個實驗。第一個實驗有三組受試者，分別為語言治療師、一般人和口吃者，他們一起聽成人口吃者和正常人的留聲機錄音，發現三組受試者對發生口吃

之處有很不一致的判定，非口吃的口語中也有多處被判定為口吃；除此之外，語言治療師間的一致性也不比一般人高。第二個實驗，Tuthill 將一份成人口吃者的錄音給十一位有語言病理學博士學位的專家、七位看門的警衛和六位學齡前兒童的母親聽，發現專家之間的一致性也不比非專業人員來得好。第三個實驗，Tuthill 將第一個實驗中的留聲機錄音改為有影像的影片，多了視覺線索，在被標示為二百一十九個口吃的英文字中，少於25%的受試者標示到一半的口吃字，75%受試者標示一致的口吃字只有三十九個，四十五個字卻被認為是正常的。因此，此研究的結論認為口吃的認定很難有高的一致性（引自 Bloodstein, 1995）。

　　Finn、Ingham、Ambrose 和 Yairi（1997）進行的研究也發現，即便是有經驗的語言治療師，其內在一致性也只有.65，評定者間的一致性只有.45。Yairi 和 Ambrose（2005）指出由聽者的角度來看，口吃（stuttering）和不流暢（disfluency）是兩回事。有一些不流暢對大多數聽者而言會認為是口吃，而其他的不流暢則不是口吃，但如何區分並非容易的事，有時口吃者的不流暢被認為是正常的，反之亦然。然而，Wingate（1977）和 Curlee（1981）的研究卻顯示與前述研究不同的結果。Wingate 是讓受試者判斷青少年和成人的語言樣本是屬於口吃者還是非口吃者，結果得到高的一致性；Curlee 則是讓受試者重複計算口吃頻率，也得到高的一致性。然而，大多數的口吃研究認為評定者的穩定性是相當低的，以下為影響口吃認定的一些因素，也是臨床工作者及研究者在從事與口吃相關工作應特別注意的。

一、知覺因素

　　評定者容易受到知覺因素的影響，原因如下：

　　1. 評定者本身缺乏一致的標準：Williams 和 Kent（1958）的研究發

現，在兩個情境中，評定者改變他們評斷語言樣本是口吃者或非口吃者的比率是 70%，因為評定者在兩個不同情境下從事同樣的分類工作，經常改變他們的標準。Onslow、Gardner、Bryant、Stuckings 和 Knight（1992）的研究發現，治療師在分別是否為口吃者的語言樣本時，也缺乏一致性，而且對於父母而言，自己本身是口吃者或家族中曾出現口吃者的父母，較易將語言樣本判斷為口吃者。

2. 評定者容易受到指導語的影響：假如在指導語中加入暗示性的用語，會使評定者傾向將語言樣本判斷為口吃者說話。例如，Sander（1963）的研究中給受試者不同的指導語，第一組的指導語是「聽孩子們說什麼」，第二組的指導語是「聽聽看」，而第三組的指導語是「注意聽孩子說的話和口吃」，他發現第三組標定的不流暢次數約是其他兩組的兩倍。Martin 和 Haroldson（1981）的研究發現相似的結果，如果給評定者口吃的定義，則他們會比不給定義組標定更多發生口吃的字，而且後者的評分者間信度和評分者內信度較前者為高。

二、不流暢的特徵

至於什麼樣的不流暢特徵，會被聽者認為是口吃呢？Wendell Johnson 和他的同事整理出最常為語言治療師所使用的口吃者之不流暢的特徵如下（引自 Silverman, 1996）：

1. 部分字的重複（part-word repetition）：意指音節和聲音的重複；大多數出現在字的開始，很少出現在字的尾端。

2. 整個字的重複（word repetition）：意指重複整個字；幾乎都出現在單音節的字。

3. 片語重複（phrase repetition）：重複由兩個以上的字組成的片語單

位，重複通常是一次或兩次。

4. 插入聲音、音節、字、詞或片語（interjection of sounds, syllables, words and phrases）：這些增加的聲音、音節、字、詞或片語經常出現在詞與詞之間，增加的部分並未增多原來的語意。

5. 修正不完整的句子或片語（revision-incomplete phases）：說話者發現說錯了，想要加以修正，這些錯誤可能是發音上的，也可能是語意上的。

6. 不合節律的說話（disrhythmic phonation）：拉長聲音、不正確的重音或中斷。

7. 緊張用力的停頓（tense pause）：聽得出來是重的呼吸聲和聲音的緊張用力。

不論口吃者或非口吃者說話時都會發生這七類不流暢，而且口吃者或非口吃者在他們的分配中有很大的重疊，亦即一些口吃者的不流暢少於非口吃者，而一些非口吃者的不流暢大於口吃者。判斷口語中的中斷現象通常有兩種方式，一是測量特定時間（specified time interval）中的言語片段，以秒計算；另一是以語言學單位（linguistic unit）來計算，即以字或音節來計算（Yairi & Ambrose, 2005）。

Young（1961）認為部分字的重複與拉長和口吃的嚴重性有高度相關；Lingwall和Bergstrand（1979）研究發現，拉長的聲音超過912毫秒就會被判定為口吃；Throneburg和Yairi（1994）的研究結果發現，口吃者的重複單位（repetition unit）之間的時間（interval）短於非口吃者；Ambrose和Yairi（1995）的研究發現，在同樣情況下，非口吃者通常只重複一次，而口吃者常重複兩次；Amir和Yairi（2002）研究發現，當母音發音時間和重複與重複之間的時間較短，容易被聽者評定為口吃。目前並無有關聽者對中文口吃知覺方面的相關研究，而這部分對於口吃的認定及治療是十分重要的，因為這不僅會影響語言治療師診斷口吃時的判定，而且有許多口

吃者會因為預期聽者的反應或誇大聽者對其口吃的反應，產生負向的情緒
狀態。

三、口吃者流暢語言的特徵

在 Wendahl 和 Cole（1961）的研究中，他們將口吃者語言樣本中的不
流暢拿掉之後，讓一般人分辨何者是口吃或非口吃者的語言樣本，仍然可
以區分得出來，他們發現，口吃者流暢的口語中仍有以下特徵：

1. 共振峰（指母音頻率中能量集中處）轉換（formant transition）和穩
   定的部分是和一般人不同的。
2. 口吃者流暢口語中的母音是比較長的。
3. 口吃者啟動發聲的器官較慢，但移動速度較快；口吃者下顎的運動
   較非口吃者為慢。
4. 發音起始時間（the voice onset time）：當說出一個音節，口吃者從
   放鬆子音的肌肉開始，發母音時的聲帶振動的時間較非口吃者為
   長。

歸納上述關於影響口吃者之言語判定的因素，不論是語言治療師或是
研究者都有必要注意這些因素的影響。

第三節｜影響口吃發生的背景因素

我們將在第三章仔細說明口吃的發生率、復原率與普遍率，而過去有
許多學者探討影響口吃發生的背景因素，例如：「何時最容易發生口
吃？」「男生還是女生較容易發生口吃？」「口吃是否受遺傳因素的影

響？」「是不是所有的種族都有口吃問題？」「什麼樣的社會比較容易發生口吃？」「口吃的發生是否受智力的影響？」等議題，以下分別加以說明。

一、年齡（Age）

雖然口吃有可能發生於各種年齡層，但大部分個案口吃的起始年齡介於 2 到 5 歲之間（Johnson, Young, Sachs, & Bedell, 1959; Andrews et al., 1983）。Andrews（1984）指出，有50%的口吃起始年齡發生於4歲，75%的口吃起始年齡發生於 6 歲，而口吃起始年齡最晚到青春期，約為 11 至 12 歲左右（引自 Silverman, 2004）；有學者指出，口吃平均起始年齡為 32 個月 （Yairi & Ambrose, 1992b）至 46 個月（Darley, 1955）。但 Van Riper（1982）指出，少數個案的口吃起始年齡在成年期，也就是 18 歲之後，這些口吃者自陳在他們孩提時會偶爾或輕微的出現說話不流暢現象，並認為孩提時經驗到的不流暢和成年期經驗到的不流暢是不一樣的，所以他們認為這是不一樣的言語障礙；而也有一些個案在孩提時確實沒有口吃，而是至成年期後才開始口吃，所以不可否認的，口吃的起始年齡也有可能發生於成年期之後。作者於第一章第一節曾提及有關國內口吃兒童的父母訪談研究，根據父母的觀察，超過 75%的兒童，口吃發生於學齡之前，甚至父母早在子女 2 至 3 歲時，就已發現其子女口吃，並能清楚描述口吃發生當時的情形是兒童出現不流暢的言語（楊淑蘭，2008）。

而學齡前兒童容易發生口吃的原因是兒童在此時期語言正急速發展，每天學習新的詞彙，並同時學習成人的句法說完整的句子，而父母在此階段又特別容易注意兒童語言發展狀況，根據錯誤診斷理論（第二章口吃發生學將詳細說明），在兒童語言發展未臻成熟時，會出現不流暢情形，但父母對語言的過度要求使兒童想要避免口吃，反而更容易口吃。

二、性別（Gender）

　　有關性別比率的研究最早開始於 1890 年代，Bloodstein（1995）指出，口吃者的男女比率在過去的研究結果都是不一樣的，他整理了美國 1893 至 1981 年的十七個研究，發現學齡口吃兒童的男女比率最低為 2.2：1，最高為 6.3：1，平均約為 3：1。他也指出在波蘭和埃及所做的研究，結果也是相近的。而以上的資料是由某一特定時間點所測得，如果是計算一生當中的出現率也得到相同的結果。Silverman（2004）指出，根據在不同國家進行的研究，口吃的男女比率由 3：1 至 5：1。

　　Bloodstein（1995）也指出，兒童口吃者的男女比例有隨著年齡增加而增加的趨勢，早在 1930 年美國曾經進行一項「白宮討論會的調查研究」，用問卷來詢問受試者，發現 10,268 位口吃者中，在 1 年級時口吃者的男女比率是 3.1：1，而到了 11 和 12 年級的男女比率則為 5.5：1。Bloodstein（1995）引用 Glasner 和 Rosenthal（1957）的研究結果發現，學齡前口吃兒童的男女比例為 1.4：1，他認為口吃男女比率逐漸拉大的原因是女童的復原率遠高於男童，而此點與作者在國內得到的結果是相同的（Yang, 2007）。Yairi（1983）研究二十二位 2 到 3 歲的口吃兒童，其男女生的比例為 1：1，Yairi 和 Amborse（1992b）研究八十七位介於 20 個月和 69 個月大的口吃兒童，其男女生的比例為 2.1：1，而年齡小於 27 個月的口吃兒童的男女比例卻只有 1.2：1，這與 1983 年的研究結果非常接近。

　　歸納上述研究結果，不論在任何年紀，口吃男女生比例皆是男生多於女生，且隨著年齡的增加，男女比例會隨之增加，根據口吃人口盛行率 1% 推算，亦即口吃者中，女生的發生率約小於 1%，而男生則大於 1%，至於為何如此，尚無實徵性研究證明其原因，但部分學者認為男生比女生容易發生各種障礙，可能是先天的不利因素多於女生，例如：男嬰的死亡率高

於女嬰、男生在生產過程中容易受到傷害，而且男童的疾病（如唇顎裂、腦缺氧及氣喘等）罹患率皆比女童為高，而在各種發展上男生也明顯比女生來得慢，包括：語言習得（Schuell, 1946; Yairi & Ambrose, 1992b）。

　　Yairi 和 Ambrose（1992b）的研究結果發現，男童的語言發展比女童慢，男童開始口吃的平均年齡比女童晚五個月，而且口吃使男生在語言方面的表現較差；Ainsworth 和 Fraser-Gruss（1981）則認為可能是男女生後天生長環境的差異，例如：當兒童語言尚未發展成熟而出現不流暢時，父母親對男生的關注和不當的反應較多，一般而言，男生的生活壓力高於女生，而使男生較容易有口吃。也有學者認為是男性荷爾蒙使得掌管語言的左腦受到影響（Geschwind & Galaburda, 1985）或染色體上性聯基因的影響（Ambrose, Yairi, & Cox, 1993; Felsenfeld, 2002），造成男女比例上的差異。Yairi 等人的研究則指出，男女比例上的差異是因為女生發生口吃的起始年齡較早，而且女生有較多和較早的自發性恢復（spontaneous recovery），因此形成口吃者之男女比例差異懸殊（Ambrose & Yairi, 1999; Andrews et al., 1983; Yairi, 1983; Yairi & Ambrose, 1992b; Yairi, Ambrose, & Cox, 1996）。作者的研究發現，國內學齡前口吃兒童男女的復原率不同，隨著年齡增加，女生復原率增多，男生卻變少，因此男女口吃兒童的比率，是男多於女（Yang, 2007），此結果與 Ambrose、Yairi 和 Cox（1993）的結果相似。

三、家族史（Family History）

　　有關口吃家族史的研究早在 1930 年代就開始了。Silverman（2004）指出，口吃者的家族中比非口吃者有更多親人也有口吃的現象，母親家族中或父母家族中有親人也有口吃的百分比為 30%至 69%，而對照於正常者的家人出現口吃的百分比為 5%至 18%，顯然是比較高的。因此有口吃家

族史者罹患口吃的可能性較高,約高於 1%,但家族中即使有人罹患口吃,兒童也未必有口吃,值得注意的是家族中無人口吃者也可能出現口吃。家族史對口吃的發生確實有影響,原因可能是口吃的特質是會遺傳的;其次也有可能是經由模仿學習,但這個懷疑在 20 世紀後期便不被接受,理由是起始的口吃和之後較年長及成人的口吃表現的症狀不同。最後,亦有學者認為是因為有口吃家族史的父母,傾向更注意孩子的不流暢而引發孩子口吃。Yairi(1996)報告顯示口吃者的一等親家屬有較高的罹患率,尤其是父子間的遺傳,他曾舉自己的家族史為例,他的父親、叔叔、兒子和他自己都有口吃。Ambrose、Cox 和 Yairi(1997)研究一百二十三位口吃兒童的家族史,畫出每一位兒童的家族樹,並標示有無口吃者和有口吃之後的復原者,發現 69% 的口吃兒童有家族史,其中二十四位持續口吃兒童中,有二十一位(88%)有家族史,七十八位復原的口吃兒童中有四十九位(63%)有家族史,因此這兩組兒童罹患口吃的風險並不同。

而在雙生子的研究中,同卵雙生子比異卵雙生子同時得到口吃的比率較高(Godai, Tatarelli, & Banaanni, 1976; Ho-wie, 1981a, 1981b; Nelson, Hunter, & Walter, 1945),不過,同卵雙生子也會出現二者中僅有一位是口吃者的情形(引自 Yairi & Ambrose, 2005)。

四、社經地位(Socioeconomic Class)

Guitar(2006)書中,由親子互動觀點和要求—能力模式的觀點來看(參閱第二章口吃發生學),成人與兒童互動時,使用讓兒童有壓力的語言模式,如快速說話和常用多音節字,或兒童身處有壓力的溝通環境,如搶著說話、說話經常被打斷、被要求講話或無法獲得聽者的注意等,都可能增加兒童口吃的機會。另外一些壓力生活事件,如搬家、父母離婚、家人生病死亡或失業、有其他人住在家裡或改變作息帶來焦慮等,都可能增

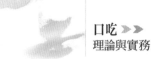

加兒童的不流暢。Silverman（2004）引用 Morgenstern（1956）的研究發現，口吃容易發生在中上程度以上的家庭，因為父母會期望孩子有高成就，因此對說話的要求較高，當孩子說得不流暢時，他們給孩子的壓力較大。但在蘇格蘭的研究卻發現，低社經家庭有較多口吃者，因為他們面臨的生活壓力較大。

五、智力（Intelligence）

智能不足兒童較一般兒童容易有口吃，尤其是唐氏症兒童；在 Bloodstein（1987）和 Van Riper（1982）的研究都得到這樣的結果，也就是智障者的口吃出現率超過 1%。曾進興 （2000）指出，因為智能障礙兒童的言語動作、句子組織和尋詞困難都比一般人來得嚴重。Bloodstein（1995）整理 1923 至 1983 年這六十年當中，有關口吃者與一般人的心智能力的研究，發現大多數的研究中，口吃者的智力分數是在正常範圍內（平均 IQ 為 92 至 112）。如果與一般人比較，口吃者在測驗上約比一般人低 5 分，但只有三個研究是達顯著差異。值得注意的是，有一些口吃者在他們的領域表現得十分傑出，例如研究口吃的學者中，Wendell Johnson、Yairi、Silverman 和 Guitar 都表明他們有口吃，國內有名的台大哲學系傅佩榮教授也不諱言自己在青少年之前有口吃。

六、文化因素（Cultural Factor）

從四千年前的中國、埃及和美索不達米亞文化開始，所有文化與種族中都有口吃問題，口吃是一種普遍的現象（Guitar, 2014），但在某些競爭和高科技發達的文化中，發生口吃的比率似乎高於其他文化，原因可能是高科技發展的社會競爭較多，比較強調口語的正確性。過去在美國曾經有

學者懷疑過在某些印地安部落中並無口吃的字,是否這些部落中沒有口吃者?之後證實這些部落仍然是有口吃者(Silverman, 2004)。作者曾在2007年訪談屏東縣排灣族的兩位耆老,詢問排灣族是否有形容口吃的用語,他們都肯定的表示有,稱作/malujia/,其中一位特別指出族人中有一位50多歲的男性有口吃,作者的助理確實找到該名口吃者,經過交談,也判斷這位排灣族人確實有口吃,不過當事者並不認為自己有口吃。作者也曾問過其中一位耆老,如果大頭目有口吃,族人會願意讓他領導嗎?他肯定的表示「會」,不過,會有其他族人協助需要使用語言的重要事務,例如:開會。可見口吃在各個文化中都有可能發生。

七、其他因素(Other Factors)

1. 聽障者:Montgomery 和 Fitch(1988)的研究發現,聽障者的口吃普遍率約是 0.12%,比一般人為低。Silverman 和 Silverman(1971)、Montgomery 和 Fitch(1988)的研究都發現,全聾者手語裡的不流暢多於口語,他們認為口吃可能是被聽覺回饋過程所影響。令人好奇的是,有口吃的聽障者是否至少仍需要有一些監控口語聲音的能力,這一問題尚待進一步的研究(引自 Bloodstein, 1995)。

2. 腦傷者:Silverman(1996)指出,中樞神經系統受損後的病人常出現口語不流暢的症狀,包括中風、腦傷、失憶症、使用藥物、缺氧和低溫手術造成的腦部受損,這樣的口吃可以稱作神經性口吃或後天獲得的口吃(neurogenic-acquired stuttering),尤其是腦性麻痺和癲癇患者的口吃比率超過 1%,其他如言語失用症、尋字困難者,都有較高的不流暢(引自 Silverman, 2004)。

3. 雙語者:Stern(1948)指出,說雙語者口吃的比率也比說單語者為

高（引自 Silverman, 2004）。

4. 語言發展遲緩的兒童也比一般同儕較不容易說出第一個字、片語和
句子。口吃和語言發展遲緩似乎會同時存在，但反過來說，也有語
言發展遲緩兒童並無口吃，對此，可能的解釋是口吃和語言遲緩是
由同一個原因所引起，或者是兒童因為語言發展較差而覺得自己是
溝通的失敗者，因而不敢使用語言（引自 Silverman, 2004）。

　　本章首先說明口吃的定義，包括口吃的用語和口吃現象的內涵，口吃
者的主要行為是不流暢的口語，在掙扎著說話時會附帶出現的第二症狀，
像是身體的動作或臉部的抽搐，和因為口語的困難而形成的負向情緒，包
括挫折、困窘和逃避（Guitar 在 2014 年將逃離和逃避歸在次要行為裡）。
其次作者討論影響口吃認定的因素，如聽者的知覺反應和口吃者流暢與不
流暢口語的特徵，並說明有關影響口吃發生的背景變項，如年齡、性別、
家族史和文化因素，這些都是影響研究者或語言治療師判定個案是否有口
吃時的重要參考因素。

CHAPTER **2**

口吃發生學

*Stuttering:
Theory and Practice*

　　過去有許多學者提出相關的解釋來說明口吃發生學，其中一些假設是由口吃發生當下的狀況（stuttering moments）來探討口吃為什麼會發生，而另一些學者是從整體口吃的現象（the phenomena of stuttering）來闡述口吃發生的原因。作者整理各家學者的論點，以下分別由生理觀點、心理學觀點、認知歷程觀點和多因素觀點加以說明，至於何者為真？隨著研究工具與方法的進步，目前大腦造影與基因排序的技術日新月異，口吃發生學中有關基因和中樞神經異常的觀點也越趨熱烈。然而，大多數學者對於造成口吃的原因皆不敢抱持單一理論的說法，因此閱讀本章時，有必要以開放的心情和懷疑的心態，並深入觀察口吃者所表現的內在和外在身心特點，加上個人對語言病理學的理論知識，綜合加以研判。

第一節 | 生理缺陷觀點

一、故障假說（Breakdown Hypothesis）

　　這是極早期的說法，由字面意義很容易猜測到其意指口吃者的某一部分功能出現障礙，如同機器故障一般，口吃者的障礙可以分成以下兩方面來看。

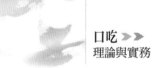

(一) 情緒和心理上的壓力 ▶▶

Bluemel（1957）認為可能是口吃者先天上或基因上帶有缺陷，因此當個體受到驚嚇、創傷或受傷、生病時，就會產生口吃的現象。但事實上，絕大多數兒童的成長經驗少不了受到驚嚇或受傷、生病，也並未因此而產生言語重複等口吃的特徵（引自 Bloodstein, 1995）。而作者的臨床經驗中，在兒童期開始的口吃也並未發現太多這樣的案例，反倒是青春期之後發生口吃的案例，有較多個案自認為是因被嘲笑或責罵的創傷經驗造成口吃。

(二) 生理故障 ▶▶

在西元前 384 年亞里斯多德（Aristotle）時代，便認為口吃者是舌頭出了問題，19 世紀中期醫生 Dieffenbach（1841）用手術切除患者的舌底楔型部分，以避免舌頭抽搐（可能是指舌繫帶，因為即便是現在，國內仍有醫生建議切開舌繫帶），雖然暫時改善患者的口吃，但並無長期效果，而未為後人所採用（引自 Bloodstein, 1995）。

West 和他的學生在 1929 至 1968 年之間認為，口吃是兒童期先天內在機體的語言障礙（dysphemia），受外在環境的刺激（情緒、壓力和疾病）所催化。Bloodstein（1995）認為，歸納而言，故障假說是指口吃者在（身心）壓力下形成說話功能的障礙。

1. 早期研究結果

Eisenson 等人（Eisenson, 1937; Eisenson & Pastel, 1396; Eisenson & Winslow, 1938）提出反覆理論（perseveration theory），他們要求成人口吃者寫 AAAA——BBBB——，之後再改寫 ABAB——〔馬勒—亞爾金注意力測驗（Mahler-Elkin Attention Test）〕，發現口吃者有較多錯誤，類似腦傷造成的反覆動作和知覺行為（motor and sensory behavior），他們認為是口

吃者的言語機轉難以協調所造成;但 King(1961)重複 Eisenson 等人的研究,他認為這些結果應解釋為緊張引起的焦慮所造成。而 Martin(1962)又以口吃兒童為研究對象,但未發現相同結果;Samson 和 Cooper(1980)重複 King 的實驗,也並未發現口吃者與非口吃者之間有差異存在(引自 Bloodstein, 1995)。

1970 年代開始,新的技術讓研究者得以更精確的觀察大腦在言語過程中的活動,最早是以 X 光照射腦部血流(cerebral blood flow)的活動情形(Guitar, 2006)。Watson 和 Freeman(1997)認為,說話過程包含三種內容:一是認知層面(cognitive level),為說話者對自我訊息和聽者知識的覺知、記憶、經驗和情感;二是語言層面(linguistic level),訊息透過編碼(coding)處理,先產生語意、搜尋詞彙,之後規劃句型和文法,語意和句法依序編碼時,並配合語音和聲調;最後是口語動作層面(speech motor level),有運作計畫和執行兩階段,先規劃語音和口語動作,再進一步執行為一系列的肌肉收縮和發音的動作。這三個層面必須同步、有效率的統整,以便流暢的說話。他們整理過去有關語暢異常(fluency disorders)神經科學的研究結果,顯示口吃者的左額葉(left frontal lobe)之扣帶回前部(anterior cingulate)、基底核(basal ganglia)主管語言功能和口語動作的部分,與一般人有差異;而右半球(right hemisphere)的顳葉(temporal)與聽覺處理有關的部分,也有異常的現象,見圖 2-1。

在語暢異常的型態中,口吃是最大宗,迅吃(cluttering)者雖然也有不流暢的情況,但二者之不流暢類別並不相同;而失語症(aphasia)也包括了流暢與不流暢型兩大類。若採廣義認定語暢異常的溝通障礙,還包括:失智症、精神疾病、聽障、腦傷、語言發展遲緩和帕金森氏症等等,但這些類別的個體內或個體間的變異都非常大,數量化其不流暢並非容易的事。在 1996 年之前的研究通常是小樣本,因此這些研究結果提醒了研究者,有關口吃者的中樞神經有可能異於常人的現象是值得注意的。

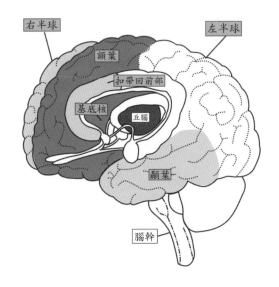

圖 2-1　神經科學在語暢異常研究結果的大腦區域分布

2. 千禧年後研究結果

　　Fox、Ingham 和其研究團隊在德州大學 San Antonio 的健康中心自千禧年前開始，進行一系列有關口吃者腦部造影的研究，他們發現口吃者說話時——尤其是口吃時，其右側大腦活化的現象是一般非口吃者不會出現的現象（Fox et al., 1996; Fox et al., 2000）。之後，他們又以四位右利的男性且長期口吃的成人和四位控制組為研究對象，使用質子電子攝影（positron emission tomography, PET）觀察受試者在唸出聲音口吃和默唸文章時想像發生口吃的腦部活動情形，結果發現：相較於非口吃者，口吃者在中間輔助動作區（supplementary motor area, SMA）、右側布德曼 46 區、兩側的前腦島（anterior insula）和小腦（cerebellum）是活化的，而負責聽覺處理和監控（auditory processing and/or monitoring of speech）的左側布德曼 21/22 區卻不活化，這種現象同時存在於唸出聲音和默唸文章時，但非口吃者卻無此相似性；某些人的頂葉在想像口吃時活化，但實際口說口吃時

並未活化。他們認為，口說的口吃並非是大腦活化的先決條件，默唸想像對口吃者也有相同效果（Ingham, Fox, Ingham, & Zamarripa, 2000）。在 Ingham 等人（2000）的研究中，也發現相較於控制組，口吃者說話的音節比例與小腦的活化呈現高度正相關，他們認為小腦在口吃者產生不流暢口語中扮演重要角色。Ingham（2001）在一篇回顧有關口吃者大腦功能的文章中說明，在這之前使用不同的研究方法，例如：腦磁力圖（magneto-encephalogaphy, MEG）和經顱磁刺激（transcranial magnetic stimulation, TMS）雖有不同的發現，但證據仍朝向口吃者說話時的顳葉功能之不正常活化，會影響或由其導致前動作區在處理音韻計畫時程序化的破壞，而此可能是口吃的原因。

關於口吃者的右側大腦不正常活化，Ingham 等人（2004）的研究再以十位右利的男女且長期口吃的成人和十位控制組為對象，亦是使用 PET 觀察受試者在單獨和與他人一起唸出文章時的腦部活動情形，結果發現：相較於非口吃者，對男女口吃者而言，不論是口吃時或言語流暢時，負責口語計畫（speech planning）的右側前腦島有不正常活化，但左腦負責聽覺處理和言語監控（auditory processing and/or monitoring of speech）的 21/22 區，以及鄰近負責動作計畫的下額迴（inferior frontal gyrus）卻不活化，且與口吃頻率有相關。

Kell 等人（2009）比較十三位接受過 Kassel 口吃治療法的口吃成人（18 至 39 歲）、十三位未曾接受過治療但口吃音節百分比已經少於 1%（自發性恢復者）的口吃成人（16 至 65 歲），和十三位男性控制組（23 至 44 歲）的大腦影像（MRI）資料，結果發現：

1. 治療前，口吃者的右腦前額葉有太活躍情形，但復原者與控制組僅稍微不同。

2. 持續口吃者的左側下額迴之灰質較少，灰質量與口吃嚴重度有負相關。

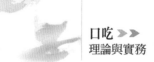

3. 持續口吃者有較多白質在左腦頂葉內側溝、前腦島、下額迴、前腦
   皮質底部（BA47/12）。
4. 口吃是與左腦前額葉構造異常有關的神經發展障礙（neurodevelop-
   mental disorder with left inferior frontal structural anomalies）。
5. 口吃復原者構造異常的神經經過重組（reorganization）。

　　Yairi 和 Seery（2015）歸納過去二十多年來有關口吃者大腦組織和功
能的異常情形加以說明：口吃者，(1)左側腦神經纖維的白質量減少，其組
織和髓鞘化異常；(2)右側大腦過度活躍；(3)副皮質中心的灰質減少。他們
也引述 Watkins（2011）文章中的看法，口吃者的神經徑路異常，正是在感
覺動作皮質之下的區域（灰質），左腦中表徵言語動作之所在。他們連結
在其上的皮質和副皮質，其中一些負責言語功能。因此，合理的解釋是因
為這些區域的神經連結較弱而導致口吃，右側大腦過於活躍來彌補左腦神
經組織連結較弱的問題。其他有關口吃者的腦之相關重要發現還包括：口
吃兒童的大腦也發現這些異常情形；口吃的次團體可能可以由大腦血流量
不同的異常來認定；發生口吃和口吃復原的性別差異可能和不同性別口吃
者的大腦差異有關。

　　以上晚近的研究逐漸證明，口吃者的言語缺陷，和大腦中樞神經系統
中主管言語動作和聽覺處理區域的結構和功能異常情形有關。

二、大腦主導性理論或左右利理論
（Cerebral Dominance Theory or Handedness Theory）

　　1920 年代末期，Travis 發現由左利改右利造成口吃的案例，認為左右
對稱的說話組織是被兩束動作神經所控制，這兩者須同時正確的發生，由
一邊主導，另一邊接受，以維持平衡。強迫雙利或左利者改用右手是訓練

其原本較弱的左半球,但卻發生大腦兩半球功能彼此間的衝突,造成無法主導動作而口吃(Travis, 1931)。實際情境中,左利者生活在右利社會時,常要面對許多壓力,迫使他們必須使用右手,但有很多兒童也並未因改變慣用手而產生口吃(Ojemann, 1931),即便將這些人的右利再改成左利,對其口吃的治療效果並不佳(引自 Bloodstein, 1995),因此,因為左利改右利造成口吃的說法,近來並未被接受。然而,20 世紀以來,Fox 團隊在腦部造影的研究,又支持了口吃者的右腦在言語活動時是過於活化的論點(Fox et al., 1996; Fox et al., 2000),因此沉寂數十年的說法又開始引發研究者的興趣。

Nil、Kroll、Kapurc 和 Houle(2000)以十位右利的男女且長期口吃的成人,以及十位控制組為對象,以 PET 研究讀出和默讀單音節詞的外顯口吃和內隱口吃之腦功能是否有所不同,他們應用與語言無關的任務作為對照用的基準線,發現默讀口吃時,口吃者比非口吃者在左側前腦島扣帶迴(AAC)有活化的情形,而非口吃者此時是右側 AAC 較為活化。因此,他們認為左側大腦 AAC 的過度活化,反應了口吃者的選擇性注意和內隱構音動作(selective attention and covert articulatory practice),是一種認知預期反應。

Weber-Fox、Spencer、Spruil 和 Smith 團隊則自 2003 年開始,針對口吃者的音韻判斷和右腦過度活化之情形進行研究。剛開始係以成人為對象,之後也擴大到兒童。研究材料都是使用 124 組有押韻詞(例如:THROWN、OWN;CONE、OWN 等),其中的 62 組字根相同,稱為音韻視覺一致組,62 組字根不同,稱為音韻一致視覺不一致組;124 組沒有押韻詞(例如:SHOWN、CROWN;POUR、CROWN 等),其中 62 組字根類似,稱為音韻不一致視覺一致組,62 組字根不同,稱為音韻視覺皆不一致組。Weber-Fox 等人(2003)以 20 位 9 至 10 歲兒童和 20 位成人為對象,刺激材料是一半誘發刺激和目標詞的音韻(聽覺)和視覺一致,另

一半則是不一致。結果發現：不論兒童或成人，行為表現測量受到視覺一致但聽覺不一致的任務影響最大；押韻和聽視覺一致的效果在ERP的N350波幅最容易呈現，但只有成人出現左腦N350的延遲較短，但兒童則出現在聽視覺不一致的任務時。因此，他們判斷押韻與否的神經功能在兒童9至10歲時便已經發展出來，但成人左腦的處理則比較有效率，較不受視聽覺不一致的干擾。

以上述研究為基礎，Weber-Fox、Spencer、Spruil和Smith（2004）用事件相關電位（Event Related Potential, ERP）觀察不同頭皮位置的平均電位反應。研究時，請口吃者與非口吃者判斷前後兩詞是否押韻，評量其音韻處理（phonological processing）能力。兩組在平均電位反應時間和大小並無不同，但處理最難任務（即字型相似但不押韻的任務）時，口吃成人的反應時間較長，而且口吃者的右腦活動較強，顯示口吃者的右腦參與了音韻判斷的工作，他們認為這與口吃者大腦側化不完全有關。Weber-Fox、Spencer、Spruil和Smith（2008）再以口吃兒童和非口吃兒童進行比較，評估他們以視覺呈現刺激來判斷二字是否押韻時的ERP表現情形。他們發現口吃兒童的正確率較低，但他們的認知處理過程和非口吃兒童是相似的。而在使用N400和偶發的負變異（contingent negative variation, CNV）測量目標詞和出現誘發刺激的處理押韻效果之效率和正確度上，口吃兒童則表現較差，關於非詞複誦表現在四音節較之一、二和三音節的正確率也較差，但整體正確率和非口吃組是一樣的。此顯示，似乎口吃兒童的音韻複誦（phonological rehearsal）和預期目標詞（target word anticipation）之神經處理過程是較差的，且口吃兒童處理語言統整的階段以N400測得左右腦有差異。整體而言，口吃兒童較無法形成和保持穩定的韻頭和韻腳之表徵，以至於判斷是否押韻的正確率較低。Guitar（2014）認為，口吃者的右側過度活化干擾左側的言語動作區之功能，表示他們大腦側化的不完全。

三、神經網路連結較弱

　　Chang 和 Zhu（2013）的研究係以 27 位口吃兒童和 28 位年齡配對的非口吃兒童（平均年齡分別為 77.1 個月和 76.9 個月）為研究對象，所有兒童都是右利、說英文且語言能力正常，也都接受擴散張量成像技術（diffusion tensor imaging, DTI）、休息狀態 fMRI，以及高解析度的結構掃描（high-resolution structural scans, MPRAGE），首先測試基底核—視丘皮質迴路的功能性連結，此稱為 BGTC（basal ganglia-thalamocortical loop），包括：殼核（putamen）、輔助動作區（SMA），以及主要動作皮質（primary motor cortex）。研究發現：相較於口吃組，控制組有顯著較好的功能性連結，其：(1)左側殼核、輔助動作區和主要動作皮質；(2)左側 SMA、腦島（insula）和殼核；(3)左側腦島和 SMA 活動的相關比較高。其次，二組在白質可能追蹤路徑的差異，研究發現：控制組比口吃組有顯著較大的徑路可能性連結：(1)由左側上顳葉後部（posterior superior temporal gyrus）到內囊（internal capsule）、腦島、尾核（caudate）和下額迴；(2)透過極端膠囊纖維系統（一種白質組織），由左側 44 區（pars opercularis, BA4）到腦島和顳葉後部；(3)由左側殼核到額下迴和顳葉中部。Chang 和 Zhu（2013）認為，口吃兒童在支持自我調節運動控制的時序（timing）、複雜順序的運動控制、抑制不必要的運動和感覺運動學習的神經網絡連結較弱，他們的聽覺—運動和基底神經節—視丘皮質網絡發展與一般兒童不同，這也影響了言語計畫和執行過程，以至於難以完成流暢的言語動作控制。該研究也證實，在口吃發生的初期，口吃兒童的神經系統與一般兒童便有差異，Chang 和 Zhu 建議長期追蹤口吃兒童，以便發現口吃持續和復原者神經系統的發展軌跡。

四、生化理論（Biochemical Theory）

　　West（1958）發現口吃者與非口吃者的新陳代謝和生物化學物質的差異，認為口吃者在先天上因化學物質不平衡，造成主導說話的神經生理機轉的弱點而產生口吃。口吃像是一種小型抽搐，類似癲癇的小發作；支持的證據顯示口吃者有較高的血糖，癲癇者有較多口吃，而糖尿病患者卻較少有口吃現象，但目前有關口吃者與非口吃者的生物化學物質差異的研究，仍呈現不一致的結果。

　　Geschwind 和 Galaburda（1985）提出荷爾蒙理論（hormonal theory）；認為男性荷爾蒙（teststerone）會抑制胚胎大腦的神經發育，因為大腦右半球發育早於左半球，因此男性荷爾蒙對左半球的影響較大，而男胚胎暴露的機會又比女胚胎高，因此男生的左半球發育較慢，影響他們的語言發展，他們認為口吃和男性化、左利和識字困難（dyslexia）、口語發展遲緩有關。但此說仍無法完整解釋口吃的發生，因為一些識字困難和口語發展遲緩者並未有口吃的現象，而且口吃者與非口吃者在左、右利的比率並無不同。但 Geschwind 和 Galaburda 的說法仍協助解釋了為何男性出現較多口吃者；口吃者有較多語言遲緩的現象，許多口吃者可能使用右半球來處理語言功能（引自 Bloodstein, 1995）。1997 年，Wu 等人的報告指出，口吃者大腦裡的多巴胺比正常人多了 50%～200%，導致後來使用抑制多巴胺的神經藥物進行口吃治療（Wu et al., 1997）（請參閱第九章第七節藥物治療）。

五、遺傳（Heredity）

　　Guitar（2006）整理有關口吃家族遺傳的文獻，主要可以分成家族樹、

雙胞胎及基因研究三個方面來探討。作者已在第一章第三節討論過有關家族樹和雙胞胎的研究結果，口吃確實是受到遺傳因素影響，但是基因如何影響兒童的言語、是單個或多個基因造成等，目前並無定論。雖然研究支持口吃有遺傳的可能性，但在同卵雙胞胎研究中，其中一方是口吃者，而另一方卻並不一定是口吃者，因此不能完全排除環境因素對形成口吃的影響，亦即口吃的產生是遺傳因子和環境因子交互作用的結果。

　　口吃者的基因研究也是因應新科技而產生的新方法，有不少學者致力於找出與口吃有關的特定基因。Drayna（1997）最早開始嘗試分離出一個家庭中口吃者與非口吃者在染色體上的差異，更追蹤遠至非洲喀麥隆地區的一個家族，其一百位家人中有四十二位口吃者，研究中發現第 1 對染色體和口吃有關（引自 Levis, Ricci, Lukong, & Drayna, 2004）。Cox 和 Yairi（2000）研究住在美國北達科塔州的胡特爾派社區（North Dakota of Community Hutterites，基督教再洗禮派中的一支）的口吃者，此社區居民不與外人通婚，形成擁有單一基因（homogeneous gene）的族群，他們發現第 1、3、5、9、13 和 15 對染色體中，可能有某個基因和口吃有關。Shugart 等人（2004）的研究發現第 18 對染色體的基因與口吃有關；Riaz 等人（2005）的研究則發現第 12 對染色體的基因與口吃有關。Cox 和 Yairi（2000）在芝加哥大學以美國、瑞典和以色列家庭中持續和已復原口吃者為研究對象，發現第 9 對染色體與曾經發生口吃有關，而持續口吃者則與第 15 對染色體有關；對男性而言，第 7 對染色體與口吃有關，女性則出現在第 21 對染色體。進一步分析，則可以看出基因對口吃影響的兩條徑路：(1)第 7 對染色體出現異常的家人中，其第 12 對染色體是與口吃有關，而第 12 對染色體的異常與 Riaz 等人研究中巴基斯坦家族是相似的結果；(2)在第 9 對或第 7 對染色體出現異常現象的家庭，其第 2 對染色體與口吃明顯有關的證據不斷增加，而過去則是發現第 2 對染色體與自閉症有關，這顯示可能有口吃的亞型出現（引自 Yairi, 2008）。最新的生物基因研究是

要找出口吃的特定基因，並使用候選基因分析（candidate linkage analysis）。中國的研究團隊（Lan et al., 2009）指出，有口吃的兒童傾向也有ADHD，他們正在尋找第5和第11對染色體上所在位置為SLC6A3和DRD2的基因，二者皆和 ADHD 有關，也和腦中多巴胺（dopamine）的控制有關。然而，過去只有 Donaher 和 Richels（2012）的研究支持口吃者發生ADHD 的比率比較高。

Yairi 和 Seery（2015）指出，由家族史研究逐漸進步到基因組型技術，證據顯示口吃的發生受到數個基因連結（linkage）之影響，在第18、12、9、13 條有強烈的訊號，而特定基因所在的染色體為第 11、12、2、7、9、10、11、15、20 條，特定候選基因和口吃有明顯的連結關係。然而，目前若要說口吃發生的特定基因已經被找到，似乎仍言之過早！影響口吃的基因有很多條，瞭解他們之間的交互作用仍然是困難的，未來的研究應該告訴我們哪些因素扮演重要角色，是否不同的組型形成不同的口吃類別（subtype）。

第二節 ｜ 心理調適或習得觀點

許多人常會問口吃是不是因為太緊張而造成，作者訪問了十三位口吃兒童的老師，問他們認為口吃的原因是什麼？有十位（73.63%）老師表示可能是口吃兒童的個性太急或太緊張（Yang, 2009），也有老師坦言自己不知道，但他們發現兒童在急著講話或緊張時，口吃的情況會變得嚴重。本節是由心理學的觀點來討論口吃發生的原因，從傳統的精神分析理論、認知理論和行為學派等不同的角度，嘗試解釋口吃發生的原因。

一、壓抑─需求假說（Repressed-Need Hypothesis）

研究者由 Freud 古典精神分析的觀點來看，認為口吃是一種精神官能症（neurotic disorder）的表現，導源於深植在潛意識的性心理需求未能滿足，這是因為兒童早期親子間衝突的痛苦經驗壓抑在潛意識中所導致，有以下四種解釋（Glauber, 1982）：

1. 嬰兒口腔期（咬、咀嚼、吸吮等）的需求未被滿足，因此口吃是一種精神官能症的表現。
2. 為了滿足肛門期控制與解放的性需求（此處指的是快感），肛門括約肌被象徵性的錯置，移至嘴巴。
3. 個體害怕表達的敵意和攻擊，藉口吃來表現，也就是以安全不引起個體焦慮的方式加以取代。
4. 潛意識裡渴望抑制口語表達，因此口吃是個體意識想說，而內在潛意識的需求希望沉默，兩者之間的衝突。

因此可以得知，若相信此說，則減少口吃的最佳方法是精神分析的心理治療，能幫助患者解決潛意識的心理衝突，改善口吃的精神官能症。在國內亦有口吃患者求助精神科門診，曾經有一位寫信向作者求助的口吃者表示，平常說話狀況良好，但只要在公司裡口吃的情況自然加重，甚至無法開口與同事說話。類似的口吃者在第四章「口吃的診斷與評估」中，作者會清楚說明其診斷之關鍵，此類患者確實有必要照會精神科，語言治療師如能與臨床或諮商心理師合作，治療效果較佳。

二、期待與掙扎反應（Anticipatory Struggle Reaction）

Bloodstein（1995）指出，期待與掙扎反應理論認為口吃是被一種「相

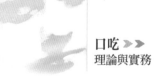

信說話是困難的」之想法所干擾的說話方式。當口吃者預期說話會口吃、又想說得很流利時,造成的「欲速則不達」的心理現象,類似在觀眾前彈奏樂器較容易出錯的情形。Bloodstein(1995)將期待與掙扎反應理論的不同重點加以說明如下。

(一) 太早公式化(Early Formulation)▶▶

例如 Feund(1996)認為口吃是一種預期性的精神官能症,其他學者則認為口吃如同焦慮精神官能症或演說焦慮(speech phobia),個體預期說話是十分困難的情境,不斷以負向語言預期個人將會是失敗的說話者。

(二) 失去自主性(Failure of Automaticity)▶▶

口吃者因預期自己的失敗,因此企圖用意識控制說話的自主性過程,而害怕和預期最容易對需要多方動作協調的行為(例如:說話、彈琴等)造成干擾,使表現變差。

(三) 預期性的逃避(Anticipatory Avoidance)▶▶

Johnson(Johnson, 1938; Johnson & Knott, 1936)認為,口吃者所做的特別事情就是用口吃來避免口吃,口吃是一種預期的、複雜的和亢奮的逃避反應,亦即個體預期口吃、害怕口吃、緊張地想逃避口吃。因此口吃並非生成的或情緒的異常,而是對語言不正確的知覺和評估,而這是學自社會環境的。Guitar(2014)也認為,預期性的逃避反應是學習來的,但他未強調這是發生口吃的原因。

(四) 趨避衝突(Approach-Avoidance Conflict)▶▶

Sheehan(1953, 1958)利用 Miller 提出的趨避衝突原理說明口吃的發生。他認為當口吃者說話的慾望超過逃避的驅力時,便說得很流暢,反之

則沉默；當兩者（說話和逃避）力量接近時，則產生強烈的心理衝突，就發生口吃。當口吃發生時，事先存在的害怕會減少，逃避驅力因此減低，衝突暫時解除；口吃者對於沉默也有類似的衝突，認為自己不該沉默，應該開口說話，因此口吃者是有雙重的趨避衝突的感覺。Sheehan 認為這些向前推又向後拉的驅力來自：(1)對特殊字的反應，主要是過去對某聲音的制約，例如曾經某個字說得不好，再說同樣的字就容易口吃；(2)對威脅性說話情境的反應，某個特定說話情境是非常重要的，例如關乎說話者的升遷或聲譽；(3)對說話內容的情緒反應（焦慮或罪惡感），例如，說謊時，心裡的罪惡感使得說話者處於心理的巨大衝突之下；(4)對聽眾（權威人士）的焦慮感，說話者擔心話說得不好時的強大壓力，但又不得不說；(5)避免成敗威脅的自我防衛需要，在說話者保護自我的情況，必須誇大而違反個人的處事原則形成的心理衝突。

(五) 預備狀態（**Preparatory Set**） ▶▶

　　Van Riper（1937）認為，在個體預期要說困難的字時，會把自己的肌肉和心理狀態置於口吃卡住的情境，以至於發生口吃。首先，口吃者不正常的專注在（focus on）說話器官上的緊張；第二，他們用固著於發音位置的動作，來說困難字的第一個聲音，而不是用說其他音的正常發音動作。他們不相信自己可以把害怕的字的起始聲音說得流暢，因此他們只準備說ㄨ而不是ㄨㄛˇ；第三，在開始發音或吸氣時，他們採用不自然的口腔肌肉說話位置，造成說不出話來。如果這三項預備狀態都沒發生，就不會口吃了，Van Riper 在日後把預備狀態的消除做為治療的方法（Van Riper, 1954）。

(六) 緊張和片段（**Tension and Fragmentation**） ▶▶

　　Bloodstein（1995）認為，當個體從事複雜且極需正確的工作時，常會

用錯肌肉的張力,而做出部分或重複動作,之後才完成整個動作,因此緊張造成口吃的拉長和用力碰觸發音器官,所以口吃者斷斷續續的口語現象可解釋為類似丟標槍開始時,來回甩動手的行為,用此來說明口吃常常重複第一個聲音的原因。

Bloodstein(1995)將以上各成分統整成一系列發生口吃的順序,包括:(1)外在刺激造成說話困難(壓力);(2)預期失敗;(3)想要逃避;(4)對自主性發聲產生異常的動作計畫(abnormal motor planning);(5)形成特定的預備狀態(preparatory set);(6)造成緊張和片段口語。

但是兒童為什麼會有預期害怕說話的想法?Bloodstein(1995)認為:(1)兒童本身過度遲疑和害怕造成單純的口語重複現象,稱為初級口吃(primary stuttering);(2)大人對流利說話設定太高的標準〔見錯誤診斷理論(diagnosogenic theory)〕;(3)廣泛的溝通失敗或壓力,兒童感受到自己說得不好。Bloodstein(1995)認為,口吃是一種發展性異常,剛開始的口吃只是單純的重複聲音,如同Froeschels(1943)和Bluemel(1932, 1957)所說的不費力的重複,兒童並未察覺,如果兒童未被告知說話與別人不同,這些沒有掙扎行為的口吃就逐漸消失;相反地,兒童覺得有罪惡感,想要避免初級口吃,反而變成費勁的停頓、害怕、尷尬和其他多種的努力和情緒混合成為次級口吃(secondary stuttering),一種預期性的掙扎行為。

(七) 錯誤診斷理論(Diagnosogenic Theory) ▶▶

Johnson(1946)十分有名的錯誤診斷理論也屬於期待與掙扎反應假說的一種。Johnson 指出,當兒童說話重複或遲疑是正常的不流暢(normal disfluency),卻被認為是不正常時,表示父母對正常的不流暢過度關心和糾正,而兒童想避免產生這樣的挫折,因此越注意不要發生口吃,反而越緊張而口吃,「口吃不在兒童的嘴巴裡,而在父母的耳朵裡」,便是

Johnson 的名言。Johnson 在愛荷華大學發現初級的口吃和一般孩子的不流暢並無不同,他認為孩子發展出掙扎或逃避的預期性行為,是因為父母的不正常反應,口吃是在父母的錯誤診斷後才產生的。改變父母的評判標準,以免原本無需治療的初級口吃變成需要治療的次級口吃是學前口吃治療的重點。Bloodstein(1958, 1975)用其臨床紀錄分析一百零八位口吃兒童的資料,發現父母對語言設立高標準,再加上兒童本身較敏感、畏懼、依賴、易挫折或對讚賞很焦慮,則容易發生口吃,從所謂溝通壓力造成口吃與錯誤診斷理論的論點稍有不同。錯誤診斷理論引導的治療方向,以改變父母的態度和說話方式為主,Yairi 和 Seery(2015)認為是缺乏證據的。

三、學習理論(Learning Theory)

一些學者由行為學派古典制約或操作制約的觀點認為,口吃是學習而來的反應,說明如下。

(一) 口吃是工具性逃避行動(**Instrumental Avoidance Act**)▶▶

Wischner(1947, 1950, 1952)指出,過去研究發現口吃者重複閱讀同一頁的內容,不流暢會逐漸減少,稱為適應效果(adaptation effect),因此,他認為增強效果來自口吃後的焦慮立即減少的原因,在口吃發生前,個體有失敗的預期和害怕,口吃發生了立即減少焦慮,因此使口吃得到增強,Guitar(2014)視逃離反應是為了結束口吃,有眨眼和點頭等次要行為,具有增強效果,口吃後便放鬆了。Wischner 和 Johnson 一樣認為口吃是由焦慮引起的逃避反應,在口吃之前引起焦慮的刺激就是父母對不流暢的反應。

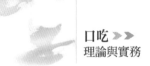

口吃 ▶ ▶
理論與實務

(二) 口吃是操作制約行為（Operant Conditioning Behavior） ▶▶

　　Flangan、Goldiamond 和 Azrin（1958）應用操作制約理論，在口吃者出現不流暢時給予 105 分貝（dB）的大聲響，發現可以減少口吃次數，但關掉聲響後，口吃頻率便增加。之後，他們用電擊做實驗，發現電擊會增加正常人的不流暢次數。Shames 和 Sherrick（1963）企圖用錯誤診斷理論和行為理論一起解釋口吃，認為兒童口吃時被責備（懲罰），轉成掙扎或沉默，這改變被沒發生口吃所增強（負增強），偶爾也會變成懲罰。原來簡單的重複惡化成不正常的口吃，兒童也可能以口吃獲取注意或做為不良行為的藉口（正增強），這種循環的平衡在某種類型的口吃正增強強過其負向結果時，才會停止。例如，在團體情境中，孩子的不流暢增加以獲取其他人的注意，或得到想要的東西，當得到東西時口吃便被增強而持續出現。

(三) 口吃是制約的出錯行為（Conditioned Disintegration） ▶▶

　　Brutten 和 Shoemaker（1967）認為，口吃是與說話有關情緒喚起（emotional arousal）的古典制約反應，如果兒童重複在壓力情境下產生負向情緒，負向情緒便由中性刺激變成制約刺激（如 Pavlov 實驗中的鈴聲），口吃時經常產生負向情緒，因情境中的線索（例如：困難的字或權威者）連結成為制約刺激或類化的刺激而引起口吃。Hill（1954）以紅燈做為說話的訊號，再將電擊與紅燈配對，結果發現：僅有紅燈出現便會增加參與實驗的正常者不流暢的頻率。

　　Bloodstein（1995）認為口吃似乎是一項複雜的行為，可能由操作（工具）制約和古典制約兩種機制所產生。

第三節 | 認知歷程觀點

由於認知科學的興起，部分學者發現口吃者的語言能力似乎不及一般人，但也有學者認為口吃者的語言能力在正常範圍之內。口吃是一種言語障礙，口吃的發生或許和語言於大腦中運作的過程有關，於是更多的學者透過心理語言學觀點（psycholinguistic perspective）來瞭解口吃的發生，分別說明如下。

一、要求—能力模式（Demand-Capacity Model, DCM）

Starkweather（Starkweather, 1987, 1997; Starkweather, & Gottwald, 1990）認為，個體言語機轉的負荷量是一定的，亦即如同一部機器，在固定時間內的生產量是有其限制的，如果要求機器在短時間快速運作，以便提高產量，則機器當機的可能性就增高，因此他認為當說話的困難度超過個體言語機轉的能力時，便會引起口吃。在以下的情況最容易發生：(1)對運動神經肌肉要求的情況：在時間壓力下說話、說句首的第一個字和較長的字時，容易發生口吃。讀者可能記得演員李立群為柯達公司所拍攝的廣告，在極短的時間內唸出一長串音節，如果平常人在同樣要求下，極可能發生口吃。(2)對語言表達要求的情況：在快速的語言發展期和要求把話說得正確時。例如，2 至 3 歲的兒童一方面語彙快速增加，同時又要學習使用成人的句型和字型，這時便容易發生口吃。(3)對社會性、情緒性技巧的要求：例如在重要的場合必須用合乎禮儀的方式說話，或到一個新的情境說話，須注意到說話的技巧時。(4)對認知能力的要求：需要說明許多事件或解釋事件的細節時，例如參加重要會議並進行口頭報告。在以上四大狀

況下，說話的困難度增加，超過說話者言語機轉的負荷，便容易引起口吃。

Jones、Fox 和 Jacewicz（2012）曾進行雙重任務設計（dual-task para-digm）的研究，研究參與者除了要判斷刺激詞和目標詞是否有押韻之外（材料和 Webster 的團隊於 2003～2008 年的研究一樣），還要複誦英文字母長度不同的詞（包括：一、三和五個字母三種組成），結果發現：口吃與非口吃成人的押韻判斷正確率是一樣的，且字母的多寡不影響判斷正確率。但是，口吃成人在判斷是否押韻的反應時長比非口吃者費時更多，尤其在較長的五個字母之判斷效果更明顯。他們也認為，口吃成人的音韻認知處理能力較非口吃者為弱，同時也受到要求較多注意力認知負荷較重的任務影響。

二、內在修正假說（Covert Repair Hypothesis, CRH）

Postma 和 Kolk（1990, 1993）認為，口吃是內在修正說話時的錯誤，產生的干擾性副作用。說話之前，大腦將說話的命令傳遞至語言中樞，命令發音的指令編碼時，口吃者需要較長的時間編碼，引發不同目標音的競爭，而選錯目標音，大腦迴路偵測到語音計畫（phonetic plan）有錯誤，想要修正這些錯誤，而口吃者的語音計畫編碼常出現較多的錯誤，大腦命令修正錯誤的語音編碼，所以形成語音的重複、中斷或拉長。

Brocklehurst 和 Corley（2011）認為，仍缺乏直接證據證明口吃者的語音計畫裡有較高之語音編碼錯誤數，以及因內在修復歷程而導致口吃式不流暢的發生。作者認為上述 Jones、Fox 和 Jacewicz（2012）的研究部分支持 Postma 和 Kolk（1990, 1993）的假設，口吃者處理音韻所需的時間較長，但並未產生較多的錯誤。陳緯玲和楊淑蘭（2012）以 24 名口吃兒童和配對的 24 名非口吃兒童為研究對象，施測「聲韻覺識測驗」、「音韻覺察

測驗」、「非詞複誦和電腦版構音／音韻異常篩選測驗」，探討二組兒童在音韻能力與構音能力的差異情形。結果發現：一般兒童在「聲韻覺識測驗」之聲韻結合分測驗得分、「音韻覺察測驗」總分和「非詞複誦」的正確率顯著高於口吃兒童，亦即口吃兒童的聲韻拼合、整體聽辨和音韻工作記憶之表現較弱；在構音能力方面，二組則無顯著差異。因此，口吃兒童在部分音韻能力的表現不如一般兒童，但在構音能力方面，二組兒童的能力相當。因為本研究音韻部分的答題時間二組皆同，是否在相同時間限制時，口吃兒童因為需要花費時間多而做錯，仍需要持續探討，尚無法完全證實 Postma 和 Kolk（1990, 1993）的假設。

三、切割片語或搜尋片語的障礙

　　作者在 2000 年以十位口吃兒童和十位口吃成人的語言樣本做為分析材料，發現口吃發生在片語的第一個字超過期望值，尤其是兒童不流暢發生在片語起始位置高達 90%。作者推論，這可能與口吃者在運作句子的過程時切割片語或搜尋片語的障礙有關（Yang, 2000）。

四、交易（Trade-off）現象

　　Bernstein Ratner（1995, 1997）指出，口吃常發生在兒童 2 至 3 歲語言快速成長時，因為此時期兒童的語彙快速增加，而且學習成人的語法和句法，這兩者同時需要大腦中相同部位的處理，使得兒童無法同時應付而加重其言語機轉的負擔（DCM），因此產生語句中斷的現象，類似貿易中以物易物的現象（trade-off）。過去研究發現 60% 至 80% 的兒童，其口吃頻率會逐漸減少而恢復正常，稱為自發性的恢復（spontaneous recovery），這些兒童無需接受治療。有關自發性恢復將在第三章第二節討論。

由心理語言學的角度討論口吃的發生，強調語言運作的過程也是認知歷程的一部分，由語音符號的解碼與編碼、文法結構的組織，至語音產出的歷程，口吃者可能有缺陷難以克服。例如環境因素帶來的要求超過個體的言語機轉，或者個體本身的言語計畫與處理過程的缺陷，或者大腦處理語言機制同時運作的工作太多，無法應付，因而造成口吃，這些都是認知歷程的觀點。有關語言與口吃的關係將在第五章做更深入的討論。

第四節｜多因素觀點

　　雖然由生理學與心理學的觀點都有研究結果支持不同的論點，但至目前為止，也並沒有單一理論足以說服大多數的人相信它是造成口吃的特定原因，而且有一些學者認為研究口吃不應該僅觀察口吃發生的片刻，而應該視口吃為一種現象，包括發生前口吃者的狀態、發生的情境、發生當下口吃者的行為、口吃後伴隨的情緒、聽者的反應和口吃者的心理調適等等，因此多因素的考量似乎是較周全且為大多數學者所接受的看法，以下分別加以說明。

一、電腦模式（Cybernetic Model）

　　Wiener（1948）應用伺服器原理（servo theory）發展出訊息處理理論，說明機械、生理和行為科學之間的關係，如同體溫、血壓和水分的調節與平衡等在身體中運作的過程。以體溫為例，在人體中的體溫調節中樞儲藏著適合人類身體運作的溫度訊息，身體溫度的訊息隨時傳回體溫調節中樞進行比較，當溫度升高至某一程度，訊息傳回體溫調節中樞，發現高過原來所設定的閾值，便會發出錯誤訊號（error signal），命令身體中的

降溫機制啟動，因此身體的微血管擴張，開始流汗，並覺得口渴想要補充水分，使體溫降低。

　　Fairbank（1954）進一步利用伺服器原理說明口語自動化歷程。他認為模式中的耳朵是感受者（sensor），由耳朵聽到的聲音經過空氣和頭骨的傳導，這是由外界傳進來的訊息（output），與內在儲存在大腦（controller）中意圖要說的話（input），在一個調節的中樞（comparator）相互比較後，發出錯誤訊號（error signal），再傳送至調節肌肉動作、呼吸和發音的機制（effector），將錯誤修正到可以接受的範圍，再成為口語（output）傳送出來。

　　Lee（1950a, 1950b, 1951）用氣導式放大傳送聲音回饋，比正常狀態下慢 0.2 秒，發現對非口吃者的口語產生破壞作用，例如：受試者減低其說話速度、發音不正確、不流暢增加，還有一些人產生類似口吃的重複和卡住音節的現象。1955 年，Fairbank 發現在聽覺延宕回饋（delayed auditory feedback, DAF）的狀況下，受試者提高音量和音調，他認為這是受試者為了抗拒干擾的緣故。Fairbank 和 Guttman（1958）發現，在 DAF 的狀況下，少數人會經常重複，而且幾乎都是發音兩次，他們認為是 DAF 提供了錯誤訊息所造成，Lee 稱此為人工口吃（artificial stutter）。所以口吃者在大聲的背景噪音（loud white noise）下，例如水聲、海浪聲、火車聲，可以說得流利，是因為噪音破壞了口吃者內在異常的聽覺回饋。

　　Needly（1961）研究發現，聽者很容易在 DAF 下區分口吃者與非口吃者的不流暢；在閱讀一般讀物並處於 DAF 情境，非口吃者的適應效果（adaptation effect）不像口吃者那麼一致，Needly 認為口吃是和聽覺回饋延宕有關。Brandt 和 Wilde（1977）的研究發現，正常者在 DAF 下，和另一個聲音一起合唸或跟著節拍器有節奏地讀文章，可以減少口語中的不流暢。

　　Mysak（1960, 1966）認為，語言的自動化歷程中，任何一環節出了差錯都可能造成口吃：

1. 由精神分析的觀點來看,大腦中統整語言機制部分(integrator),有所衝突,如心中有罪惡感壓抑口語表達的功能,便會破壞自動化歷程。

2. 大腦中控制語言歷程的傳導者(transmitter)受破壞產生重複性語言,和帕金森氏症造成的抽搐類似,如同用電刺激腦部造成的口語異常是一樣的。

3. 配合 Johnson 的錯誤診斷理論,兒童對外在(成人)過度監控其流暢性,會經常形成預期性語暢錯誤訊息,干擾口語自動化系統。

4. 口吃問題可能出現在感受器(sensor),如聽覺回饋的錯誤造成口語的不流暢。

5. 問題也可能出在聽者經常給予說話者「不懂其意思」的回饋,使說話者需要一再修正或重複說明。

　　用電腦模式來說明口吃的發生,重點在於口吃者處理口語歷程的錯誤所造成,而這些錯誤可能出現在任何一處,目前最肯定的結論是有關聽覺回饋的部分。Guitar(2006)指出,根據過去研究,有噪音遮蔽、延宕的聽覺回饋和改變聲音頻率等方法,可以使口吃者暫時變得流暢,可能的理由是:(1)轉移口吃者的注意力;(2)使口吃者改變講話的方式,例如:講話變大聲;(3)彌補口吃者聽覺監控的問題。Guitar(2006)整理有關口吃者中樞聽覺處理(auditory processing)的研究結果,發現不論是使用標準化的測量工具,或請受試者分辨不同聲調的差異實驗,大多數的研究結果顯示:口吃者的表現較一般人為差。對照 2000 年之後有關大腦科學的實驗發現,口吃者流暢說話時,大腦聽覺處理區域的活動是較多的,因此 Guitar(2006)認為正常的聽覺回饋將有助於統整言語動作輸出的順序性。

二、多重因素、非線性動態模式
　　（Mutifactorial, Nonlinear, Dynamic Model）

　　Zimmerman（1984）、Smith 和 Kelly（1997）認為，口吃並非只是在某一時刻發生的異常行為，因此如何定義口吃，必須觀察與口吃有關的現象，而非僅是口吃發生的片刻。Smith 和 Kelly（1997）提出口吃的發生可能與以下的因素有關：(1)聽者的知覺系統；(2)語言過程（linguistic process）的不穩定性；(3)可在錄音的語言樣本中聽出音節重複的特性；(4)眨眼或跺腳等第二症狀；(5)說話時肌肉抽搐的現象；(6)呼吸時胸壁不正常的起伏；(7)說話前膚電反應（galvanic skin response, GSR）的增加；(8)大腦化學物質或代謝活動的變化；(9)DNA 的序列；(10)口吃者逃避的說話情境。

　　Zimmerman（1984）指出，學者都強調口吃是一種複雜的異常現象，包括環境和個體本身的行為表現，例如：環境因素方面包含遺傳機體本身的弱點，以及情緒、認知、語言相互對口語動作機轉的影響；個體表現方面可分析的層次包括：社會文化層面、心理／行為層面、知覺／語言學層面、聽覺聲學層面、動作層面、電子攝影層面、中樞神經系統層面和自律系統等不同角度。過去為了研究及說明的方便，將口吃現象加以切割成較小的單位，有可能造成研究或實務處理上的問題，例如由語言學角度來看，可能會說口吃是字的重複或拉長，是聲音編碼的問題，常發生在子音或音節或詞的第一個聲音（Postma & Kolk, 1993），但這樣的說法並未考慮口吃者的生理基礎，因為他們可能在口吃發生前 5 秒吸入太多空氣，在口吃發生的後 3 秒，生理的喚起（arousal）卻增加了。因此口吃的產生是一個動力過程，不流暢發生在不同層次的不同時間點上，多向度的動態模式包括：家族史、社會情境、語言歷程、情緒／自律因素、口語動作組

織，和其他因素的瞭解，這些對於口吃的診斷和治療尤其重要。

　　以上僅就各家說法加以簡單的說明，如欲對不同取向的發生學做深入瞭解，仍有待讀者閱讀該理論取向的學者所做的系列研究與討論，方能對其觀點的脈絡有更深的認識。作者在個人博士論文（Yang, 2000）中提到跨語言、跨文化口吃研究的重要性，尤其是有關中文口吃的實證研究目前仍十分缺乏，有待國內學者共同投入，以便由不同的語言結構探討口吃發生學。中國北京神經科學研究室持續進行相關的實證研究，而國內目前投入口吃研究的人員相當少，相信不同的發生學將引導不同的治療取向，不論是臨床的語言治療師或進行研究的學者，都需要形成個人對口吃發生學的看法，據此能幫助治療師形成適合口吃者的治療方案。

CHAPTER 3

口吃的發生與復原

Stuttering: Theory and Practice

　　與其他障礙一樣，口吃的發生率與普遍率相當受到學者們的注意，究竟世界上有多少口吃人口？不同文化與社會環境是否有所不同？不同的性別是否會影響口吃的發生率與普遍率？在人的一生中，口吃的發生率會不會改變？我們該培育多少專業人員才足以預防口吃發生或提供給長期口吃者充分的矯治與輔導方案？有關文化與性別因素已分別在第一章的第三節討論過，本章將針對其他問題進行說明與討論。

第一節 ｜ 口吃的發生率與普遍率

　　一般所指的普遍率是某段時間內有吃的個案數占母群的比率，而發生率（出現率）指的則是在調查期間內曾經發生過（已恢復也計算）口吃個案數占母群的比率（Craig, Hancock, Tran, Craig, & Peters, 2002）。有關口吃普遍率的研究早在 18 世紀末期便已開始，不同區域有不同學者進行調查，紐約市經過五十年後又進行了第二次。Bloodstein（1995）整理美國本土研究口吃學童的普遍率和男女的比率的結果，其中有三個研究是由幼稚園進行到 12 年級，得到的研究結果最高的普遍率不超過 2%，最低為 0.3%；男女的比率最高為 6.3：1，最低為 2.2：1，大約都為 3：1。而在美國以外的其他國家的學齡口吃兒童普遍率的調查，大都是調查歐洲國家的民眾，只有埃及是位於非洲。在這些研究中，最高的普遍率是 4.70%，出現在英屬西印度群島；最低是 0.55%，出現在捷克布拉格，大多數國家的

普遍率約在 1%。Bloodstein（1995）綜合以上的結果表示，歐洲口吃的普遍率約為 1%或稍高，美國口吃的普遍率約少於 1%。而 Bloodstein（1995）整理的研究中並無亞洲地區的調查，Bloodstein 引述 Van Riper（1971）的資料，表示日本學者Toyoda 的調查發現，日本學童的口吃普遍率是 0.82%（Bloodstein, 1995, p.131）。

　　Craig、Hancock、Tran、Craig 和 Peters（2002）在澳洲進行的研究，採用隨機分層取樣的電話調查，先說明研究的目的和步驟，並解釋口吃的定義，要求受訪者說明調查當時家中的人數和年齡，回答家人中是否有人口吃（計算普遍率），詢問口吃有關的問題，並要求在電話中錄下口吃者的語言樣本，他們將口吃者母群依照年紀分為五組，2 至 5 歲是年幼兒童，6 至 10 歲是學齡兒童，11 至 20 歲是青少年，21 至 50 歲是成人組，51 歲以上是老年組。結果發現：就整個母群體來看，口吃的發生率是 0.72%，但其中年幼兒童最高，是 1.4%至 1.44%，而青少年最低是 0.53%。在兒童期的男女比率是 2.3：1，到青少年期是 4：1，整體的男女比率是 2.3：1。而他們得到的普遍率成人是 2.1%；年幼兒童是 2.8%；學齡兒童是 3.4%。

　　國內有關口吃的調查最早在 1965 年，當時何西哲對台北市四十六所市立小學共 167,595 名男女學童做語言障礙的調查，發現口吃學童占全市學童總人數的 0.4%，他又以口吃人口占總人數的 1% 來推算，認為在台灣約有二十萬口吃人口（引自何西哲，1991）。這項調查距離現在已經是四十年，這四十年間台灣已由農業社會轉變為高度發展的工商社會，根據國外研究發現，較進步的社會對口語的要求增加，可能會增加口吃的發生率（Bloodstein, 1995; Silverman, 2004），而且當時調查的對象僅局限於台北市兒童，難以推估為國內的情況。中文的特殊語言結構不同於歐美的拼音文字，跨文化的研究對發現口吃的發生學一直占有重要的地位，因此有必要重新調查台灣兒童口吃的狀況。

　　大多數學者認為口吃的發生率約為 4.5%至 5%（Andrews & Harris,

1964; Bloodstein, 1981），普遍率約為 1%（Andrews, 1984; Bloodstein, 1995; Van Riper, 1982）。在所有文化中都有口吃問題，它是一種普遍的現象，但口吃的普遍率在某些文化高於另一些，一般的解釋認為：相較於競爭較不激烈的社會，在西方和高科技發展的社會中口吃人口多，較強調口語正確性的社會也有較高的普遍率。至於男女的比率在開始發生口吃時，男生比女生容易有口吃問題，男女性別比率隨年齡增加而加大，由兒童到成人的比率約為 2：1 到 4：1，甚至在某些國家高達 5：1。可能的解釋是：(1)自發性恢復的比率是女多於男；(2)男孩的生活壓力大於女孩；(3)男孩較女孩容易患有異常現象；(4)可能有一些性別遺傳基因的影響是目前我們所不知道的（Silverman, 1996）。

綜上所述，口吃通常開始於兒童早期，大約是在 30 至 36 個月時（平均發生的年齡約是 2.5 歲）。然而，任何年紀都有可能發生口吃，在國內應該約有二十三萬口吃者需要專業的語言評估和治療服務，以改善溝通問題，提高生活品質，因此有關國內口吃的流行病學資料是我們急需瞭解的。

第二節 ｜ 口吃的自發性恢復

早期的學者認為口吃是一種發展性異常（Bloodstein, 1960a; Bluemel, 1932, 1957; Van Riper, 1982），口吃的複雜性會隨著時間而增加。例如，Bloodstein（1960a）提出口吃發展的四階段：第一階段約在 2、3 歲時，口吃只是在正常的語言中出現的插曲，可能只出現幾個禮拜或幾個月，大都出現在兒童興奮、難過、很多話要說和有環境壓力下時。這時的主要症狀是重複，而這些重複常發生在起始音節（initial syllable），有時也重複整個字，口吃常發生在句子、子句和片語的開始，年幼的孩子幾乎都發生在

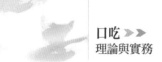

句首，和日後的口吃狀況相反，這時的口吃發生在內容詞（實詞）（content word）也發生在功能詞（虛詞）（function word）。這階段的孩子通常不在乎他們說話口吃的現象，很多的個案在第一階段之後就不再口吃。到了第二階段，口吃成為兒童口語的常態，很少有正常的口語出現，孩子在自我觀念中覺得自己是口吃者，這時口吃主要出現在內容詞，整個字的重複已不是那麼普遍，孩子對自己的口語問題也還不是很在意，當孩子興奮或說話快時口吃會增加。第三階段口吃的出現或消失通常是對特別情境的反應，例如：在課堂中朗誦、對陌生人說話、買東西或講電話時；這時口吃者並不會逃避說話情境或覺得害怕和困窘。第四階段時就會出現明顯的害怕、對口吃的預期，經常發生字的取代，會逃避說話情境，口吃時感到害怕和困窘。

Bluemel（1932）的說法較 Bloodstein（1960a）的描述簡單，他將開始時單純的口吃稱為初級口吃（primary stuttering），而後來掙扎用力的稱為次級口吃（secondary stuttering）。而 Van Riper（1982）同意 Bloodstein（1960a）的看法，認為兒童和成人的口吃並非呈現截然二分的不同面貌，他們是循著發展徑路的趨向，至少可以歸納為四種徑路，但每個人是不同的。他認為 68%的兒童是循著徑路一或徑路二，他們對自己的口吃沒有覺察，只有少數兒童（9%）對自己的語言問題很在意。由以上的說明可知：這些學者認為較嚴重的口吃出現在青少年或成人早期（Silverman, 1996, 2004）。但所有的口吃都是從輕微到嚴重一路發展的嗎？過去一些研究發現，有不少人的口吃是不需要治療的，會逐漸減少而恢復正常，而且恢復的時間由幼兒期到成人期都有可能（Silverman, 1996），而這樣的現象稱為口吃的自發性恢復。

常有家長發現孩子口吃了，心中很著急，於是開始問：「我的孩子會好嗎？」究竟口吃的復原率有多少？而哪些人會有自發性恢復？會自發性恢復的口吃者有哪些特徵？語言治療師是否有明確的答案可以回答？我們

將在下節加以說明。

第三節 ｜ 口吃的復原率

　　有關口吃復原率的證據，根據 Yairi 和 Ambrose（1999a）的看法來自：第一種證據是臨床觀察報告，Silverman（1996）指出，在他三十年的臨床經驗中有十個人確實復原了，這些口吃者認為他們復原的理由包括：指壓按摩、聽福音、剪舌繫帶、上辯論課等。第二種證據來自一些調查研究（Cooper, 1972; Culton, 1986; Porfert & Rosenfield, 1978），他們調查一生中曾經有口吃問題者，約有 35%的人復原。由口吃的發生率約為 4.5%至5%（Andrews & Harris, 1964; Bloodstein, 1981）和其普遍率約為 1%（Andrews, 1984; Bloodstein, 1995; Van Riper, 1982），推估口吃者的復原率大約是 70%至 80%（Yairi, Ambrose, & Cox, 1996）；有一些研究更指出口吃的復原率高達 70%以上。例如，在 Johnson 和同事 1959 年的研究中，一百一十八位口吃兒童中，有 75%的人在兩年半後有進步或完全復原。Andrews 和 Harris（1964）的長期研究中也得到相似的結果，他們指出 79%的兒童未接受正式的治療卻恢復了。Masson（1997）的研究發現，在丹麥博恩霍爾姆（Bornholm）島上 1,040 位 3 歲兒童的口吃發生率是 4.9%，而復原率是 71.6%（引自 Yairi & Ambrose, 1999a）。第三種證據來自一些長期的研究，由美國伊利諾大學 Yairi 教授主持的研究團隊，在 1992、1993、1996、1997 和 1999 年分別發表的報告中，改進過去研究在方法學的缺點（不再以父母或青少年回憶過去口吃發生的狀況），蒐集接近發生口吃時間的語言樣本（以免口吃受到其他因素干擾），而且進行長期追蹤，受試者由二十八位（1992 年）增加到一百四十位（1999 年）（Ambrose, Cox, & Yairi, 1997; Yairi, 1992a; Yairi & Ambrose, 1996; Yairi, Ambrose & Niermann,

1993）。在 1996 年的研究中，他們得到的復原率是 69%，在 1999 年的研究是 72%。除此之外，他們的研究得到與過去認為口吃是由輕微的症狀逐漸發展成複雜而嚴重的口吃徑路不同的結果，挑戰了過去所認為口吃是一種發展性異常的概念。Andrews 等人（1983）和 Bloodstein（1995）都指出，學齡兒童的口吃約在兒童 2 歲時便能被診斷出來，雖然有高達 60% 至 80% 的復原率，仍有多於 20% 的兒童將成為長期的口吃者，因此在 DSM-5（2013）中，口吃被定義為一種發展性的神經異常。

　　Bloodstein（1995）統整了關於一生當中的口吃發生率和復原率的一些研究結果，發現其中的發生率最高達 15.4%，最低為 0.7%，復原率則高達 79.1%，最低也超過三分之一（36.3%）。但這些研究大部分是以大學生、研究生或成人為對象，並非長期追蹤評估其口吃變化情形所得，作者認為應更謹慎的看待這些結果。前述說明的 Craig 等人（2002）的研究也估算在澳洲口吃的復原率約為 70%，但仍然約有三十萬左右的兒童需要口吃治療服務。

　　關於國內的口吃復原率，根據作者（Yang, 2007）以四十三對 3 歲 10 個月至 6 歲 2 個月的口吃兒童和非口吃兒童為研究對象，年紀較小組（3 歲 10 個月至 4 歲 6 個月）和中間組（4 歲 7 個月至 5 歲 3 個月）的自發性恢復率，以 SLD（口吃式不流暢，stuttering-like disfluency）和 WSLD（加權的口吃式不流暢，weighted stuttering-like disfluency）計算都一樣，分別為 85.00% 和 70.59%。年齡較大組（5 歲 4 個月至 6 歲 2 個月）的自發性恢復率以 SLD 計算是 50.00%，WSLD 是 62.5%。就三組平均的自發性恢復比率來看，SLD 是 73.33%，WSLD 是 75.56%。經過十二個月的追蹤，三組的自發性恢復比率在 SLD 和 WSLD 兩種測量依序是 95%（較小組）、64.71%（中間組）和 62.50%（較大組），三組平均的自發性恢復比率是 77.78%。這與 Seider、Gladstein 和 Kidd（1983）、Yairi 等人（1996），以及 Yairi 和 Ambrose（1999a）的研究結果是相似的。第一次施測後的六個

月追蹤，三組的自發性恢復比率不論在 SLD 或 WSLD，都未達顯著差異。相反地，在十二個月後的追蹤，三組的自發性恢復比率不論在 SLD 或 WSLD 都是達顯著差異的，年紀較小組的自發性恢復比率高於中間組和年紀較大組，而中間組和年紀較大組則無差異；這顯示在一年後的追蹤，隨著兒童年齡成長，口吃的自發性恢復比率會減少。此發現支持 Silverman（2004）的說法，年幼孩子口吃的自發性恢復比率高於年長的孩子。

由不同性別來看，在六個月後的追蹤，男生的自發性恢復比率不論在 SLD 或 WSLD 皆為 78.13%；而女生的自發性恢復比率在 SLD 為 61.54%，在 WSLD 為 69.2%。在十二個月的追蹤，男生的自發性恢復率不論在 SLD 或 WSLD 為 75%，而女生為 84.62%。隨兒童年齡增加，自發性恢復比率對女生而言是增加的，男生反而減少，但男女生的差異在二次追蹤時並未達顯著水準。而單就非口吃兒童而言，在六個月的追蹤時，三組中並未有多於一人以上之非口吃兒童轉而有口吃，三組中非口吃兒童轉而有口吃人數的百分比以 SLD 計算平均是 4.44%，以 WSLD 計算平均是 2.22%，二者平均是 3.33%；在十二個月的追蹤時，並無非口吃兒童轉而有口吃，人數百分比不論以 SLD 或 WSLD 計算都是 0%，因此正常兒童在兩次追蹤時，都很少有兒童轉變為有口吃。

因此，本研究的結論包括：(1) 說中文學齡前口吃兒童的自發性恢復比率平均高於 70%，支持說英文口吃的研究結果（Andrews & Harris, 1964; Yairi, 1992a; Yairi & Ambrose, 1996, 1999a）；(2) 年紀小的孩子比年紀大的孩子復原率為高，這也呼應了 Andrews 等人（1983）和 Seider 等人（1983）的看法；(3) 雖然男女生的自發性恢復比率在二次追蹤都未達統計上的顯著差異，但隨時間拉長，由數字來看，男生似乎有減少的趨勢，而女生則增加。統計上不顯著的原因可能是本研究中女生人數太少，不及男生的一半，因此很難達到顯著差異。另一方面，說話流暢的兒童在六個月和十二個月時的追蹤，轉變為有口吃的比率分別為 3.33% 和 0%，這顯示正

常孩子很少在一年內會發生口吃。歸納而言,本研究所得結果大都與過去以說英文兒童之研究結果相符合。

　　復原率的調查在口吃研究中一直占有相當重要的地位,因為有效地區分早期的不流暢和口吃,將可節省許多醫療資源的不必要浪費,因此,這也是此研究的重點之一。過去一些研究發現,有不少人的口吃是逐漸減少而恢復正常的,而且恢復的時間由幼兒期到成人期都有可能(Silverman, 1996, 2004),恢復者的比率從 32%到 79%,但並不是所有人都會恢復。除此之外,新近的研究得到與過去認為口吃是由輕微的症狀逐漸發展成複雜而嚴重的口吃的徑路不同的結果,挑戰了過去對口吃發展的概念。以下說明影響自發性恢復的相關變項。

一、關於自發性恢復的時間

1. Yairi、Ambrose 和 Nierman(1993)的研究發現,在口吃發生的六個月後,不論治療師或父母評定的不流暢、臉部/頭部動作和口吃嚴重性都減輕了。Yang(2007)的研究在國內學齡前兒童第一次蒐集語言樣本後的六個月,有超過一半以上的兒童復原了。

2. Yairi 和 Ambrose(1992a)的研究結果發現,大約在口吃發生後二十個月,就可以區分出會恢復和不會恢復的口吃者,約有三分之一的口吃者會繼續其口吃現象,恢復者在發生口吃的早期其不流暢的頻率便會逐漸減少。

3. Seider、Gladstein 和 Kidd(1983)、Yang(2007)的研究發現,年齡小的口吃者比年齡大的易復原。Andrews 等人(1983)整理 1982年以前的文獻發現,在 16 歲之前恢復者中,4 歲前發生口吃的約為 10 歲前發生口吃的四倍。

4. Yairi 和 Ambrose(1999a)發現,口吃兒童恢復時間的長短每個人

不同，分散在口吃發生後的三年之中。

二、性別影響口吃的自發性恢復

在口吃剛發生時，男生比女生更容易成為口吃者，男女口吃者的比率隨著年齡而增加，由兒童到成年從 2：1 增加到 4：1，在某些國家甚至高到 5：1（Andrews & Harris, 1964; Bloodstein & Grossman, 1981），這可能是女生比男生較早恢復。Yang（2007）研究學前兒童的復原率發現，女生高於男生的趨勢在一年後的追蹤才看得出來，但男女差異並未達顯著水準，原因可能是女生樣本數太少。

三、口吃恢復者語言與口語的表現

1. Yairi 等人（1996a）的研究結果發現，早期恢復的口吃兒童和控制組在發音錯誤上並無顯著差異，持續口吃者比早期恢復的口吃者和控制組的口吃者有較多的發音錯誤（phonological errors）和較差的語言理解分數。

2. 同樣根據 Yairi 等人（1996a）的研究，早期恢復組的語文分數和控制組類似，但持續口吃者的分數則低於控制組。因此在語言或口語的表現上，持續口吃的兒童比恢復組或控制組差。

3. 在 Watkins 和 Yairi（1997）的研究中，持續口吃和較早恢復與較晚恢復的口吃兒童在平均語句長度、使用不同字數和使用的總字數，都仍在正常範圍之內，而較早恢復與較晚恢復的口吃兒童的語言表現約高於常模 0.5 至 1 個標準差。

4. Ambrose、Yairi、Loucks、Seery 和 Throneburg（2015）有耐心地進行一個以流行病學觀點，想要確定口吃的亞型是否存在之縱貫性研

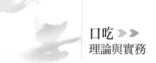

究，並以持續口吃、口吃恢復和一般兒童三組，探討他們在運動、語言和氣質領域的發展，從這些兒童開始口吃的一年內，他們的口吃持續數年或口吃恢復進行測量。參加者為美國中西部四個不同地方的 58 位 2 至 4 歲口吃兒童，以及 40 位年齡、性別配對的非口吃兒童。研究進行了五年，但因兒童進入研究的時間點不同，因此參加研究的時間也不同，上述兒童都至少參加四年。口吃兒童被歸類為持續或恢復組，且在四個地方都使用相同的方法來測量口吃（每說 100 個音節多於或等於 3 個 SLD）、下顎運動（簡單的 "papa"、中度的 "buy papa" 和複雜的 "buy papa a puppy"）、語言（包括測量理解與表達能力的三種標準化測驗），以及氣質（兒童行為問卷簡單版）特徵。研究結果發現：持續組與恢復組和對照組有著以下的差異處：(1)他們在標準化語言測驗中的表現較差，在音韻正確性表現較差；(2)運動變異性較大；(3)被父母判斷為氣質較為負向。Ambrose 等人認為，他們的研究提供數據支持，可以順著兒童的發展看出持續或恢復的口吃亞型，但並不是百分百確定。但在這個研究中可明確看出的是，持續組的言語和語言表現都比恢復組和無口吃兒童為差。

四、恢復與否在聲學測定上的差異

持續口吃者比恢復的口吃者和控制組有較快的共振峰轉換（Watkins & Yairi, 1997）。

五、口吃的程度對自發性恢復的影響

早期的研究（Dickson, 1971; Sheen & Martyn, 1970）認為，口吃越嚴

重越難復原，恢復與否和口吃的嚴重程度成反比，但在 Yairi 等人（1996a）的研究中，發現兩者並無明顯關聯性存在，自發恢復的口吃兒童在開始時反而有較多的不流暢。

六、家族史對自發性恢復的影響

如果家族中有口吃者，兒童易有口吃問題，家人中有口吃恢復者，兒童的口吃也容易恢復；然而，家族中雖有人恢復，兒童仍有機會成為口吃者，反之亦然（Yairi, Ambrose, Paden, & Throneburg, 1996）。

口吃兒童與成人都有自發性恢復的可能，但大多數的復原發生在學齡前，甚至更早，約在口吃發生後的一年半中，恢復與否會受到性別、遺傳、年齡、壓力等因素的影響，語言治療師亦可由聲學上的差異和他們在語言、口語表現的情形，判斷是否該施以矯正措施，或者只是提供父母在兒童口吃發生時的處理原則。一些學者（Ingham, 1981; Ingham & Bothe, 2001; Onslow & Packman, 1999）質疑口吃的自發性恢復受到父母對兒童口吃的反應，還有兒童的自行修正的影響，並未如 Yairi 等人所主張，有如此高的復原率。Ingham 和 Bothe（2001）認為提出有關口吃的定義，及提供父母親面對口吃的態度是否已經是一種介入等，來駁斥 Yairi 研究團隊的結論。Onslow 和 Packman（1999）指出 Yairi 等人（1992a, 1993, 1996, 1997a）的研究對於復原的標準太過寬鬆、觀察的時間不夠長等缺失，其高復原率不足以令人信服；然而，作者以國內學前兒童為對象，所得到的結果卻支持 Yairi 的看法。然而，Ambrose 團隊在 2015 年的長期研究結果和他們過去的研究結果不一致，復原組發生口吃的時間並不比其他組來得晚，而持續口吃組的男生也不比女生多，影響口吃復原與否的因素仍需要持續探討。Yairi 和 Ambrose（1999a）主張考慮口吃兒童的介入時，應慎重將影響自發性恢復的因素納入，因為這些因素直接影響口吃理論的發

展、臨床的治療策略、及時介入或等待、財政上的支出,和是否需要浪費醫療資源等問題。作者認為在臨床上,語言治療師應注意口吃的自發性恢復,在口吃兒童母群中區分出將會恢復或仍將持續口吃的不同次團體,選擇適當時機介入,以免浪費寶貴的醫療資源。

CHAPTER 4

口吃的診斷與評估

第一節 ｜ 口吃與其他類別的言語不流暢

在診斷和評估口吃（stuttering）之前，應該先釐清何謂口吃？Yairi（1997a）和 Guitar（2006）都認為口吃是一個複雜多向度的異常現象，並不等同於不流暢，Yairi 教授本身是一位口吃者，他的父親、叔父也是口吃者，他的長子童年時也曾經發生過口吃現象，其重複語詞（repetition）多達十五次，他終身研究口吃，發現在非口吃者的口語中也會發生不流暢的現象。作者也認為，口吃是言語障礙（speech impairments）中最受情境與心理因素影響的一種（因此精神分析、當事人中心學派、認知行為治療和家族治療都曾用於口吃治療）。作者曾經治療一位女性口吃者，其主訴的問題是遭受譏笑以至於有口吃而學業中斷，這位口吃者陳述譏笑者不斷告知他人「她是一位口吃者」，即便到作者的研究室，案主也擔心在上樓的過程中被認出是口吃者；2003 年 8 月 9 日何西哲老師在台北護理學院聽語障礙科學所發表的演講中提到：將近五十年治療口吃的生涯中，有兩位口吃者自殺，令他十分自責。由此可見口吃常與心理不適應混合擴大為更嚴重的問題，甚至干擾案主的生活。

過去 Yairi 在伊利諾大學團隊所從事的研究中，幾乎都是以年幼兒童為主，他力主研究口吃應該越接近案主第一次發生口吃的時間，所蒐集的語言樣本或由主要照顧者所蒐集的資訊，才不會因此失真。Bloodstein（1970）曾經指出，並無測驗可以明確區分出口語中的重複，何時由正常

被評定轉為口吃——這並非一個科學問題。因為判斷為口吃與否，攙雜著聽者的主觀知覺，而這主觀知覺的一致性，根據過去的研究結果並不是很高，因此 Yairi 主張由發生不流暢的類型去評定口吃的現象，找出其中最能夠為大家所接受、具有可靠性的指標。本章並不特別區分出兒童、青少年與成人口吃（後二者通常加以合併）診斷與評估的不同，但在分述不同的測量方法時，將討論相關的問題。

首先，我們看看學者們如何分類口吃與其他的口語不流暢問題。Manning（1996, 2001）把口語不流暢的現象先分為兩大類，一即是口吃（stuttering），其他則稱為非典型的流暢問題（atypical fluency problems），後者包括神經性口吃（neurogenic stuttering）和心理性口吃（psychological stuttering）。Silverman（1996, 2004）也把口語不流暢的現象分為兩大類：口吃和其他言語流暢性障礙（other fluency disorders）；後者包括迅吃（cluttering）、神經性口吃或後天獲得的口吃（neurogenic-acquired stuttering）、心理性一獲得的口吃（psychogenic-acquired stuttering）或稱歇斯底里的口吃（hysterical stuttering）、痙攣型失聲症（spastic dysphonia or spasmodic dysphonia，病人有時是正常的）、手語中口吃式的不流暢（stuttering-like disfluencies in manual communication）和偽病型口吃（malingered stuttering）。

特別值得一提的是迅吃。迅吃者除了口語的不流暢，常有語言和行為問題，他們說話快速且不流暢，不流暢的特徵是不斷重複，經常有發音上的錯誤。迅吃者的語法很差，未能覺察自己的問題，注意力短暫不持續，學業低成就，行為看來匆促、混亂沒有條理。當口吃者覺得說話不流暢是很糟的事時，口吃者越想表現好，越容易說得不流暢，而迅吃者則反而變得流暢。相較之下，迅吃更易發生在具有家族病史的家庭中；迅吃和口吃是可能同時發生在同一個人身上的（Silverman, 2004）。國內除了作者（2010）曾發表一篇名為〈迅吃——有學習困難的語言障礙〉之文章外，

尚未發現有關迅吃的文獻。作者過去臨床上曾經有一位 5 歲的男童個案求助，疑似迅吃，但因當時作者對迅吃的敏銳度不佳，因此並未做詳細的診斷。根據文獻描述，迅吃的個案在國內有可能被診斷為學習障礙（楊淑蘭，2010）。2010 年 7 月有一位自稱口吃的 25 歲男性求助，個案的語速會不自主加快，部分音節因此無法聽清楚，作者將上述文獻提供其閱讀，個案覺得自己兼有口吃與迅吃的特徵，但個案從小至大學業成績良好，並無學習困難，此點與文獻不符。迅吃是值得深入探討的言語障礙。

　　而口吃的發生學目前仍不清楚，因此也很難絕對區分口吃的不流暢與非典型口吃的不流暢。Manning（1996, 2001）曾提出所謂非典型的流暢性問題（atypical fluency problem）——或稱為後天獲得的口吃（acquired stuttering），會如此稱呼的原因是非典型口吃出現的時間大都是在兒童期之後發生，可以明顯的看出有個案許多言語不流暢的情形，但並非是本書定義的口吃，因此語言治療師在診斷前有必要和一般所謂的口吃有所區別。Manning 和 Silverman 的非典型的口吃和其他類別的口吃中，都有所謂因神經傷害而形成的口吃，稱為「神經性口吃」或「神經性或後天獲得的口吃」；另有因心理創傷而形成的口吃，稱為「心理性口吃」或「心理性—獲得的口吃（或稱歇斯底里的口吃）」，以下分別加以說明。這兩類並非本書討論的口吃，因此在診斷口吃之前可以先加以排除。

一、神經性口吃（Neurogenic Stuttering）

　　也稱為機體的口吃（organic stuttering）或大腦皮質口吃（cortical stuttering）。Manning（2001）引用 Helm-Estabrooks（1999）的說法：「和後天神經障礙有關的口吃（Stuttering associated with acquired neurological disorders, SAAND）是後天獲得（acquired）或再一次發生（reacquired）的語暢異常，特徵是明顯的、非自主的重複或拉長的口語，而這並非因為語言

規劃運作過程或精神心理問題所造成。」這些病人的不流暢是中樞神經系統損傷的結果，過去並無口吃史，而口吃的發生通常明顯地是在一些特定事件發生之後，可能是在腦傷、中風、低溫手術、藥物使用或缺氧的情況下突然發生，也可能是退化性疾病、血管疾病、癡呆、病毒性腦炎、透析性癡呆等逐漸形成的（Manning, 2001; Silverman, 2004）。但神經性口吃並非只是大腦某一處的損傷，有時左、右兩側腦都有，但大多數損傷是發生在左腦。最近的研究發現可能是發生在輔助性運動區（supplementary motor area），雖然這些患者的語言和口語能力有很大的不同，但他們未必會伴隨語言和言語的問題（引自 Manning, 2001）。

　　Manning（2001）更指出，神經性口吃的患者在語暢問題的質和量都與口吃者不同，他們雖然也會發生高比率的音節不流暢，但卻很少有第二症狀的逃避行為，例如預期會發生不流暢的字並以其他字來替代。情境因素、時間壓力和文法複雜度等這些和口吃有關的變項，對神經性口吃者卻沒有影響，不流暢發生的位置也不像發展性口吃只限於文法結構的起始位置，神經性口吃的不流暢也會發生在文法單位的中間，甚至是最後的位置。神經性口吃不會發生適應性效果，口吃者對於自己的不流暢不會感到焦慮或害怕，也不會因為與人合唸、打節奏的說話、唱歌、拉長聲音或耳語或默語而減少不流暢的發生。神經性口吃者也不是一群同質的團體，他們表現出不同的口語特徵、發生學、生理和心理的特性。

　　因此，作者認為臨床上常見的吶吃（dysarthria）、失語症（aphasia）和迅吃幾種語言或口語障礙也會出現不流暢的現象，語言治療師可先加以排除。

二、心理性口吃（Psychological Stuttering）

　　Silverman（2004）指出，心理性口吃通常發生於成人期，並無神經性

傷害的事件發生，而是發生了重大的心理傷害或壓力事件。Manning
（2001）認為，雖然在過去的研究中，口吃者的心理狀態和一般人並無差
異，仍然有一小部分是所謂後天獲得的心理性口吃（acquired psychological
stuttering）；他們像一般口吃者一樣，會有許多被口吃所困擾而產生的逃
避或逃離的反應，但比起一般口吃者，他們的口吃更像是精神官能症的和
強迫性的（neurotic and compulsive）。Manning 和 Van Riper 都認為這樣的
口吃是學來的，是由於對口吃害怕的不適當反應，而非深層的心理衝突。
這一群患者中男女的比率相當，通常都有情緒問題及病史，也曾因此而接
受心理治療，即便沒有情緒障礙的病史，口吃也可能是對生活事件或壓力
產生的反應。Manning 引述 Baumgartner 的看法，認為美國聽語學會定義
這些患者必須經過精神病理的診斷，如此許多案主若一定要等待精神病理
的診斷，將否定了試探性治療可能發現的重要訊息。

　　而且 Baumgartner 認為，有些心理性口吃並未有精神病理的原因，和
神經性口吃一樣，心理性口吃也是突然發生的，之前可能完全沒有語暢異
常的病史。Baumgartner 和 Daffy（1997）發現，這一群患者的病理原因常
是：轉化性反應（conversion response）、焦慮、憂鬱、人格異常、藥物依
賴和創傷後的精神官能症，有些患者可能不只一種病理原因。而這群患者
的不流暢形式出現後就沒有改變，似乎不像發展性口吃到成人期會顯得比
較嚴重，而且似乎也不會隨著說話情境或方式有所改變，但與神經性口吃
相較，心理性口吃的變化大一點，通常他們不會有適應效果，也不會因為
與人合唸或有節奏的口語而減少不流暢，甚至同樣的材料越唸不流暢越
多，與一般口吃是不同的（引自 Manning, 2001）。

　　Manning（1996, 2001）描述一位 30 歲被強暴後，一週都無法說話，
又過了三天後開始發生口吃的女性患者，其幾乎每一個字都口吃，並伴隨
高度焦慮，無法以增進流暢性的任何活動減少口吃。另一位 40 多歲有情緒
問題，已經接受多年心理治療的口吃患者，也是突然發生不流暢，之前從

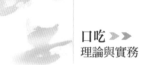

未有口吃問題,有趣的是此人口吃時並無逃避或逃離反應,甚至會覺得他正在享受聽者的反應。而 Silverman(2004)則提到一位年輕的男性在韓戰期間,因為飛彈擊中其所乘坐的船,而在瞬間突然口吃了;這些都是典型的心理性口吃。作者在之前提及的女性口吃者,表示高中時期因某次遭受鄰近男校學生的恥笑而開始口吃,畢業之後並未繼續升學也未就業,不斷接受口吃治療,她來作者的研究室接受治療,但並未完成治療,中途便不再來了。雖然在治療室中,作者已經成功的減低她的口吃頻率至可接受的程度,但案主表示仍然害怕到治療室的途中有人會對她指指點點說她是口吃者,因此她不再來接受治療。之後,作者的學生在醫院裡再度遇到此位口吃者尋求治療,作者也才知道案主曾經接受精神科醫師心理治療十多次。這並非是一個口吃治療成功的案例,但也支持了 Manning 的看法:若臨床上希望達到長期的成功,減少口吃帶來的障礙程度,改變案主的自我觀念、自尊、人際互動和角色轉換是非常重要的。而對於有精神疾病的口吃者,可能已在各大醫院不斷求診(medical shopping),作者認為這些案主需要的不只是語言治療,聯合心理師與精神科醫師的專業團隊模式可能會較為有效,否則只是浪費醫療資源。

　　排除神經性傷害如腦傷、中風和心理性創傷(如被強暴和戰爭)等因素所造成的不流暢現象,作者根據 Culatta 和 Goldberg(1995)列出十個初步篩選的指標,區分口吃與其他類別不流暢的檢核表(Differential Screening for Stuttering Checklist),修改後如表 4-1。

　　由表 4-1 的指標內容來看,1 至 4 題是由個案史的資料判斷口吃的可能性,口吃通常發生在 6 或 7 歲之前,學齡之後發生的較可能不是口吃。Culatta 和 Goldberg 認為,口吃是逐漸發展而非突然出現的,雖然 Riley(1994)也是以此做為 SSI-3 的建構效度,但此點在 Yairi 的一系列研究中已被推翻。早期發生在年幼兒童的口吃已有相當高比率的不流暢,在作者的博士論文(Yang, 2000)中,以說中文口吃兒童為對象,也發現相同的

表 4-1 口吃與其他類別不流暢的區分

題號	指標	與口吃有關	與其他類別不流暢有關
1	開始時間	學齡前	學齡後
2	發展階段	逐漸發展（Yairi 有不同看法）	突然
3	家族史	有口吃家族史	無口吃家族史
4	發生學	多因素	在特殊事件後發生
5	適應效果	在第五次讀出時不流暢減少	在第五次讀出時不流暢沒有減少或減少數量少
6	三項自動化口語（說星期幾、每個月名稱和 1 數到 20）	相當流暢	不流暢很少改變或沒改變
7	和他人一起讀（讀 1 分鐘，不管前 30 秒，只管後 30 秒的口語）	流暢性進步	對流暢性沒有影響
8	唱歌	流暢性進步	對流暢性沒有影響
9	重要情境說話	流暢性變差	對流暢性沒有影響
整體檢核			

資料來源：修改自 Culatta & Goldberg (1995), p. 97。

研究結果（參閱楊淑蘭，2002），因此口吃症狀並非由輕微到嚴重，值得臨床工作者注意。此外，口吃者的家人也比一般非口吃者的家人常出現口吃的現象。5 至 8 題是口吃行為的適應效果、自動化語言（口吃者在數數、說出星期、月份的名稱時，較不會發生不流暢情形）、和許多人一起唸讀和唱歌時（例如唱「生日快樂歌」時）會減少口吃者不流暢的發生，但這些情形不會發生在其他類型的不流暢患者的口語中。口吃者在重要情境說話時流暢性變差，而情境對其他類型的不流暢患者則沒有影響，另外，迅吃－口吃者對自己的不流暢覺察度低，需由聽者的觀察來瞭解。

2002 年 R. Kent 博士來台參加亞太聽語學會年會，作者曾親自詢問他

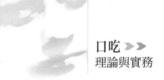

認為口吃的不流暢和失語症（aphasia）的不流暢是否相同，Kent明白表示
這兩者是不一樣的，作者在臨床工作中發現，疑似迅吃（cluttering）的兒
童也會出現不流暢現象，但主要是字的重複和用力，卻無拉長，這仍需要
更多研究資料加以確認，因此區分口吃者與其他類別的不流暢的口語特徵
也是值得研究的主題。Culatta和Goldberg也認為，口吃者的不流暢經常發
生在語言學單位的起始位置（如字、片語和句子），若許多不流暢出現在
字或片語中間或結束部分，可能不是口吃；作者研究發現，說中文口吃者
的不流暢常發生於片語的第一個位置，也是多於其他的位置（楊淑蘭，
2002）。Culatta和Goldberg（1995）的指標可做為初步篩選的工具，以便
判斷案主是否有口吃問題，還是非典型的口吃，需要其他的協助或神經學
的診斷。

第二節 ｜ 口吃診斷與評估實施流程

　　作者建議臨床工作者或研究者先排除迅吃、神經性口吃、心理性口
吃、其他如痙攣性發聲不能和偽病性口吃後，確定是口吃的案主，便進入
診斷與評估其口吃的問題，實施流程如下。

一、基本資料之蒐集

　　Guitar（2006）指出，面談有助於語言治療師初步判斷個案是否為口
吃者，還是由其他相關疾病造成的非典型性口吃。成人口吃者需要親自接
受面談，兒童則由語言治療師與其父母面談，以便對口吃者有全盤性的瞭
解。因此可以請口吃者以口頭回答或填寫問卷的方式，幫助語言治療師蒐
集個案的背景資料和與吃發生的相關問題，例如：口吃者的發展史、疾

病史、家族史、口吃對目前生活的影響和個案本身及重要他人對口吃的態
度等（見附錄一和附錄二）。

二、工具和擺設

　　一般而言，錄音或錄影機、碼錶、計數器為評估口吃時的工具，若使
用數位錄音與錄影機，則已有計時功能，可省略碼錶。其他一些昂貴或複
雜的設備對特別的案主有幫助，但對初步分析並非必要，最重要的是蒐集
具有代表性的語言樣本，因此使用收音效果良好的錄音、錄影設備、麥克
風，並安排安靜不受干擾的空間是最重要的。

三、語言樣本的蒐集

　　因為口吃發生的頻率常隨著情境、說話對象和案主本身狀況而不同，
因此在治療室和在家的語言樣本可能不同，與熟悉的人和與治療師說話也
不同，最好是分別兩天蒐集，或請案主錄下治療室外的語言樣本（Riley,
2009）。Costello 和 Ingham（1984）認為可以蒐集以下不同的語言樣本：
　1. 和語言治療師在治療室的語言樣本。
　2. 和父母之一在治療室的語言樣本。
　3. 和另一位父母、照顧者、配偶或親近的朋友在家的語言樣本。
　4. 和兄弟或姊妹在家的語言樣本。
　5. 講電話的語言樣本。
　6. 和語言治療師在治療室之外的語言樣本。
　Goldberg（1981）建議應錄下四種情境的語言樣本：(1)閱讀；(2)描述
事件；(3)獨白（自言自語）；(4)對話。越有變化或複雜的情境所做的評量
越完整，因此至少可能要有案主和語言治療師、案主和父母的語言樣本。

Costello 和 Ingham（1984）建議語言樣本長度至少 10 分鐘，告訴父母評量的目的會使父母製造一個較適合的氣氛，使語言治療師聽到具代表性的語言樣本。第一次的語言樣本最好是在沒有干擾下進行，若想得到不同的語言樣本，如被干擾、不同意或詢問情境下個案說話的情形，則可在之後進行。作者認為語言樣本最好是蒐集五百至一千個漢字（音節），而不以時間計算，因為每個人說話速度不同，有些口吃者遇到困難的字可能停頓 1、2 分鐘，使得語言樣本內容過少，可能會有低估的風險。

四、分析語言樣本

Bloodstein（1995）指出雖然口吃的認定很困難，仍需要由量的觀點，如程度、數量和嚴重性等向度來評定口吃的行為，他列舉了五個方法。

(一) 口吃的頻率（frequency of stuttering）▶▶

早在 1930 年代，Johnson 和他的同僚在愛荷華大學使用測量口吃字、音節或口吃事件的百分比的方法，發現一般口吃的出現比率大概是 10%（因為情境或不同溝通對象有很大不同）。Bloodstein（1947）測量三十個口吃者唸一般文章給兩個人聽，平均有 10.8%（0 到 47%）的字口吃。臨床上常發現口吃者在一般說話情境中口吃很嚴重，但卻不是每一個字都發生口吃，受試者可以預測自己大多數會發生口吃的部分（引自 Bloodstein, 1995）。Bloodstein（1995）引用 Freund（1934a）的看法認為，如果只用口吃頻率來看口吃者的口吃頻率分配是會產生誤判的，輕微口吃者的口吃頻率會多於嚴重口吃者，亦即在中數的口吃者其口吃頻率少於在平均數的口吃者；而且不同觀察者評定口吃頻率的一致性也不高。Bloodstein 建議也測量固定時間的口吃數量可提高一致性。

(二) 平均口吃持續時間（**mean duration of stuttering**） ▶▶

通常實驗室中觀察到的口吃約為 1 秒鐘，嚴重的口吃者會超過 1 分鐘，Bloodstein（1995）引述 Johnson 和 Colley（1945）研究十個時間最長的口吃事件平均發生時間是 0.41 秒，最短的十個口吃事件平均時間也是 0.41 秒，平均口吃持續時間變化很少，將之做為測量某一閱讀材料和情境的困難度的變化也很小。Bloodstein（1944）同樣研究口吃者唸文章，其平均口吃持續時間少於 0.05 秒到 3.7 秒，中數受試是 0.9 秒，只有 25%的受試超過 1.4 秒。Bloodstein 回顧過去的一些研究，認為平均口吃持續時間和其他測量出來的嚴重性沒有相關，原因是它的變化性很少，很難做為口吃嚴重性的評定（引自 Bloodstein, 1995）。但使用「口吃嚴重度評估工具第四版」（Stuttering Severity Inventory for Children and Adults-4, SSI-4）或伊利諾口吃研究中心的評估方法，口吃持續時間都是評定嚴重性的重要指標之一（參閱附錄三、四和附錄五），可能因為口吃持續的時間較長，則容易被聽者認定為口吃較嚴重，因此仍然將持續的時間做為評定口吃的指標之一。

(三) 特殊不流暢的頻率（**frequency of specified disfluency types**） ▶▶

Bloodstein 認為一般所說的口吃是說話時有很多的中斷（interruptions）或遲疑（hesitancies），到底這些是口吃或正常的現象，例如 Johnson 等人常說的迅吃（cluttering）或其他神經性的損傷造成的不流暢，通常把這些破壞言語流暢的干擾稱為不流暢（disfluency or dysfluency），但並非每一個不流暢都被認為是口吃，而且並無客觀滿意的方法來區分不流暢和口吃，因為判斷經常攙雜著聽者對口吃的主觀認定。

Johnson（1959, 1961a）在同僚的幫助下蒐集了口吃和非口吃者的語言樣本，由此將不流暢分為八類：(1)插入字（uh, er, well）；(2)部分字的重

複（重複字的聲音和音節）；(3)字的重複；(4)片語重複（I was, I was go-ing）；(5)修正（I was, I am going）；(6)不完整的片語（She was-and after she got there he came）；(7)破碎的字〔I was g-（暫停）-oing home〕；(8)拉長聲音（prolonged sounds），並計算每一百字在八類不流暢的發生次數。Silverman（1974）也取得學齡兒童的常模資料，如此可以幫助判別案主的不流暢是正常的或不正常，當然破碎的字和拉長仍是屬於主觀的判斷。因此說明不流暢的語詞是描述性的，相較之下，口吃一詞較有失敗或異常的意味（引自 Bloodstein, 1995）。

　　Bloodstein（1995）指出，Johnson 的類別中可能有一些是一般聽者並不認為是口吃的，而另外一些是 Johnson 沒有列進去的。部分字的重複和拉長聲音是口吃者與非口吃者間有較大差異的部分，而口吃者與非口吃者在修正、不完整片語和插入聲音或字詞之間則差異小、重疊多；過去的研究也證實：聲音和音節的重複和拉長聲音較容易被聽者認為是口吃，修正和插入字則被視為正常的不流暢。Sander（1961）是第一個將口吃式的不流暢區分出來的人，他認為口吃包括：聲音和音節或字的重複、拉長聲音、破碎的字、字之間的插入。Young（1961）的研究發現：口吃嚴重性的評定與聲音和音節或字的重複、拉長聲音、破碎的字和字中有明顯的不適當的重音，和緊張的不流暢有顯著相關。但以上的關係是以整體語言樣本來看，若是個別預測則準確度較差。Young 發現，個別來看，每一個人的評定都是被低估的，可能是被沒有列在不流暢類別中的因素所影響，特別是拉出的（drawn-out）音節重複，可以聽出過分的緊張，其他還有嚴重的沙啞和在音節重複時快速提高音調。Young 開始想發展更有效度的口吃測量，問題並非是口吃的類別難以從一般不流暢中加以區隔，而是我們口語上粗略和已定型的分類很容易將口吃和一般不流暢模糊化（引自 Bloodstein, 1995）。因此 Yairi（1996）強調以口吃式的不流暢（stuttering-like disfluency, SLD）計算的部分音節重複、拉長和不合節律的說話，才是

口吃不流暢的指標（參閱本章第四節）。

(四) 說話速度（speech rate） ▶▶

　　Bloodstein（1995）認為，較客觀且不受聽者影響的就是說話速度，可由每 1 分鐘說幾個字或幾個音節或說特定字需要的時間來評量。Bloodstein 引述她在 1944 年的研究發現，三十個成人口吃者平均每分鐘讀一百二十三個字（四十二至一百九十一個字）。Darley（1940）研究發現，非口吃者平均每分鐘說一百六十七個字（一百二十二到二百二十二個字）。Johnson（1961）發現，口吃和非口吃者在閱讀和說話的速度上有差異，但也有部分重疊。Young 的研究也發現，除了嚴重口吃者外，說話時間（speaking time）並不像前述的特殊不流暢類別對評定口吃的嚴重性有那麼大的影響。但 Prosek 等人（1979）發現，閱讀速度和在句中暫停的頻率，比其他變項（包括口吃頻率）對嚴重性的判定更有相關。歸納而言，說話速度並非與其他變項評定的嚴重性有高相關，但可考慮做為與其他測量並列的綜合性指標（引自 Bloodstein, 1995）。在作者的經驗中，若口吃者的說話速度很快，伴隨語音共構和發音不正確時，則可能是迅吃—口吃者，進行診斷時必須特別留意。

(五) 嚴重性的評定（rating of severity） ▶▶

　　嚴重性的判別具有最高的表面效度，也是我們用來評定輕、中、重度口吃的方法。1950 年代，Sherman 等人分析錄音帶語言樣本而發展出嚴重性評定，想找到有利的方法評定嚴重性，做為臨床和研究之用。研究發現嚴重性的一致性並不會被量表的形式、量表的點數、量表點數的定義、所附的視覺或真實的線索、評定者人數和複雜性，或他們接受的指導語所影響。評定嚴重性時須進行觀察者一致性的測量和改進與控制觀察者的偏見（Sherman, 1952, 1955）。Lewis 和 Sherman（1951）用等距的方法呈現一

系列由輕微到嚴重的錄音口吃樣本，比較特定受試者，提供客觀指標評定口吃嚴重性。Berry 和 Silverman（1972）研究認為，這樣的量尺提供的是次序而非間距特性，因為這些間距並非主觀性的相等。另一種評定是直接用數字大小的評定，不用量尺，評定者以單一刺激做為比較標準，針對那個標準，評估其他錄音帶的嚴重程度占標準的多少比率。Martin（1965）認為這樣評定嚴重性比較可信；Sacco、Metz 和 Sitler（1983）則認為，對口吃嚴重性直接的數字評估比間距的評定更有效度（引自 Bloodstein, 1995）。

Bloodstein（1995）歸納以上的資料，認為除了由聽者的評定外，我們並無滿意的方法來為口吃者反應特徵的分類下一個操作型定義。我們不能問什麼是口吃，如果我們一定要給一個客觀的定義，只能說是音節和聲音的重複、破碎的字、拉長聲音、說話速度等的發生頻率和情形，但如果我們問一個人是否是口吃者，除了年幼兒童之外，由他在不同情境下可觀察的口語行為、口語發展史、不同說話情境反應、個人自我概念、說話態度和他適應說話不流暢的方法等等，很容易得到一致的回答。但這樣卻不能回答他是否在某一特定情境下用口吃方式說話，當在個別案主的身上使用口吃一詞，我們不容許口吃成為混淆的來源，但假如我們不能區分口吃當下和其他不流暢的不同，並不能排除所有的不流暢被定義為異常。因為我們很難完全清楚的說明每一個案主的特徵，因此口吃和非口吃並非截然劃分的兩群人。

Yairi（1997a）曾整理了兒童口吃特徵的量化數據，做為臨床應用的參考，可惜的是並無成人口吃的量化數據足以對照。和正常控制組的兒童比較，剛開始口吃的兒童表現出：

1. 兩倍半至三倍的整體的不流暢（total disfluency）。
2. 五至六倍的口吃式的不流暢（SLD）。

3. SLD 約為正常兒童整體不流暢的兩倍。

4. 三倍的部分字和重複兩次以上的單音節字。

5. 二至六倍的不流暢群聚（disfluent cluster，指兩種以上的不流暢相鄰）。

6. 不流暢群聚時間較長。

7. 音節或字的重複之間（interval）的時間較短。

8. 兩倍的頭和頸部動作。

這些因素的交互作用會加大口吃兒童與非口吃兒童之間的差異，例如較多的重複和重複的次數相乘會造成更大差異。大多數的父母都發現剛開始的口吃是突然出現的，不同於正常孩子之口語中的不流暢會逐漸減少，口吃孩子的不流暢現象不會逐漸減少，因此所反映的是神經生理的改變多於學習歷程所造成的影響（Yairi, 1997a）。

第三節 ｜ 口吃診斷的標準化工具

關於口吃診斷的標準化工具，在說英文的文化中，目前只有「口吃嚴重度評估工具第四版」（Stuttering Severity Instrument for Children and Adults-4, SSI-4）是經過標準化過程，並附有常模資料可以對照的（Riley, 2009）。而評估說中文口吃者的標準化工具則為「修訂中文口吃嚴重度評估工具——兒童版」（The Revised Stuttering Severity Instrument for Mandarin-Speaking Children, RSSIFMSC）（楊淑蘭、周芳綺，2004），以下分別加以說明。

一、口吃嚴重度評估工具第四版

　　Riley（1972）編訂第一版的 SSI，期間經歷 1980、1994 和 2009 年的修訂，被美國臨床工作及研究者廣為使用，目前出版至第四版。他以七十二位學前兒童（2 歲 10 個月至 5 歲 11 個月）、一百三十九位學齡兒童（6 歲 1 個月至 16 歲 11 個月）和六十位成人（17 歲以上）的資料進行標準化。Riley 本人認為 SSI-4 的特點是施測簡單、客觀、敏感，可做為臨床或研究統計之用，並具備常模，同時適合兒童和成人。第四版內容除了包括原有評估口吃頻率、持續時間和可觀察的生理動作三部分，再增加自然度（naturalness）和臨床使用的自陳報告（Clinical Use of Self-Report, CUSR）。手冊中還附有十四張蒐集語言樣本之用的圖畫和閱讀材料（第一張：農場圖；第二張：恐龍圖；第三張：碼頭裝卸貨圖；第四張：太空圖；第五和第六張：3 年級文章兩篇，各為一百五十七和一百六十音節；第七和第八張：5 年級文章兩篇，各為二百零七和一百九十二音節；第九和第十：7 年級文章兩篇，各為一百七十九和二百零五音節；第十一到第十四張：成人文章四篇（第三版只有兩篇），各為二百二十八、一百六十、三百六十九和三百七十八音節，分別提供不會閱讀者看圖說話和會閱讀者閱讀文章。除此之外，第四版附有電腦統計軟體，可按壓滑鼠左右鍵來表示流暢與口吃的音節，由電腦計算口吃百分比（Riley, 2009）。

　　對於無法閱讀的口吃者和 3 年級以下的兒童，使用第一至第四張圖片，每一張圖中都有一些不對勁的地方，或位置不對，或有意外發生，請兒童說故事並加以錄音或錄影。當兒童說話時，語言治療師故意插入問題、打斷或表示不同意，形成類似在家或其他地方說話的溝通壓力。以第三張圖為例（E：施測者，C：兒童）加以說明。

E： 那架飛機看起來快要爆炸。（等待——一些兒童需要 5 秒或更長時間反應）

C： 它著火了，船快不見了！

E： 我想它會撞上船上的油箱。

C： 不不不會，油箱太遠了！

E： 說不定它會轉彎，掉下碎成幾塊，你看過飛機爆炸嗎？你想飛行員會受傷嗎？

C： （繼續說話，如果對話中有溝通壓力，兒童可能會表現出典型的口吃行為。）

　　因為第一次兒童可能與語言治療師不熟悉，不想講話，需要兩種或多一點的語言樣本時，可以請家長錄在家說話的語言樣本。對於可閱讀者（3 年級以上兒童或成人）須實施兩種口吃頻率的測量，第一，請其談論熟悉的話題，例如：學校或工作、喜歡的電視節目或最近看過的電影等，鼓勵口吃者做一小段說明。情境的塑造也是和前述不會閱讀者的方式一樣，製造一些溝通壓力；其次，給他適合程度的文章閱讀。語言樣本蒐集完成後進行以下步驟：

1. 口吃的認定：任何有聲或無聲的延長、聲音或音節的重複都是口吃，但不計算整個字、片語重複和不緊張的暫停。單音節字的重複除非是太短、拉長、中斷、用力，才算口吃，聽起來正常的重複則不算。在代表流暢字的格子裡畫黑點，不流暢的字畫斜線，如…／…／……／（SSI 第一版畫有方格紙，但第四版則無）。作者建議可用電腦自行畫二十五格×二十列的方格紙使用，並重複聽幾遍來計算信度。

2. 計算口吃頻率：計算一百音節發生口吃事件的數量×100％＝口吃音節百分比（stuttered syllables /100 syllables, %SS）。

3. 持續時間（duration）：選取語言樣本中三個最長口吃事件（stuttering event）的時間平均數，對照分數表換算成分數。

4. 生理上的動作，分為令人分心的聲音、臉部怪異表情、頭部動作和四肢動作。若無錄影，則須立即依照評分表的描述計分。

SSI-4 的單一分數提供嚴重性，並可評量治療中的改變，若應用於特定口吃者的嚴重性須對照常模，例如：學齡前兒童SSI-4=24 分，百分等級是61，是中度口吃。臨床使用可以用總分或三個分量表分開使用，每個月或每週甚至每天加以比較。因 SSI-4 出版的時間尚短（2009 年 11 月出版），較少有關評論。根據過去對 SSI-3 的評論包括：Conture（2001）認為 SSI-3 是首次評估時較佳之評估工具；Guitar（2006）也說明 SSI-3 在使用上相當簡便，而且涵蓋了口吃行為的三個向度（口吃發生頻率、口吃持續時間和口吃伴隨的生理行為），較為周全，是評估口吃嚴重程度良好的工具（引自楊淑蘭、周芳綺，2004）。但 SSI-3 之限制在於身體上伴隨行為的評量受主觀因素影響，因為很難對某一特定行為客觀劃分其不同引人注意的程度，雖然施測者可依Riley的六點量尺（0 分至 5 分）加以評分，但 難 以 完 全 客 觀（Conture & Caruso, 1987; Healey, 1991; McCauley, 1996）。McCauley（1996）指出，SSI 的兒童和成人常模的效度和信度並未分開詳細說明。Healey（1991）和 McCauley（1996）都認為，SSI-3 的內容效度不足，因其僅以三個外顯行為來評估口吃嚴重度，無法評估口吃的全面性行為。口吃還包括內隱行為，例如：一位輕度的口吃患者其內心焦慮可能超過外表可觀察的嚴重程度，此時就無法確切的界定患者的問題。

為了改進上述的批評，SSI-4 的主要計分內容仍與 SSI-3 一樣，但增加了自然度和臨床使用的自陳報告，兩者都是以九點量尺評定，自然度是為了某些治療方法會改變言語的自然度而設定的；自陳報告則是瞭解個案的逃避行為、內外控情形和自評的嚴重度，共有十三題，包括：「(1)與不同

聽者說話的流暢度如何？（嚴重度）(2)與不同聽者說話時，自己想到口吃的時間如何？（內外控）(3)評估當天的流暢度如何？（嚴重度）(4)當覺得自己要口吃了，想改變字的頻率如何？（逃避行為）(5)在與人說話時心裡著急的程度如何？（內外控）(6)你用多少能量在該如何說而非說什麼？（內外控）(7)你因害怕口吃而不參與說話的頻率有多高？（逃避行為）(8)你覺得自己必須參與說話的決定權有多高？（逃避行為和內外控）(9)多少百分比讓口吃決定你是不是要說話？（逃避行為和內外控）(10)你會如何評估你在上一週的說話情形？（嚴重度）(11)你會如何評估你在上一週的流暢程度？（嚴重度）(12)你操弄說話情境以避免說到自己名字的頻率多高？（逃避行為）(13)你如何評估今天的流暢度？（嚴重度）」，以此瞭解口吃者自我評估的嚴重度和內隱行為。

除此之外，Riley（1981）另發表一份「年幼兒童口吃預測量表」（Stuttering Prediction Instrument for Young Children），此量表的應用並不如 SSI-4 廣泛。

二、修訂中文口吃嚴重度評估工具

(一) 兒童版 ▶▶

作者和周芳綺（2004）在「修訂中文口吃嚴重度評估工具 —— 兒童版」中，發現 SSI-3 的常模是以標準九建立的，這固然可以區分出不同的口吃嚴重程度，但從測驗工具的角度來看仍不夠精確，因為標準九只將分數分成九等分，過於粗略；一個標準九代表的行為表現，範圍相當大，差異很小的兩個原始分數或百分等級轉換為標準九後可能會誇大其差異。且因為中文和英文的語言結構的差異和文化民情不同，因此根據 SSI-3 的內容和評定的方式進行修訂。首先，修改 SSI-3 的施測材料以符合說中文口

吃兒童的特性，並建立說中文口吃兒童的常模資料。在材料修訂方面，將
SSI-3 原有的黑白圖片改成彩色，並修改圖片主題，包括：聖誕節、中秋
節、端午節和過新年四張圖片。其次，改寫閱讀材料，編製者由不同版本
的國小 1、3、5 年級上學期的國語課本中，各挑選兩篇課文做為改寫的依
據，改寫後的主題有：低年級組的過新年和吃湯圓、中年級組的回娘家和
端午節、高年級組的晏子使楚和孫子兵法。在評定口吃方面，因為大部分
的中文為單音節的字，所以部分字的重複指的是聲母或韻母的重複，單一
音節字的重複是指一個漢字的重複，例如：「/ㄨ/—/ㄨ/—我要吃東西」為
部分字的重複，「他—他在睡覺」即為單音節字的重複；例如：「蝌蚪」
是由兩個單音節漢字組成，即使重複一個「蝌」字仍應屬於多音節字中音
節的重複，但為了計算方便直接算入單一音節字的重複中（Yang, 2000；
楊淑蘭、周芳綺，2008），除此之外將可閱讀者降低至 2 年級，並將每一
個原始分數轉換為百分等級，其餘部分之計分方式皆與 SSI-3 相同。

(二) 成人版 ▶▶

　　楊淑蘭和莊淳斐（2011）主要仍是參考SSI-4 的方法，採用 Riley 的建
議，蒐集不同形式的語言樣本〔包括：(1)事先預錄晤談題綱於電腦播放，
並設每題一分鐘的回答時間限制；(2)符合成人閱讀水準的短文二篇；(3)符
合說中文者文化背景的二張看圖說話，與自然對話〕，除了核心行為的評
量，他們並翻譯了 SSI-4 的自陳報告（附有自然度評量），更完整的進行
全面性之評估。測驗內容則包含計算口吃事件發生頻率、口吃事件平均時
長，以及可觀察的身體伴隨行為三項口吃外顯行為特徵，修訂時將成人口
吃者的人數增加至八十名，以便得到更精確的百分等級常模，因此將口吃
嚴重度區分為：非常輕微、輕微、輕度、輕中度、中度、中重度、重度、
嚴重和非常嚴重等九個等級。

　　其信度考驗為口吃事件發生頻率、口吃事件平均時長，以及可觀察的

身體伴隨行為之評分者間和評分者內一致性，分別為 .95 和 .97 以上；效度考驗為成人口吃者和非口吃者在口吃事件發生頻率、口吃事件平均時長，以及可觀察的身體伴隨行為之分測驗分數和總分二組皆達顯著差異。「修訂中文口吃嚴重度評估工具：成人版」是一套具備常模、兼顧外顯和內隱行為，能並完整評估成人口吃的標準化工具（楊淑蘭、莊淳斐，2012），也是由心理出版社出版。

第四節 | 伊利諾大學口吃研究中心評量工具

一、SLD

　　之前作者曾經在本章第二節討論口吃行為的內涵與指標。Yairi（1997a）認為，應該將單音節和多音節字分開，而且他發現先前學者們所提的八種、九種的指標，可能把非口吃者的不流暢也包括進來，因此哪些不流暢才是可以區分口吃和非口吃者的指標，而可以做為評估口吃的工具，實在有待釐清。於是他統整一些文獻，說明在口吃剛發生時，人們所觀察的現象為何，以及非口吃兒童的不流暢現象和口吃兒童的不流暢特徵的區分，以證明其所提出的 SLD 是測量口吃者的不流暢（尤其是兒童）的最佳指標。作者就其 1997 年的文獻整理如下。

(一) 口吃剛發生時的現象 ▶▶

　　Yairi（1997a）將過去的文獻區分為兩階段，整理出距離口吃出現最接近的時間內，由不同的資料分析學者所觀察到的現象：

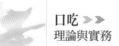

1. 臨床的印象

　　口吃研究的第一個五十年中，學者由臨床上的觀察都認為口吃者剛開始是發生口語的重複，但不緊張。

2. 病例紀錄

　　後五十年的文獻，大都是根據病歷資料的紀錄加以分析的，卻認為早期口吃特徵是字和音節的重複，其中 40%的 2 至 3 歲兒童會出現用力碰觸發音器官的現象，33%的孩子會出現生理上的症狀（Bloodstein, 1960a, 1960b）；但 Bloodstein 在 1987 年又提到有一些年幼的孩子有這些症狀，有一些卻看不到。

　　在 Bloodstein 之後，Van Riper（1971）根據臨床紀錄分析發現：年幼兒童發生的口吃症狀是多樣的，與後來發展的類別並無不同，他將兒童口吃的發展區分為四種徑路，以不急促的多音節和單音節的重複為主要內容的第一種發展徑路最多，而在其他三種發展徑路中，有快速重複和停頓、拉長、完全停頓、嘎聲（vocal fly）、不正常的呼吸、掙扎，或整個字和句子的重複、暫停時有怪聲、舌頭突出、下巴打開和嘴唇顫動等伴隨的動作。Van Riper（1982）的研究中發現，80%的兒童在每一次發生口吃時，至少有三次音節或字的重複，28%的兒童拉長聲音超過 2 秒鐘，15%的兒童可以覺察自己的口吃。Yairi（1974）也說明自己的兒子在口吃剛發生時，曾經重複音節或字多達十五次，並伴隨著強迫性緊張。這些都說明口吃發生初期的嚴重和複雜的症狀，並非如早期學者所說只是單純的重複，不會伴隨緊張和用力。

3. 父母晤談（parent interview）的研究

　　Taylor（1937）的研究發現，85%的父母報告口語重複是最開始僅有的症狀，12%會停止聲音，11%有第二症狀如喘氣和頭的動作；Johnson（1942）發現，四十六位父母中有四十二位報告孩子的部分字或整個字的重複是不費力的，經常發生在企圖說話的開始，會出現二至四次的重複；

Darley（1955）的研究發現，剛開始的口吃是字和音節的重複，平均是三次重複，16%的兒童有停頓，8%有拉長，4%有嚴重的發音卡住和呼吸異常的現象。Johnson 和他的同事（1959）進行了一個大型研究，有一百五十位口吃兒童和控制組的父母接受訪談，多數父母報告的口吃特徵是字（50%）或音節（60%）的重複，12%至 15%的父母報告聲音拉長，3%的父母報告聲音完全被阻礙。雖然 Johnson 認為這些不流暢都是正常的，但McDearmon（1968）認為至少 63%的兒童有初級口吃（primary stuttering），是音節的重複和拉長，其中還有至少36%的兒童伴隨輕度的緊張；4.1%的兒童有口吃的第二症狀，如掙扎、緊張和情緒反應。

　　Yairi（1983）、Yairi 和 Ambrose（1992b）所進行的兩個研究中，以發生口吃的時間不超過六個月的二十二個和八十七個口吃兒童為對象，發現不同於先前研究的結果，31%至 36%兒童的口吃是突然發生的，28%至36%兒童的口吃被認為是中度到重度。第一個研究中，95%兒童被認為開始時有音節重複，40% 是字的重複，85%父母報告兒童平均每次會有三至五次的重複，36%報告聲音的拉長，23%報告兒童明顯的完全說不出話，14%說話受到阻礙，18%臉部扭曲，18%呼吸不規律，而只有 32%父母報告口吃剛發生是簡單輕鬆的重複，沒有任何緊張和用力。大多數父母陳述開始的口吃有一些用力，其中36%的父母報告有中度和嚴重的緊張，多於20%的父母認為孩子知道自己的問題。因此，Yairi 認為值得注意的是早期口吃是一個異質的現象，口吃開始時可能是突然或逐漸發生，症狀可能是輕微的，也可能非常嚴重，最常出現的特徵是音節和字的重複，伴隨某種程度的緊張，每一次發生重複約是二次或更多，聲音的拉長、發音時卡住和相關的身體動作較少，這些也不是進一步口吃必然的訊號，語言治療師應警覺到學前口吃的變異性，以做為診斷年幼口吃和預後的判斷。

(二) 非口吃兒童發生不流暢的頻率 ▶▶

　　非口吃者的口語中,也會出現不流暢嗎?以一般人的經驗而言,答案必然是肯定的。但是這些不流暢與口吃者的不流暢是否不同呢?1930 年代末期至 1940 年代初期,Johnson 提出他的錯誤診斷理論,認為父母對正常不流暢的過度注意才造成兒童的口吃,開始引起學者研究正常兒童的不流暢,1939 至 1946 年有五個關於學前兒童的不流暢的研究在愛荷華大學完成,總共研究了一百九十三名正常的學前兒童(一百零四名男孩和八十九名女孩)。當時尚未有錄音設備,因此以手寫方式記錄孩子的語音,只研究三種類型的不流暢:音節、字和片語的重複,這是第一次仔細認定和區分學前兒童的不流暢。1938 年,Egland 研究平均年齡為 5 歲 5 個月的兒童,結果發現重複和其他形式的不流暢在正常兒童也是很普遍的,這些正常的不流暢也會出現在剛開始口吃兒童的口語中。

　　Yairi(1997a)統整了 1939 到 1996 年有關口吃的研究,以年代分割成兩個階段(1939 至 1955 年和 1955 年之後),發現在這些研究中,正常兒童的不流暢頻率為每說一百字是 1.83 至 5.41 次,若只計算音節和字的重複(short element repetition, SER),每說一百字是 1.2 至 3.73 次,這些平均數接近最低次數的 0,而非最高次數的 11,但仍比中數小。1955 年之後,這時的錄音設備較為進步,另一波研究開始時採用 Johnson 和同僚發展的不流暢評定系統,後來 Williams、Silverman 和 Kolls 加以修正(如第一章第二節所列)。在早期的研究中,Yairi 和他的學生也使用 Williams 等人的評定系統(Yairi, 1981; Yairi & Clifton, 1972; Yairi & Jennings, 1974)。

　　1996 年,Yairi 和 Ambrose 提出另一種計算指標——「口吃式的不流暢」(stuttering-like disfluency, SLD),包括部分字重複、單音節字重複、不合節律的說話和緊張的暫停,這些不流暢的類別發生在口吃者較多,但也會出現在非口吃者的口語中。Johnson、Brumel 認為剛開始的不流暢,

只要成人不過分糾正並不會變成口吃,雖然這幾種較容易發生在口吃者的口語中,但也會出現在正常人的口語中。Yairi 整理出 1955 年之後利用修正後的不流暢指標算出的不流暢總頻率,高於 1955 年之前的研究,但若以 SER 來認定,則前後兩期的研究結果仍是接近的。在五十五年之中的十六個研究,除了 Wexler(1982)的結果較不同,其餘十五個研究的不流暢總數的平均數都是接近的,大約是 6-8 次/100 字。但相反地,若以 SLD 計算,大約只有 3 次/100 字,以 SER 計算集中在 2 次/100 字,除了一個研究之外,SLD 占全體不流暢的百分比低於 50%,其餘大都接近 35%。Yairi 和 Ambrose(1996)的大型研究發現,SLD 約占全部不流暢的 24%。在這些資料中,尤其是用 SER 和 SLD 重新計算後,質疑了傳統認為不流暢經常出現於正常兒童的口語中的說法,當然在個別性的不流暢資料會發現異質的現象。Yang(2007)的研究發現,說中文非口吃兒童在前後一年半的三次評估中,SLD 都不超過 3 次/100 音節;WSLD 都不超過 4 次/100 音節,可支持 Yairi 和 Ambrose(1996)的看法。

Yairi(1981)研究三十三個 2 歲兒童,發現兒童每說一百字的不流暢約是 0 至 25.66 次,許多兒童的不流暢相當少,有九個兒童少於兩次,有一半的兒童少於一次的音節或字的重複,這支持了前四分之一兒童的不流暢總數等於剩下四分之三兒童的不流暢總數,與 Davis(1939)的研究結論一致,在三十二個兒童當中的十六個沒有音節的重複,二十八個每一百字少於 0.5 次的不流暢,過去的學者忽略了這樣的結果。

除了年紀這個變項之外,尚未有其他關於正常兒童不流暢的研究;1940 年代一些研究發現不流暢會隨著年齡減少。在 Davis(1939)的研究中,2 歲兒童每說一百字發生 5.41 次的不流暢,3 歲時是 4.48 次,4 歲時是 3.97 次;她報導了年紀和口語重複次數呈現顯著的負相關,當時除了兩個研究之外,許多研究都發現類似的結果。Yairi(1982)的大型研究中,三十三個 2 至 3 歲兒童在一年內多次錄音,他發現,不流暢在 2 歲後期到

3 歲初達到高峰，之後逐漸下降，尤其是部分字的重複隨著兒童成長漸漸減少。DeJoy（1975）和 Branscom 等人（1955）都認為，部分字的重複逐漸減少是正常語言發展的特徵。Yairi（1997a）更認為，在這個年紀的部分字的重複增加，則應視為異常的口語現象。

　　Yairi（1997a）由統整的資料得到的結論是：(1)正常兒童的不流暢相當少，每說一百個英文字，平均出現六至八次；若改用音節計算，所得到的結果將更低。學前兒童口語中每說一百個英文字約出現三次 SLD，無疑的不流暢也會出現在正常兒童的口語中，但絕非經常的。因此，許多人（包括：語言治療師）認為不流暢，特別是重複現象，是正常兒童必須經歷的一個時期，是不正確的看法。過去一些學者在計算不流暢的字時，把片語重複的字也算進去，因此膨脹了不流暢的次數。由以上的資料也證實 SLD 在正常兒童的口語中是很難找到的，很明顯與口吃兒童不同。一般而言，異常現象的發展徑路常是症狀由單純、少，變成複雜和嚴重，但口吃則相反，原因是有一些 SER 是突然發生的，這是值得父母及專業人員注意的。

(三) 口吃兒童發生不流暢的頻率 ►►

　　有關早期口吃不流暢的資料非常少，而且這些研究多少因為方法學考量不夠周全，而減少其效度。以當時最大型的研究為例，Johnson（1959）和他的同事研究八十九個 2 至 8 歲的口吃兒童和控制組，這研究的缺點是：(1)兒童年齡範圍太大；(2)平均蒐集語言樣本距離口吃發生時間太長（十八個月），因為在口吃發生後的十八個月已有自發性恢復的現象，所以應該假設實驗組的口吃兒童大都是慢性長期（chronic）個案；(3)蒐集的語言樣本從 31 到 1,158 字，Yairi（1997a）認為，較短的語言樣本可能是年幼兒童的，這樣的語言樣本較不具代表性；(4)他們使用每一百字而不是一百個音節發生不流暢的頻率，不夠精確；(5)雖然他們報告評定者間信度超

過.90，但所使用的並非全部的案例，而是由成人女性的語言樣本計算而來。

　　不過，雖然如此，Johnson 等人（1959）的研究仍提供一些重要的資訊：六十四個口吃男孩每說一百字的不流暢頻率是 17.9 次，比控制組的 7.8 次多了兩倍，Johnson 等人強調其中有三分之一的控制組不流暢總數高於口吃組其中的三分之一。Yairi（1997a）用 SLD 重新計算 Johnson 等人的資料，得到的結果是口吃組每說一百字發生 11.51 次 SLD，相較於控制組的 1.88 次，口吃者約為非口吃者的六倍，顯然拉開了口吃組與控制組的重疊性。他更計算出第一個 0.1 次全體的不流暢轉換為 SLD 就會增加 20%，到 0.9 時會增加為 74%，意味著口吃越嚴重轉換為 SLD 後其比率會變得越高。

　　近年來伊利諾團隊進行了五個研究，改進先前研究在方法學上的缺點，例如：研究非常靠近口吃發生時間和年齡範圍較小的受試者，語言樣本的字數也在五百至一千字，而且使用一百音節發生不流暢的次數為計算單位。Yairi 和 Lewis（1984）研究十對口吃和非口吃兒童，年齡在 25 至 39 個月，口吃組距離口吃發生時間約兩個月，他們平均整體的不流暢是 21.46 次/100 音節，控制組是 6.18 次/100 音節，比率是 3.5：1。這兩個團體的相對 SLD 平均數是 16.43 次和 3.02 次，比率是 5.4：1，和前述的結果一樣，重疊的部分減少了，這個研究顯示口吃與非口吃兒童在 3 歲半之前已經有很大的差異，並非有相同的不流暢頻率。

　　1988 年，Hubbard 和 Yairi 比較十五個 2 至 4 歲口吃兒童和十五個非口吃兒童，口吃兒童距離口吃發生約五個半月，這些口吃兒童並非隨機抽取的，他們的口吃頻率每說一百字至少出現五次以上的不流暢，其研究結果顯示 2 至 4 歲的口吃兒童每一百音節出現 22.57 次不流暢是很平常的。Yairi 和 Ambrose（1992b）研究二十七個學前口吃兒童（距離口吃發生時間平均 6.43 個月），每說一百個音節，平均整體不流暢總數是 16.21 次，SER 是

8.79 次，SLD 是 10.87 次；一年後，Yairi、Ambrose 和 Niermann（1993）報告十六個 25 至 39 個月的口吃兒童，距離口吃發生時間是 6.88 週，平均整體不流暢是 17.41 次，SER 是 10.13 次，SLD 是 11.99 次；最後，Yairi 和 Ambrose（1996）報告一百位口吃兒童（六十八個男生，三十二個女生）年齡是 25 至 65 個月，距離口吃發生最久的是十二個月（平均是 5.5 個月），而控制組是五十位（三十四個男生，十六個女生）非口吃兒童，平均所有不流暢是 16.05 次，SER 是 8.73 次，SLD 是 10.52 次。Zebrowski（1991）蒐集十個（32 至 61 個月）口吃者三百字的語言樣本，距離口吃發生平均為 8.5 個月，計算口吃字發生的百分比。Meyers（1986）研究十二個 4 至 5 歲 11 個月中度到重度的口吃者，語言樣本約三百五十個字，這兩個研究的語言樣本小，而且所使用單位不同，若直接用於與伊利諾團隊的結果比較並不恰當，因為使用每一百個字所發生口吃的頻率會膨脹其真實性，但使用不流暢的字的百分比則會低估。

綜合過去的研究，口吃者平均的不流暢約是每說一百個音節出現十七次，每說一百個字（英文）出現十五次，而伊利諾團隊的研究結果平均略高於此，每一百個音節約是十九至二十次，大約比非口吃者多 2.5 倍。就 SER 來看是九次，較小的兒童約是十一至十二次，而控制組平均只有兩次；就 SLD 來看，數字較高些，對所有學前兒童約是十一至十二次，較小的兒童約是十三至十六次，因此口吃兒童的 SER 和 SLD 約是非口吃兒童的五倍，SLD 占全體不流暢的百分比由 64% 到 88%，平均是 72%，約是一般兒童的兩倍。因此，Yairi（1997a）肯定的認為 SLD 是一個適用於早期口吃的測量指標，其區辨力較全體不流暢（total disfluency）和 SER 來得強。

Yairi（1997a）又說明雖然一般而言，要截然區分口吃者和非口吃者並不容易，但在區分診斷上尤其是對在臨界上的案例，亦即就個別資料的分配來看，兩組重疊的部分是非常重要的，需要加以考量。Yairi 和 Lewis

（1984）報告口吃和非口吃組在部分字的重複和緊張性的暫停的重疊很少，90%的口吃者的部分字的重複和緊張性的暫停比非口吃者中有最多不流暢的人還多。由 Johnson 和他的同事（1959）的研究資料顯示，只有 5% 的非口吃者有多於 3SLD/100 字， 80%的口吃者至少有 2.86 SLD/100 字。Yairi 和 Ambrose（1996）發現有 11%輕微口吃兒童有 3-4 SLD/100 音節，就像 11%的最不流暢的非口吃兒童，所以兒童被懷疑是口吃者至少要出現 3SLD/100 音節，但出現 3SLD/100 音節的兒童未必就是口吃者，因此切截點就在 3SLD/100 音節。

(四) SLD 是一個有效度的指標 ▶▶

由口吃兒童的不流暢在發展上的變化證實 SLD 是一個有效度的指標；過去學者（Bloodstein, 1960b; Bluemel, 1932; Froeschels, 1921; Johnson et al., 1959）認為，雖然正常兒童的不流暢隨成長而減少，但口吃者的不流暢頻率則逐漸增多和變嚴重。Yairi 和 Lewis（1984）發現，口吃者在開始時全體的不流暢就已經很高了（21.54 次/100 音節）。Yairi 和 Ambrose（1992a）追蹤二十七個沒有治療的口吃兒童兩年，由他們的口吃頻率來看，全體的不流暢由 16.21 次/100 音節降到 10.35 次/100 音節，用 SLD 計算則由 10.47 次降到 4.80 次/100 音節，後來還降到 2.72 次/100 音節，在兩年內 65%的兒童復原了，研究結束時復原率達到 85%。在 Finn、Ingham、Yairi 和 Ambrose（1997）有關聽知覺的研究中發現，這兩群團體（恢復組與持續組）很難區分。Yairi、Ambrose 和 Niermann（1993）研究距離發生口吃僅有三個月時間的十六個兒童，在三個月和六個月時追蹤，同樣顯示在早期表現出高頻率的不流暢，之後卻驟然下降的情形，六個月之中的不流暢總數就從 17.41 次降至 9.49 次/100 音節，SLD 由 11.99 次降到 4.66 次/100 音節，臉部動作也由 3.18 降到 1.91 次/不流暢，若用七點量尺做評量也由 4.43 分降至 1.99 分，而且並無復原者復發的現象，他們的不流暢繼

續減少,而男孩的口吃持續較女孩久。結論是:對許多孩子而言,口吃的高峰出現在距離剛發生的二、三個月,然後明顯下降,Yairi、Ambrose、Paden 和 Throneburg（1996a）追蹤口吃兒童三年,其中早恢復和晚恢復的兒童各十位,開始時平均有 12.50 SLD/100 音節,但十八個月之後只剩 3.98 和 2.46 SLD/100 音節,第三組是未恢復組,開始時是 8.27 SLD/100 音節,最後追蹤是 7.07 SLD/100 音節,最後測試時是 8.16 SLD/100 音節。Ryan（1990）未出版的研究也發現不流暢頻率驟降的現象,其他的研究也報告過高的自發性恢復率（參閱第三章）。在 Yairi、Ambrose 和 Niermann（1993）的研究中,SLD 由 11.99 降到 6.34,再降到 4.46/100 音節,而其他的不流暢指標仍然不變（分別是 5.42、6.45、5.03）。由長期的研究也證實 SLD 是一個可以敏銳測量口吃改變的指標。

以上由文獻的整理說明 Yairi 的伊利諾團隊的研究證明,SLD 做為評量口吃者的不流暢是一個敏銳的指標。作者在台灣所進行的研究發現,十位 3 歲半至 4 歲半正常兒童的不流暢是 0.81 SLD/100 漢字（SD = 0.84 SLD/100 漢字）,十二位 4 歲半至 5 歲半正常兒童的不流暢是 1.05 SLD/100 漢字（SD = 0.71 SLD/100 漢字）;相對地,十位 3 歲半至 4 歲半口吃兒童的不流暢是 4.99 SLD/100 漢字（SD = 1.71 SLD/100 漢字）,十二位 4 歲半至 5 歲半口吃兒童的不流暢是 7.32 SLD/100 漢字（SD = 3.76 SLD/100 漢字）,十二位 17 歲至 42 歲口吃成人的不流暢是 6.30 SLD/100 漢字（SD = 5.64 SLD/100 漢字）。口吃兒童的 SLD 約是正常兒童的六至七倍,與 Yairi 結論一致,初步肯定 SLD 應用於說中文口吃者的不流暢頻率計算的有效性與說英文的口吃者是相同的（Yang, 2000）。

二、加權的口吃式不流暢

1999 年，Ambrose 和 Yairi 提出加權的口吃式不流暢（weighted stuttering-like dysfluency, WSLD），指出為了強調口吃者和非口吃者的差異和避免模糊和重疊的部分，也就是可以增強邊緣性口吃者或是其口吃式的不流暢數值低，但是有很高的不合節律發聲或是高重複單位數口吃者的鑑別性，而提出了 SLD 的加權公式，稱為 WSLD（Weighted SLD），WSLD=〔（PW+WW）×RU〕+（2×DP），將每一百個音節中出現部分字的重複（PW）加上單一音節的重複（WW），然後將每個字的平均重複單位（RU）數做相乘，例如：我一我一我，重複的單位數為 2，最後加上一百個音節中不合節律的發生次數和嚴重度的值相乘（1=只短暫的時間會出現，2=明顯可觀察且伴隨不當緊張，3=極嚴重的影響到整體口語的清晰度，對聽者及說者都造成很大的困擾；一般為了便利性會直接取「2」）。如此加權的原因，是因為不合節律的說話在早期口吃和正常兒童都很少見，但是對於以聽知覺評估口吃嚴重度有很深的影響，所以對於不合節律的說話部分進行加權。如果說話者重複的單位少，不合節律的說話也少，加權後的 SLD 和未加權的 SLD 是相近的；如果個案是重複頻率高且有嚴重的不合節律說話，加權後 SLD 就會變大，此指標的敏銳度就會更高。Ambrose 和 Yairi（1999）的研究結果發現，WSLD 所得的分數如果每說一百個音節大於四次則應該為口吃患者，且認為使用 WSLD 更可以精確的區分年幼口吃者和非口吃者；每說一百音節多於或等於四次 SLD，則認定個案有口吃。伊利諾大學口吃研究中心使用的評量工具，目前已廣為臨床工作及研究者使用；附錄五為伊利諾大學臨床口吃嚴重度評分表。2002 年作者於台中參加澳洲學者 Onslow 在台灣舉辦的工作坊，其認為確實是有正常的不流暢（normal disfluency），但卻不是他的治療方案所注意的重點，

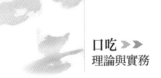

所以不加談論。他所指需要治療的不流暢稱為明確的口吃（unambiguous stuttering），在會中他也並未清楚說明何謂「明確的口吃」（似乎是治療師和父母共同確認而同意的口吃），在澳洲口吃研究中心（Australian Stuttering Research Centre）對「什麼是口吃」的回答如下：口吃是言語為重複的動作和言語機轉的固定姿勢所中斷。正驗證作者在本文開始時，說明不同學者對口吃內容有不同的見解和使用不同的稱呼，因此看清何種測量工具或指標才是最適用於說中文的口吃者所使用，有待臨床工作及研究者明智的抉擇。

第五節 | 口吃者內隱行為的評量

　　口吃者的內隱行為是指口吃者的態度和信念，內隱行為不像外顯行為容易觀察，但對於治療如何進行卻非常重要。最直接的方法是詢問口吃者或由口吃者進行自我評定，再來是訪問口吃者生活中的重要他人，如父母、老師或配偶，評估的內容可以包括發生口吃當下的情緒反應和心理狀態，例如：逃避說話情境和預期口吃的發生、對說話流暢的期望、動機和自我覺知等。Culatta 和 Goldberg（1995）認為，這些行為由口吃者對說話的一套信念所組成，每一個人可能不同，可分為六大項：

1. 情緒反應：每一位口吃者對流暢和非流暢口語的反應不同，他們的口語表現方式可能是退縮、積極、被動、敵意或憂鬱，很難加以預測。有些口吃者對流暢口語的害怕可能和非流暢口語一樣多，治療者須深入瞭解以建構有效的治療計畫。

2. 逃避反應：口吃者除了對某些特定字和聲音會感到害怕，也會逃避特殊情境或特定人物，通常語言治療師會要求口吃者逐漸面對這些情境。

3. 對口吃的期待：是指案主對口吃是否可以控制的程度的預期，好像
   是一種面對自我擊敗與毀滅的練習，程度可由完全的無助到自己可
   以控制。Culatta 和 Goldberg（1995）建議，治療前，語言治療師可
   以先解釋這樣的觀念，恢復口吃者自我控制的信心。

4. 流暢性的期待：瞭解口吃者對流暢是否可以控制的想法是重要的，
   口吃者相信自己可以使用流利語言的程度，是治療後能否使用流暢
   語言的指標，作者認為這是自我效能的一部分。

5. 治療的動機：瞭解案主對治療的承諾和可能付出的努力是重要的，
   如此治療才能達到有效的改變。

6. 自我覺知：瞭解案主對口吃嚴重度、口吃影響的想法，對建構與安
   排治療方案是重要的，不同自我覺知的個體其適用的方案可能不
   同。

　　在 SSI-4（2009）也加入個案自我評定的嚴重度、逃避行為和內外控
情形，可見口吃內隱行為之重要，相關的評估工具見附錄六至附錄十。在
口吃者的內隱行為變項中，過去有相當多的研究在探討口吃者的溝通態度
與溝通焦慮，以下分別加以說明其評量工具。

一、溝通態度

　　過去的研究結論常顯示口吃者較一般人有負向的溝通態度（communi-
cation attitude）（伍瑞瑜、楊淑蘭，2007；DeNil & Brutten, 1990, 1991;
Vanryckeghem & Brutten, 1997），而且口吃嚴重度越高，溝通態度越差
（伍瑞瑜、楊淑蘭，2007；DeNil & Brutten, 1991; Green, 1998; Miller &
Watson, 1992; Vanryckeghem & Brutten, 1996; Vanryckeghem, Hylebos, Brut-
ten, & Peleman, 2001）。溝通態度為個體在溝通歷程中所產生的心理反應

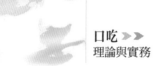

傾向,是一種潛在性變項,無法直接觀察。大多數研究都是透過觀察個案行為、訪談個案或重要他人、施測自我陳述量表或問卷的方式取得資料,亦即治療者僅能以間接方式,從個人的反應來推測,其中最常用且最客觀、有效的是使用「自陳式態度量表法」,量化受試者的好惡、贊成和同意與否的態度。以下為國外較常使用的溝通態度量表。

(一) 適用於兒童之溝通態度評量工具 ▶▶

1. 溝通態度測驗(Communication Attitude Test, CAT)

Brutten 和 Dunham(1989)編製的溝通態度測驗(CAT),共有三十五題,其中十九題為正向題,十六題為反向題,可以評估兒童對說話相關的看法和感受,以勾選「是/否」方式作答,分數越高,代表負面說話態度越高。DeNil 和 Brutten(1990)修訂了荷蘭語版的溝通態度測驗(Dutch Version of Communication Attitude Test, CAT-D)。

英語版 CAT 的折半信度為 .65、奇數—偶數題的一致性為 .70(Brutten & Dunham, 1989; DeNil & Brutten, 1990),間隔一週的重測信度為 .83、間隔十一週的重測信度為 .81、間隔十二週的重測信度為 .76(Vanryckeghem & Brutten, 1992)。CAT 能夠有效區分國小口吃兒童與非口吃兒童(參閱第六章第三節),且 CAT 具有內容效度與建構效度。

2. A-19 量表(A-19 Scale)

Guitar 與 Grims(1977)編製的 A-19 量表可以評估口吃兒童的溝通態度,此量表有十九題,包括正向題十題,負向題九題,亦是以「是/否」的方式作答,分數越高,代表兒童負面的溝通態度越高。

(二) 適用於成人之溝通態度量表 ▶▶

1. S 量表(S-Scale)

Erickson(1969)蒐集溝通行為、說與聽相關經驗與反應、溝通習慣

及特徵、一般說與聽的知覺與評估等，編製 S 量表，該量表有正向題二十三題，負向題十六題，共三十九題，適合青少年及成人施測，亦是以「是／否」方式作答。S 量表的折半係數為 .85，庫德係數為 .91，有良好的內部一致性。在同時效度，S 量表與自我評定口吃嚴重度量表的相關係數為 .46，S 量表與語言治療師評定口吃嚴重度量表的相關係數為 .35，S 量表與社交談話時不舒服經驗總數之相關係數為 .66。

2. S24 量表（S24 Scale）

Andrews 與 Cutler（1974）根據 Erickson（1969）的 S 量表，運用迴歸分析發展出更精簡的二十四題版本，正負向題各有十二題，亦是以「是／否」方式作答，同樣適用於青少年及成人，較原有的 S 量表更易施測。

國內目前之標準化溝通態度量表僅有「兒童溝通態度量表」可供語言治療師使用，即伍瑞瑜、楊淑蘭（2007）參考 Brutten 和 Dunham（1989）所編製之溝通態度測驗，並根據國內兒童的生活經驗，修訂題項，再進行信、效度考驗，自行編擬而成。本量表採李克特氏二點量表的形式作答，共有三十五題，每題有兩個選項，由學生依據自己平常說話的經驗與感受進行勾選，正向題有十六題，給分依序是 1 分代表「是」、2 分代表「不是」；反向題有十九題，則依序是 1 分代表「不是」、2 分代表「是」。得分越高，表示填答者的溝通態度越差；得分越低，表示填答者的溝通態度越佳。本量表之效度，主要採內容效度。將溝通態度分成認知、情感與行為三個層面分別編製題項，其中認知層面共有十四題、情感層面共有十題、行為層面共有十一題，再請國內兩位任教語言障礙課程的大學教授、兩位語言治療師及兩位國小語障班教師評定量表題目之適切性，以建立專家效度。經試題分析後正式量表為二十八題（見附錄六），本量表之內部一致性為 .808，間隔一個月之重測信度為 .737，適用於 2 年級以上之國小兒童，惟 2 年級兒童之量表須加註注音符號，若希望用於 1 年級兒童則須

由施測者逐題唸出,並記錄兒童回答時之反應,做為參考。

作者已著手編製中文版「成人溝通態度量表」,不久之後將會發表,再與讀者見面。

二、溝通焦慮

(一) 測量焦慮的方法 ▶▶

有關口吃者焦慮的測量方式,可歸納為以下三種:

1. 自陳式量表法(self-report inventory):受試者自行報告自己的經驗和感受,由點量表或是非題(「是/否」)之填答分數來評量焦慮程度的高低,是一種簡單迅速的評量方法,但受試者如為年齡較小的兒童或無法閱讀者,則難以施測。

2. 行為觀察法(behavioral observation):由語言治療師或重要他人(如父母或教師)觀察受試者的行為,觀察的重點包括:言語流暢性、面部表情、肢體動作等,並由觀察者事先將欲觀察的向度標明於觀察表中,觀察者依行為出現的次數以符號加以記錄或寫上質性描述,做為量化的測量或質性的說明。

3. 生理評量法(physiological assessment):需使用儀器設備測量受試者的呼吸量(breath volume)、呼吸頻率(breath frequency)、心跳(heart beat)、血壓(blood pressure)、出汗率(perspiration rate)、手汗(sweaty palms)、膚電反應(galvanic skin response , GSR)、肌電反應(electromyographic, EMG)等這些被認為與受試者情感狀態相關的生理反應。此法因為需要儀器設備與操作儀器之專業人員,並非一般的語言治療師容易使用的方法,如於臨床機構服務則可與心理師合作。

McCroskey（1970）曾比較此三種測量法，認為生理評量法在時間與經費上較不經濟，行為觀察法則不夠客觀，而自陳式量表法雖然不一定可靠，但與前兩者相較，施測簡單也較為彈性，還可同時評量焦慮的主觀認知、行為趨向及生理反應等不同層面，能廣泛地獲得研究所需的資料。國外目前有針對一般成人設計的焦慮量表，如情境—特質焦慮量表（State-Trait Anxiety Inventory, S-TAI），國內則有學者鍾思嘉、龍長風（1984）根據 Spielberger 等人（1970）所編製的 S-TAI 加以修訂為中文版。

(二) 測量社會性焦慮的工具 ▶▶

口吃者的焦慮常是發生在與人溝通的情境中，因此特別介紹針對成人社交焦慮情境設計的焦慮量表，此類的焦慮量表很多，常被用來評量成人口吃者的焦慮，作者選擇和溝通焦慮情境相關且信、效度較佳的工具加以介紹，說明如下。

🏮 國外部分

(1) 萊柏微芝社會焦慮量表（Liebowitz Social Anxiety Scale, LSAS）：
LSAS是由 Liebowitz（1987）所編製，這是臨床工作者用來評估個體在面對社交情境時，所產生的害怕或焦慮及逃避現象的評估工具。此量表總共有二十四題，分為：(a)社交互動和社交情境產生的害怕或焦慮（共十一題）；及(b)面對社交互動和社交情境之逃避行為（共十三題），含有四個部分，分別為：①社交情境的焦慮；②社交情境的逃避行為；③社交互動的焦慮；及④社交互動的逃避行為。採用李克特氏四點量表，在社交互動產生的焦慮方面分為：無=0 分、輕度=1 分、中度=2 分、重度=3 分；在社交情境之逃避行為方面則分為：沒有（0%）、偶爾（1% 至 33%）、經常（34% 至 66%）和總是（67% 至 100%）。總分小於等於 51 分是輕度，52 至 81 分是中度，大於 82 分是重度。各部分的α係數分別

為 .81、.83、.89和.89。此量表廣泛地用於社交恐懼症治療的研究中，雖然LSAS常常被使用於研究中，但仍有一些限制：像是無法測出生理症狀，例如心跳和臉紅（Liebowitz, 1987）。

(2) 社交恐懼症量表（Social Phobia Inventory, SPIN）：SPIN是由Connor、Davidson、Churchill、Sherwood、Foa 和 Weisler（2000）所編製，用來評量害怕、逃避、社交恐懼和生理症狀的自我評估量表，包含三個層面的社交焦慮：(a)心理層面是社交焦慮產生的害怕、窘困等感受；(b)行為層面是社交焦慮所產生的逃避行為，如逃避參與社交活動；和(c)生理層面是社交焦慮時所產生的生理反應，如：冒汗、心跳加速、肌肉緊繃等。全量表共有十七題，以五點量表填答，分別為：從不=0、偶爾=1、有時=2、時常=3、總是=4。受試者根據五點量表對十七個令他們感到困擾的問題，評定過去一週內發生的頻率，以 19 分做為切截分數。此量表的重測信度為.89，各分量的α係數分別為.89、.91 和.80。此量表亦廣泛用於心理、諮商及精神醫學領域。

(3) 社交恐懼和焦慮量表（Scial Phobia and Anxiety Inventory, SPAI）：SPAI 是受試者根據自己經驗評定的量表，已被發展為測量社交恐懼的特定工具（Beidel, Borden, Turner, & Jacob, 1989），另外也有兒童版（SPAI-C）。它可能是最常被用於研究的量表，然而，在認知行為研究的使用遠多於精神病理學上的使用。

(4) 人際情境量表（The Inventory of Interpersonal Situations, IIS）：此量表由 Van Dam-Baggen 和 Kraaimaat（1987）所編製，內容包括社交情境的焦慮或情緒緊張的程度，及在社交情境的反應和行為表現的頻率兩個分測驗，各有五種不同情境，分別為評論時、表達意見時、讚美別人時、和陌生人接觸時，及自我讚許時。全量表共有三十五題，使用五點量表評分，社交情境的焦慮或情緒緊張

的程度之α係數為.93，社交情境的反應及行為表現的頻率之α係數為.91。此量表廣泛用於心理、諮商及精神醫學領域，Kraaimaat、Vanryckeghem 和 Van Dam-Baggen（2002）也曾使用此量表研究口吃者之社交焦慮。

國外部分之工具檢索請至以下網址：http://www.hayatnafs.com/special-topics/diagnosisofsocialphobia.htm。

2. 國內部分

(1) 情境─特質焦慮量表：國內目前有學者鍾思嘉和龍長風（1984）根據 Spielberger 等人（1970）所編製的 S-TAI 加以修訂，以適用於國內的受試者。此量表包括情境焦慮和特質焦慮兩個量表，每一量表均為二十題，此量表的重測信度方面，情境焦慮量表為.737，特質焦慮量表為.755；而 Cronbach α信度係數，前者為.898，後者為.859。此量表適用於國中、高中及大學的男女學生和成人。

(2) 兒童溝通焦慮量表：伍瑞瑜和楊淑蘭（2007）參考鍾思嘉、龍長風（1984）所編製之「修訂情境─特質焦慮量表」、鄭翠娟（1993）所編製之「兒童焦慮量表」，及陳靜芳（2001）所編製之「英語焦慮量表」編製成「兒童溝通焦慮量表」（參閱附錄七），包括生理反應及心理反應二部分，生理反應為第 1 至 7 題，心理反應為第 8 至 15 題。採李克特氏二點量表的形式作答，每題有兩個選項，由學生依據自己平常說話的經驗與感受進行勾選，正向題有十三題，給分依序是 1 分代表「不是」、2 分代表「是」；反向題有三題，則依序是 1 分代表「是」、2 分代表「不是」。得分越高，表示填答者的溝通焦慮越高；得分越低，表示填答者的溝通焦慮越低。本量表具內容效度及專家效度；Cronbach α係數為 .663。間隔一個月之重測信度為 .735，適用對象為學齡兒童。

(3) 教師評定兒童溝通焦慮量表：伍瑞瑜和楊淑蘭（2007）將「兒童溝

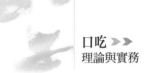

通焦慮量表」各題主詞改為第三人稱「他」（學生），編製而成
「教師評定兒童溝通焦慮量表」（參閱附錄八），兒童溝通焦慮量
表和教師評定兒童溝通焦慮量表之各題相互對應，以瞭解兒童自評
溝通焦慮與教師評定溝通焦慮是否具一致性。本量表之內容效
度及專家效度，與兒童溝通焦慮量表相同。本量表之 Cronbach α係
數為 .93。一個月後之重測信度為 .890，本量表之信度較兒童溝通焦
慮量表為佳，表示老師評定兒童之溝通焦慮較兒童自己的評定來得
穩定。

(4) 成人溝通焦慮量表：由作者和莊淳斐（出版中）參考國外有關社交
焦慮和口吃者的內隱行為特質編製而成（參閱附錄九），全量表經
過因素分析分為兩個構念，一為生心理，二為逃避行為。在生心理
部分包括七題生理層面和九題心理層面，總共十六題；在逃避行為
方面有七題，總量表共有二十三題。正向題有十八題，給分依序是
0 分代表「不會」、1 分代表「偶爾」、2 分代表「經常」、3 分
代表「總是」；反向題有五題，則依序是 3 分代表「不會」、2 分
代表「偶爾」、1 分代表「經常」和 0 分代表「總是」。得分越
高，表示填答者的溝通焦慮越高；得分越低，表示填答者的溝通焦
慮越低。成人溝通焦慮量表編製時，曾送請教授語言障礙、心理諮
商和心理測驗的大學教授評定題目的適切性，以建立內容效度。再
進行因素分析建構本量表的構念，分為生心理和逃避行為兩個分量
表；且成人口吃者和非口吃者在總量表和分量表得分皆達顯著差
異。成人溝通焦慮量表的 Cronbach α信度，總量表為 .89，生心理
分量表為 .89，逃避行為分量表為 .73；二週後的重測信度全量表為
.92；生心理分量表為 .88，逃避行為分量表為 .83。

因為上述舊版的「成人溝通焦慮量表」之逃避分量表題數較為不足，

且內部一致性未達 .80 以上，因此作者已著手編製新的中文版「成人溝通
焦慮量表」，包括：生理焦慮、心理焦慮、逃避行為等三個分量表，不久
之後將會發表，再與讀者見面。

以上介紹國內外測量口吃者的內隱行為之相關工具，提供語言治療師
使用，而目前國內經過標準化的工具仍然太少，需要更多學者積極投入相
關的研究。

第六節 | 其他相關測量和注意事項

除了口吃者的外顯行為和內隱行為的測量與評估之外，其他也有研究
者提出套裝的評估工具或由口吃者自行評估個人口吃情形，說明如下。

一、套裝評估方法

Goldberg（1981）有三個流暢性評估量表（Fluency Assessment Instru-
ments），分別針對兒童、青少年和成人，是一個綜合性的評估系統，也包
括內隱性的反應。雖然對不同年齡的用語有所不同，但都包括個案史問
題、順暢性計算的建議、情境的評定量尺、自我覺知問卷，在兒童與青少
年工具中則又包括父母態度問卷。在 Cooper 和 Cooper（1985）的個人化
順暢控制治療方案（Personalized Fluency Control Therapy Program）中，為
案主和其父母發展三個檢核表來評估內隱行為部分，包括：(1)口吃態度檢
核表（Stuttering Attitude Checklist）由二十五個陳述組成，評量青少年和成
人對口吃的態度，將可看出個人在治療中關心的重點；(2)情境逃避行為檢
核表（Situation Avoidance Behavior Checklist）有五十題，可以幫助語言治
療師認出可能逃避的說話情境，建議可藉此建構治療中工作任務的階層

表；(3)父母對口吃態度檢核表（Parent Attitude Toward Stuttering Check-list）有二十五題，可測出父母的態度和感覺，做為父母諮商的補充資料。以上的工具評量案主或其父母對口吃的態度，可能重點不同，適用對象亦有不同（引自 Culatta & Goldberg, 1995）。由上述資料可知，如果是兒童或青少年個案，瞭解父母對口吃的態度和看法也是十分重要的。

二、自我評估量尺

Manning（1996, 2001）指出對成人口吃者而言，最重要的是他自己的評估，用一些簡單的問題來問他，先用一個八點量尺，0 代表沒有口吃、1 是輕微、8 是嚴重，讓案主以筆圈出代表自己口吃狀況的數字，例如：在容易說話的情境、最嚴重的情境、今天和平常平均的表現，讓案主為自己負責，藉此語言治療師可以清楚瞭解口吃者在不同情境，說話情形有很大的變化。作者也經常在第一次評估時使用自我評估量尺，瞭解個案的看法，除了 Manning 所標示的時間和情境之外，也可以在每一次治療時詢問個案當天的情形，並請個案說明治療結束時，自己期望的口吃情形約在什麼程度。即便沒有以紙筆實施，一般成人用口語描述，便可以進行，相當

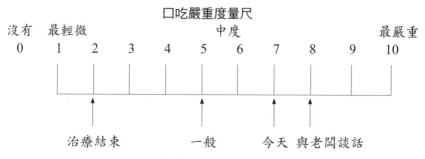

圖 4-1　自我評定口吃嚴重度量尺
資料來源：修改自 Manning (2001), p. 139。

簡便。作者習慣以 10 分來說明嚴重度,請個案給分(0 分是沒有口吃,10 分是最嚴重口吃),便可以得知個案對自己口吃的看法。

三、其他相關的測量

Bloodstein(1995)認為說話時咬肌(masseter muscle)的肌電測量(electromyographic measure)是評估口吃嚴重性的指標,伴隨口吃出現的動作會影響嚴重性的評定,重複的次數也會影響對口吃嚴重性的評定。有很多口吃的生理和聲學的描述(physical and acoustic description of stuttering)和口語實驗室的工具和方法,已被用於口吃症狀學的研究,幾十年來用過的有:肌動學(kymography)、肺部攝影(pneumography)以研究口吃者呼吸的方式,現在還有電磁攝影(EMG)、聲學圖譜(spectrographic)、光學纖維(fiberoptic)、放射線圖(radiographic)、氣動學(aerodynamic)和其他口吃發生時的資料,做為臨床及研究之用。

四、口吃評估與診斷時應注意事項

口吃是一個多面向的現象,診斷時應注意以下的問題:

1. 口吃事件發生時,可能同時存在兩種類型的不流暢,例如:ㄨㄧㄨ—我—,便同時有部分音節的重複和拉長。
2. 計算每一百個音節出現的不流暢次數較計算字的口吃頻率為正確,尤其是對學齡前說英文兒童而言,說中文兒童以漢字(音節)為計算單位較容易且正確。
3. 截然區分口吃和非口吃不容易,臨界案例的判斷,需要語言治療師對口吃的瞭解及臨床經驗的累積,以便給予適當的治療與建議。

4. 案主的自我評估與覺察是影響治療成功與否的重要因素，因此評估
　 過程別忘了瞭解案主自己對口吃的看法。

5. 除了口吃可觀察的外顯行為變項，其他內在變項如情緒、認知、溝
　 通焦慮、溝通態度和自我概念等，都可能影響口吃者對口吃的接納
　 與面對，對於治療效果的維持十分重要，不應該被忽視。

6. 評估兒童及青少年時，應瞭解主要他人對口吃的態度和想法，以便
　 協助建立支持系統。

　　目前國內仍缺乏各項評估工具或檢核表，有待學者或語言治療師參考
國內外學者已發展之工具設計和修正，提供國內口吃者使用。

CHAPTER 5

口吃和語言的關係

第一節 | 心理語言學觀點看口吃的發生

　　早在 1940 年代，Spencer Brown 在研究成人口吃者的不流暢時便發現，口吃發生的位置是和語言學的因素有關，例如：字的位置、詞類、字的長度和字的發音。在他的研究結果中，口吃容易出現在位於句子前面的字（通常是句子的前三個字）、內容詞（實詞）、較長的字和以子音開頭的字（Brown, 1937, 1938a, 1938b, 1938c, 1945; Johnson & Brown, 1935）。Wingate（1988）在其書《口吃的組織：一種心理語言學的觀點》（*The Structure of Stuttering: A Psycholinguistic Approach*）中，認為口吃是語言產出過程中，左、右腦和副皮質無法同步造成的不協調。各個部件（母音、子音和聲調）無法同時合成，但他並未解釋為何會產生重複、拉長或用力。Perkins、Kent 和 Curlee（1991）也認為，口吃是由於掌管情緒的右腦（負責語言中的語調和聲調），和掌管邏輯推理的左腦（負責語意、語法和語音），二者不能協調同步所導致。近幾年來，口吃者的心理語言行為成為語言病理學家關注的焦點，如 Starkweather 的要求—能力模式（Demand-Capacity Model, DCM）（Starkweather, 1987, 1997）、Postma 和 Kolk 的內在修正假說（Covert-Repair Hypothesis, CRH）（Postma & Kolk, 1990, 1993; Kolk & Postma, 1997）和 Bernstein Ratner 的交易假說（Trade-Off Hypothesis）（Bernstein Ratner, 1995, 1997）等；這些假說由語言運作的心理功能和過程探討口吃發生的原因，以下分別加以說明。

一、要求一能力模式

　　Sheehan（1975）最早認為，父母的高期待和要求，若超過兒童天生特質的負荷，會造成口吃；Andrews 等人（1983）提出有關個體的神經功能是否可以因應環境中的語言要求的概念，來說明口吃的原因。Starkweather（1987, 1997）所提出的要求一能力模式，說明了這些能力和要求的細節來解釋口吃的發生和發展，其主要的重點認為，說話的困難度若超過個體言語機轉的能力負荷，便可能引起口吃的現象。說話的困難度包括：(1)父母對孩子說話時，討論超過其年齡的主題，使用長句或困難的字，說話速度又快，孩子想要學習父母的說話方式，但已超過孩子的運動神經肌肉系統的要求，就容易形成口吃；(2)父母對孩子的期待高，不能接受孩子正常的不流暢，要求孩子的句法超過孩子的年齡水準，對語言表現過度要求也會造成口吃；(3)個體在情緒激動、深怕說話造成傷害的時刻，或緊張焦慮的時刻，和應付社會情境需要高度情緒技巧時，容易形成口吃；(4)需要說明許多事件或解釋事件的細節，環境要求超過個體的認知能力，就會產生口吃。Guitar（2006）舉例說明：一位小學 2 年級女孩因為有學習障礙（learning disability），當學校老師要求其閱讀讀本時，她無法因應而開始口吃。以上四種狀況增加要求時，都有可能造成兒童言語機轉的負擔而發生不流暢的現象。因此由此取向衍生的治療策略，則會仔細檢測兒童的言語和語言能力，和其環境中不當的要求，以免這些要求和壓力超過兒童的能力。

二、內在修正假說

　　Guitar（2006）將語言的產出過程比喻為一座腳踏車工廠，說明 Postma 和 Kolk（1990, 1993, 1997）所提出的內在修正假說。Guitar（2006）認為腳踏車出廠前，在生產線的檢測，便如同 Postma 和 Kolk 對口吃發生的觀點。個體說話之前，大腦將說話的命令傳遞至語言中樞，發音的指令進行編碼後，再由神經肌肉系統將發音命令轉換為口語動作，此時大腦的自動迴路偵測語言產出時的各項功能，如語法、語意、語音等項目，因為口吃者的語音計畫（phonetic plan）較正常人為慢，因此大腦中被同時引出與目標音相近的語音較多，容易選錯目標音，因此當大腦的自動迴路偵測到語音計畫有錯誤時，想要修正這些錯誤，並重新進行語音編碼（phonogical encoding process），所以形成重複或拉長，直到正確的語音編碼完成，他們認為口吃是對異常的語音計畫的正常偵測和修正。口吃者的不流暢常發生在第一個音和音的拉長或中斷，這些乃是由於口吃者的語音計畫出現較多的錯誤所導致，陳緯玲和楊淑蘭（2011）發現，口吃兒童的音韻拼合、整體音韻覺察和非詞複誦能力較一般兒童為低弱，但尚無法證明是因語音計畫較慢所致，但可以知道口吃兒童的音韻處理能力不如一般兒童。Ambrose、Yairi、Loucks、Seery 和 Throneburg（2015）的追蹤研究也發現，口吃兒童在晚發展的聲母錯誤比正常兒童多，持續口吃兒童在晚發展的聲母錯誤率最高。因此，建議口吃者放慢說話速度，以減少可能發生的語音編碼錯誤，進而減少不流暢發生。

三、交易假說

Bernstein Ratner（1997）提出，口吃的發生是因為字彙成長和詞素標示的文法學習需要大腦中相同的語言學習部位，這兩者未能同步發展，因為他們競爭的對象是相同的，因此造成擠壓的現象，亦即口吃常發生在兒童 2 至 3 歲語言快速成長時期。因為語彙的快速增加，又要學習成人的句法，使得兒童無法同時應付，而以產生語句中斷的現象來交換，類似以物

易物（trade off）的現象。兒童在成長過程中，字彙和文法的學習漸趨成熟穩定，不流暢的現象亦會減少，因此超過半數的兒童在語言發展期的口吃會逐漸消失。結合 Bernstein Ratner 的交易觀點和 Starkweather（1987, 1997）的要求—能力模式，發現如果在發展過程中，不論是個體本身的自然學習造成的過度負荷或外在環境加諸的壓力，都會形成口吃（Guitar, 2006）。Guitar（2006）提出口吃發展的兩階段看法，融合錯誤診斷理論、期待與掙扎反應理論和要求—能力觀點，認為兒童可能在不同時期發生口吃。

心理語言學的觀點及學者們的研究支持他們所提的論點，確實對研究口吃發生與語言學因素的關聯性，開啟一條新的思路。以下分別就口吃的發生與詞類的關係、口吃發生的起始效應和口吃者的語言能力來說明。

第二節｜口吃的發生與詞類的關係

口吃者發生不流暢的位置是否與語言學因素（如句法、字或句的長短、字的聲音、字的重音等）有關，是許多學者們感興趣的主題。過去許多的研究證實口吃並非隨意分布在口吃者的語言中，Spencer Brown 是最早開始研究口吃發生位置的學者。

一、Brown 的先驅研究

早在 1937 年，Brown 研究三十二個成人口吃者的閱讀語料發現，不流暢最常發生的位置是在內容詞（實詞）（content words），如名詞、動詞、形容詞和副詞。除此之外，他也分析了在冠詞中使用的四個母音和在名詞

中使用的不同聲音，發現口吃與詞類的關係和聲音的因素無關。Brown（1937）用 Johnson（1932）的錯誤診斷理論解釋這樣的現象，認為口吃者為了不希望在這些攜帶句中重要意義的內容詞上發生口吃，越想逃避卻越緊張，反而容易在這些詞發生口吃。

　　Bloodstein（1960a）分析四百一十八個 2 至 16 歲口吃者的臨床紀錄（非口語語料），發現 2 至 7 歲兒童的口吃較常出現在連接詞、介詞和代名詞。在另外一個研究中，Bloodstein 和 Gantwerk（1967）分析十三個 3 到 6.5 歲口吃兒童的自發口語的語料，發現口吃分散在不同的詞類，但在代名詞和連接詞的出現率高於期望值，而在名詞和感嘆詞的出現率則是低於期望值。相較於 Brown（1937）有關成人的研究，似乎口吃發生的位置和年齡是有關的，年幼兒童的口吃較容易出現在功能詞（虛詞）（function words），像是代名詞和連接詞。Bloodstein 和 Gantwerk（1967）認為，因為學齡前兒童說話時並未覺察到每一個字的意義，而是以一個片語或句子為單位在說話，因此他們比較可能在句子的前面幾個音節產生不流暢的現象，等到他們逐漸長大才會慢慢覺察字的困難度，所以口吃會出現在一個字的前幾個聲音。又因為代名詞和連接詞經常出現在學齡前兒童口語的句首，因此口吃常發生在這兩類詞。他們的結論認為，口吃發生的位置是與詞類無關的，而且他們認為直到兒童覺察字是一個說話時會產生困難的文法單位，他們的不流暢才會發生在和大人一樣的內容詞。

二、口吃發生與詞類的關係隨年齡改變

　　之後，Helmreich 和 Bloodstein（1973）研究正常兒童的不流暢發生的位置，他們分析了十五個（3 歲 11 個月到 4 歲 10 個月）正常兒童的語料後發現，和 Bloodstein 和 Gantwerk（1967）的結果比較，雖然正常兒童的不流暢也分散在許多詞類，但仍然是以代名詞和連接詞為最多，不同的是

在 Helmreich 和 Bloodstein 的研究中，不流暢出現在動詞的比率低於期望值，這一點是值得注意的。Helmreich 和 Bloodstein 認為，口吃發生的位置與詞類的關係會隨著兒童的成長而改變，在學齡前和入學後有一個轉變期，此論點在 Au-Yeung 等人的研究中被證實。1998 年，Au-Yeung、Howell 和 Pilgrim 想要驗證他們的假設：口吃者的不流暢常是以重複說位於內容詞（實詞）前面的功能詞來順利說出後面那個內容詞。他們研究五十一個 2 至 40 歲的口吃者，將他們分成年幼、學齡、較大兒童、青少年和成人共五組，結果顯示：小於 9 歲的口吃兒童的不流暢大都發生在功能詞（代名詞、冠詞、介詞、連接詞和助詞），而年紀較大的口吃者的不流暢則發生在內容詞（名詞、主要動詞、副詞和形容詞）。對於功能詞而言，不流暢大都出現在一個語句（utterance）的起始位置而非後面的位置，這種現象對兒童而言更明顯。

但是也有些研究結果與以上的發現不同。Williams、Silverman 和 Kools（1969）研究一百五十二位兒童（七十六名口吃者和七十六名非口吃者），發現學齡前兒童的口吃出現在內容詞多於功能詞，到了學齡後也是內容詞多於功能詞。另外，Bernstein（1981）發現，口吃與非口吃兒童的不流暢大都出現在開始的名詞片語、連接詞 "and" 和動詞片語，而且口吃兒童有較多的不流暢出現在動詞片語。這與 Au-Yeung、Howell 和 Pilgrim（1998）的研究共通的一點是：在兒童的口語中，名詞和動詞與口吃的發生關係似乎很密切。然而，在 Bloodstein 和同事的幾篇研究中，並未清楚界定口吃的評量，僅提到口吃是指重複、用力的發音，和其他未詳述困難的說話方式，而 Helmreich 和 Bloodstein（1973）所定義的不流暢包括：聲音或音節的重複、字的重複、片語重複或無意義的插入字或詞，對口吃的不同認定可能影響研究的結果。

Wingate（1979）的研究中，分析三十三個口吃成人閱讀一般文章的語料，發現口吃常發生在句子最先前的幾個字，而且是和詞類（名詞、主要

動詞、副詞和形容詞）有關，但是如果要求這些受試者閱讀研究者特別組織的文章（不像平常所見這些詞類都出現在句子的先前位置），結果前述的效果便減少了，因此 Wingate（1979）認為，口吃的起始效果（initial effect）是與詞類無關的。Wingate（1982）在文章中批評 Bloodstein（1960a, 1974）、Bloodstein 和 Gantwerk（1967）的研究忽略了以下三點：(1)過去研究發現口吃出現在句子開始的位置與詞類無關；(2)成人的口吃位置研究大都是來自閱讀語料而非一般自然談話的語料；(3)一些混淆因素（如：平均語句長度、不同類別的字詞比率和位置）並未被考慮；這些問題導致兒童和成人的結果做不恰當的比較。因此，Wingate 之後便將研究重點置於口吃與重音的關係。Wingate（1988）的文章中曾對於為什麼兒童口吃容易出現在代名詞和連接詞的原因，提出三個解釋：(1)年幼兒童經常使用短句；(2)兒童經常在句首使用代名詞和連接詞；(3)不流暢常發生在句子的開始位置。所以 Wingate 認為口吃和詞類無關，而是和字的位置有關；美中不足的是 Wingate 在他的系列報告中並未清楚定義口吃。

三、說中文口吃者的不流暢發生位置

楊淑蘭（2001b）利用十對 3 歲半、十二對 4 歲半口吃與正常兒童和十二位口吃成人的自然對話——共五十六人的語言樣本，進行雙重測量重複量數多變量變異數分析（multivariate analysis of variance for repeated measures）。發現了以下結果。

(一) 詞類的使用 ▶▶

雖然詞類的使用並非本研究之重點，但仍簡單的說明。口吃成人比 3 歲半組的兒童使用較多副詞和連接詞、較少的量詞和否定詞。這是極容易瞭解的，因為成人的語句較為複雜，會說明時間、空間等副詞，及使用較

多形容詞加以修飾；反之，兒童常在談話中有數數的動作或表示拒絕或沒有，所以常用到量詞和否定詞。至於口吃成人比兩組的兒童使用較多插入字或詞，極可能是口吃成人運用的策略（口吃者不一定意識到），以爭取較多的時間，避免口吃的發生或被發現有口吃。在本研究的語料中發現，每一位口吃者使用的插入字或詞並不相同，放置的位置有在句首，也有在句末；過去並無文獻探討有關插入字詞的問題，故此值得深入研究。至於4歲半組的口吃兒童比3歲半組使用較多動詞，但在非口吃兒童中並無此發現。在本研究的解釋是，可能因為年齡成長，使得4歲半口吃者有較多動詞可以使用；關於此點，目前缺乏有關不同年齡口吃者詞類使用的文獻加以佐證。

(二) 口吃的發生 ▶▶

1. 就個別詞類而言，相較於其他兩組口吃者的不流暢，3歲半組口吃兒童較多發生在代名詞，4歲半組口吃兒童的不流暢比成人口吃者容易發生在連接詞，顯示學前兒童的不流暢比成人容易發生在功能詞（虛詞）；所有兒童的不流暢發生在代名詞的比率都比期望值高出甚多，但口吃成人的不流暢發生在動詞的比率比期望值高，發生在代名詞的比率卻與期望值相當。從內容詞（實詞）和功能詞的角度來看，三個口吃組都有較多的不流暢發生在內容詞；成人組比3歲半組有較多的不流暢發生在內容詞，但3歲半組口吃兒童卻比成人有較多的不流暢發生在功能詞。對口吃與正常兒童而言，相較於其他詞類，有較多的不流暢發生在動詞和代名詞。口吃兒童比正常兒童有較多的不流暢發生在數詞、連接詞和否定詞；3歲半組與4歲半組口吃兒童的不流暢發生在某一詞類的比率並無差異。研究結果發現，口吃者發生不流暢的位置與詞類有關，尤其是內容詞較容易發生口吃，但仍須考慮某一詞類出現在句中的位置，因此矯正口

吃時應特別注重內容詞的練習。

這些結果大致與 Au-Yeung 等人（1998）、Bloodstein（1960a）、Bloodstein 和 Gantwerk（1967）的研究相符合。綜合本研究的結果，口吃發生的位置是與詞類有關。

Bloodstein 和 Gantwerk（1967）、Wingate（1988）認為，口吃發生與詞類的關係，乃因代名詞和連接詞等多位於兒童句子的開始部分，因此口吃的發生與詞類並無關聯。作者為了驗證中文代名詞和連接詞是否也較常位於句子的開始部分，如同英文的結構，便以十位口吃兒童和十位口吃成人語料裡的前十個句子，各有一百個句子，分別計算代名詞和連接詞出現在句首的百分比，發現不論成人或兒童代名詞和連接詞出現在句首的比率皆超過期望值，因此有關學前兒童口吃較易發生在代名詞和連接詞，極有可能正如 Bloodstein 和 Gantwerk（1967）、Wingate（1988）的解釋：口吃發生與詞類的關係乃因代名詞和連接詞多位於學齡前兒童句子的開始部分，因此幼兒口吃與詞類並無關聯。但有關成人的口吃，過去研究發現較多的不流暢是發生在句子開始的位置（Wingate, 1979），相同的結果卻未在楊淑蘭（2001b）的研究中出現：成人口吃並非較多出現在代名詞或連接詞，而是在動詞的比率比期望值高。根據 Johnson 和 Brown（1935）或 Starkweather（1997）的解釋，因為動詞攜帶的語意豐富，致使口吃者容易產生中斷的現象。成人的口吃確實受到詞類的影響，至於詞類與位置對口吃的影響是如何進行或產生交互作用，則有待更進一步的探討。

2. 從統合性的內容詞和功能詞來看，三個口吃組都使用較多的內容詞，並有較多的不流暢發生在內容詞，理由一樣是因為內容詞在句中的重要性及意義勝於功能詞，而且通常內容詞的長度較功能詞為長，再一次驗證口吃的發生受到詞類的影響。這與 Au-Yeung 等人

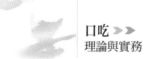

（1998）、Bloodstein（1960a）、Bloodstein 和 Gantwerk（1967）
的研究結果是相符的，理由前面已說明。

3. 若就四組（口吃 vs. 非口吃；3 歲半 vs. 4 歲半）學齡前兒童的結果
分別討論：(1)就個別詞類而言，不論口吃或非口吃兒童，相較於其
他詞類，有較多的不流暢是發生在動詞和代名詞，原因可能是代名
詞多位於句首，因此發生較多的不流暢，而兒童的不流暢多出現在
動詞，也與 Bloodstein 和 Gantwerk（1967）和 Bernstein（1981）的
結果相似，但與 Helmreich 和 Bloodstein（1973）的結果是不同。不
過 Helmreich 和 Bloodstein（1973）的研究是唯一未證實口吃較容易
發生在動詞的研究，作者認為根據 Johnson 和 Brown（1935）及
Brown（1937）的解釋，因為動詞攜帶豐富語意，口吃者說到動詞
時想要避免口吃而更容易產生口吃。就 Starkweather 所提出的要求
一能力模式來看，動詞相較於其他詞類會對言語機轉造成較大的負
荷，而且因為中文對話中常省略句首的代名詞（zero pronoun）（Li
& Thompson, 1981），而使動詞成為句首，亦有可能因此使得年幼
兒童較易在動詞發生口吃。

口吃兒童比非口吃兒童有較多的不流暢發生在數詞、連接詞和否定
詞。數詞是屬於內容詞，較易發生口吃的理由已說明過，而且有可能因為
口吃兒童想要正確的說出某個數字，所以加重言語機轉的負荷而有更多的
不流暢；至於連接詞可能因為其常位於句首而較易發生口吃；否定詞則因
為經常出現在片語的第一個字而較易產生口吃。過去認為口吃者有首語難
發的現象，所謂「首語」事實上是片語的第一個字，而非句首的第一個字
（Yang, 2000），作者將在下一節討論。

對於口吃與非口吃兒童或 3 歲半與 4 歲半組兒童而言，不論在內容詞
和功能詞的使用或發生在內容詞和功能詞的不流暢情形都無顯著差異，目

前並無研究比較年齡差距如此小的兩組兒童的詞類使用和口吃出現的位置，因此仍有待其他跨語言的口吃研究做進一步的驗證。由本研究發現，既然口吃的發生是與詞類有關，而且不論年齡大小的口吃者的不流暢都是較容易發生在內容詞——尤其是動詞，因此矯正口吃時應特別注重內容詞的練習。但因楊淑蘭（2001b）採用自然會談的語料，並未控制各詞類的字數多寡，未來研究應可將詞類的字數列入控制的變項。

第三節 ｜ 首語難發——口吃發生的起始效應

國內一般人常說口吃者說話時，第一個字說不出來，一旦第一個字說出來，之後的字就可以順暢的說出來，因此認為口吃者是「首語難發」；而國外在 1930 年代就開始研究口吃者的不流暢發生的位置（disfluency loci 或 stuttering loci）。以下先分別介紹說英文成人和兒童口吃發生的位置和其他相關的研究，再介紹國內的研究。

一、說英文成人口吃發生的位置

Brown 是研究有關口吃發生位置的開路先鋒。在 1938 年的研究中，他以三十二位成人口吃者為研究對象，每個人讀兩段文章，全部的人共讀了約一萬個字。分析在其中發生不流暢的字，發現不流暢發生在起始位置（句首前三個字）多於其他位置，而這其中又以發生在句首的第一個字為最多（Brown, 1938c）。Brown 根據 Johnson 的錯誤診斷理論（Johnson, 1932; Johnson & Knott, 1936），認為因為句首前三個字非常明顯，比其他的字更容易受到注意，使得口吃者將注意力集中在這幾個字，他們企圖避免口吃，反而造成更多口吃（Brown, 1938a）。之後，Brown（1938c,

1945）又解釋因為前三個字特別明顯，口吃者在計畫說這些字時會希望說得很正確，因此想運用精確的發聲動作，造成口吃者言語機轉的過度負荷，因此發生不流暢。Brown（1945）認為，因為如前所述的心理與生理因素交互影響，因此口吃成人容易在句首的前三個字發生口語的不流暢。然而，在Brown的一系列研究中並未清楚定義何謂口吃，只說那是口吃式的抽搐（stuttering spasm）（Brown, 1938a, 1938b, 1938c; Johnson & Brown, 1935）。

到了1960年代，有幾個關於成人口吃發生位置的研究，得到和Brown相似的結果；這些研究是由Quarrington和他的同事所進行。Quarrington、Conway和Siegel（1962）研究二十七位成人口吃者，他們將六個字的句子分成前三個字和後三個字，發現不流暢發生在前三個字的頻率多於後三個。之後，Conway和Quarrington（1963）研究口吃者不流暢的頻率是否因為字的位置而改變，越在句後的字是否越不容易口吃，亦即出現不流暢的頻率是否隨句子的說出而減少（word-position gradient）。他們利用七個字的句子為研究材料，安排在三種不同狀況中，最極端的情況就是正常的句子結構但隨機安排字的位置；最正常的情況是正常句子結構和正常字的安排。結果顯示不流暢容易發生在句首，而口吃的起始效應與句子結構的情境無關。1965年，Quarrington又分析二十四位成人口吃者讀一篇九十五個字文章的語言樣本，並且計算每一個字攜帶的訊息值（information value），訊息值是由這個字可被預測的程度加以計算，結果發現口吃的起始效應達顯著效果，但與字的訊息值是無關的，所以 Quarrington（1965）認為Brown的說法僅部分獲得支持。如先前所提，Brown（1938a）認為口吃的起始效應是因為開始的幾個字較為明顯，它們可能攜帶較多的訊息。Quarrington（1965）根據 Sheehan（1953）的看法，認為發生口吃可以減少口吃者逃避預期害怕的字，因此往後的字會較順暢，口吃者可能會預期在句子前面的字比較難以預測而且不穩定，所以他們在開始說話時較容易口

吃，開始說了之後不流暢便逐漸減少。

　　Taylor（1966a）將句子或片語分成開始、中間和尾部三個部分，他發現不流暢最容易出現在開始的部分，而且這種現象對輕度和重度的口吃者都是一樣，但起始效應和字的長度與字的起始聲音是子音或母音之間並無關係存在。Taylor 的研究支持了 Conway 和 Quarrington（1963）的結論：口吃的起始效應與句子的結構狀況無關。Taylor（1966b）說明可能是因為受試者會將讀一般文章的習慣類化到讀經過安排字序的文章，文章中字的安排越接近正常者，這種類化越強。因此在讀正常的文章和經過安排字序的文章，所出現的不流暢方式和頻率是一樣的。然而，Taylor（1966b）也批評 Brown（1938a）、Conway 和 Quarrington（1963），以及 Quarrington（1965）的研究，認為這些研究者並未嚴格控制其他會影響起始效應的變項，例如：字的長度和詞類等。而在這些研究中，Quarrington 等人、Taylor 和 Brown 也一樣未標明口吃的定義。

二、說英文兒童口吃發生的位置

　　除了研究有關成人口吃發生的位置，也有一些學者開始探索兒童口吃發生的位置是否與大人不同。Williams、Silverman 和 Kools（1969）研究一百五十二位幼稚園和學齡的兒童，七十六人為口吃者，七十六人沒有口吃問題。學齡前兒童大聲重複主試者唸的十個句子，學齡兒童則自己唸一般讀物，他們發現口吃兒童的不流暢大都發生於句子的前三個字；以年齡做比較，相較於年齡較大的口吃兒童，幼稚園和 1 年級的口吃兒童有較多的不流暢發生在句子的開始部分。Gaines、Runyan 和 Meyers（1991）研究十二位 4 到 6 歲兒童的語言樣本，發現兒童在長而複雜的句子中，不流暢經常出現在句子前三個字中的一個。Williams 等人（1969）和 Gaines 等人（1991）對口吃下了相似的定義，就是部分字的重複、拉長、破碎的字和

緊張的停頓。

Bloodstein（1974）將口吃定義為緊張和片段的說話方式。他研究六位 3 到 6 歲口吃兒童的自發性語言，發現字的重複最常出現在句法單位的起始位置，這些文法結構包括：句子、連接子句和複合子句、動詞片語、名詞片語和介系詞片語，但未曾出現在這些結構的結尾部分。Bloodstein 和 Grossman（1981）更進一步提出假設，認為口吃兒童的部分字重複或聲音的拉長是因為對字的起始部分的遲疑所造成的，而整個字的重複是對句法結構起始部分的遲疑所造成的。他們分析五位 3 歲 10 個月到 5 歲 7 個月口吃孩子的語言，每一個人的語言樣本最少包含四十次不流暢，結果顯示所有受試者的字和片語的重複傾向於發生在句法單位（syntactic units）的起始部分。這些句法單位大都是句子和子句，但也包括動詞片語、名詞片語、介系詞片語和不定詞。相反地，一些聲音的重複和拉長發生在句法單位的最後一個字。Bloodstein 和 Grossman（1981）的結論認為，兒童的口吃並不受以字為單位的因素（如：詞類）影響，只是因為句子大多數都是以代名詞和連接詞開始，因此不流暢發生在功能詞（虛詞）多於內容詞（實詞）。除此之外，他們認為口吃兒童在執行說話的動作時，分解句法結構的過程可能有所異常；Bloodstein（1995）指出，截至目前，對於兒童的切割句法結構的問題為何會轉變為字的切割問題，仍然沒有完整的答案。Bloodstein（1974）、Bloodstein 和 Grossman（1981）認為聲音或音節的重複、字的重複、片語重複、聲音的延長、用力的發音和不正常的停頓，即是所謂的口吃。

Bernstein（1981）為了探究 Bloodstein（1974）的假設：口吃的發生和句法結構的組織有關，她研究八對口吃兒童和非口吃兒童的自發性語言，兒童的年齡由學前到小學 2 年級，探討不流暢發生在起始字（在句法單位的前一個或第一個字）和非起始字（其餘的字）的頻率，發現兩組的不流暢發生在起始字都多於非起始字；口吃組比非口吃組有較多的不流暢發生

在起始字。換言之，不論口吃與否，不流暢都容易發生在句法結構組織的界線上（constituent boundaries）。在 Bernstein（1981）的研究中，不流暢包括整個字的重複、部分字的重複、遲疑和暫停，這與Bloodstein（1974）對口吃的定義稍有不同。在另一個研究中，Wall、Starkweather 和 Cairns（1981）發現，九位口吃兒童（年齡4至6歲）的不流暢大都發生在子句的前幾個字，特別是句子前面有 "and" 連接詞的子句。在 Wall 等人（1981）的研究中，口吃指的是音節重複、聲音拉長、緊張或不緊張的拉長發音器官的姿勢和破碎的字。Bernstein（1981）和Wall 等人（1981）的研究認為，口語在大腦中運作的指令是和片語與子句單位有關，而不是和字的單位有關，兒童的不流暢肇因於計畫運作句法結構中的單位（planning of syntactic string as a grammatical unit），如片語單位或子句單位的異常，計畫句法單位這樣的任務對口吃者比非口吃者為困難。

三、說英文受試者之其他相關研究

Clark 和 Clark（1977）認為，當說話者開始說句子前面的功能詞（虛詞）時，他們正在計畫要說的內容詞（實詞）（在功能詞之後），因此對正常的說話者而言，重複說位於起始位置的功能詞，經常發生在句子中第一個內容詞之前。根據Clark 和 Clark 的說法，Au-Yeung、Howell 和 Pilgrim（1998）企圖驗證以下的假設：口吃的誘發是在計畫說內容詞之前重複說功能詞，以便順利的說出內容詞。他們研究五十一位口吃者，年齡從2歲到40歲，將他們分為五組（年幼兒童組、中間兒童組、較大兒童組、青少年組和成人組），他們發現小於9歲的口吃兒童其不流暢大都發生在功能詞（代名詞、冠詞、介系詞、連接詞和助動詞），而年齡大於9歲的口吃者的不流暢大都發生於內容詞（名詞、主要動詞、副詞和形容詞）。對功能詞而言，不流暢發生在句子起始的位置多於在句子後面的位置，這個現

象在年幼兒童組（2 到 9 歲）特別明顯。

　　Au-Yeung 等人（1998）根據 Selkirk（1984）的理論，認為功能詞從音韻學的觀點（phonological aspect）來看，並非一個真的字，它們的功能僅像是內容詞的字頭或字尾。Au-Yeung 等人（1998）於是將句子分割成所謂的音韻單位（phonological unit），意指一個或多個功能詞在內容詞之前，或一個或多個功能詞在內容詞之後。研究結果發現不流暢多發生於功能詞位於前面的音韻單位，且不論這個音韻單位是在句子的哪一個位置。Au-Yeung 等人（1998）認為，兒童的不流暢經常發生在內容詞之前的功能詞，是用以做為爭取時間的拖延策略，以便口語機轉可以為後面要講的內容詞做較好的準備。Au-Yeung 和他的同事（1998）定義整個字的重複、部分字的重複、音節和片段的拉長是所謂口吃，在其後的研究中，也使用這個定義（Howell, Au-Yeung, & Sackin, 1999）。

　　值得一提的是，有兩個以說雙語的口吃者進行的研究。Jayaram（1984）在印度以二十位成人口吃者為研究對象，十位是說坎納達（Kannada）語，另十位是說英語和坎納達語，前者讀二十組句子，後者讀四十組句子（兩種語言各二十組），結果顯示兩組的不流暢發生於位在句子前面的子句都多於位在後面的子句，意指口吃的起始效應與受試者所說的語言或所說的語言數量無關。相似地，Bernstein Ratner 和 Benitez（1985）也設計了一個說雙語（英文和西班牙文）的個案研究，受試者在兩種語言的不流暢都是發生在句子的起始位置。Jayaram（1984）所定義的口吃是指聽不見或可聽見聲音或音節的重複，或是聲音的拉長。說雙語的研究證實口吃的起始效應不被受試者所說的語言和其語言的數量所影響。

　　歸納而言，有關口吃發生位置的研究結果呈現一致的現象，即不流暢傾向出現在句子的起始位置，而且是在句法結構單位的界限上，例如：片語或子句的開始位置。這些結果也顯示口吃者可能在大腦中規劃或執行口語動作時，對分割句法結構單位有所異常。Bernstein Ratner（1997）指

出,說話者經常在還沒有完全規劃好要說的句子,就已經開始說了,因此不論是口吃或非口吃者片段破碎的口語現象經常出現在起始的位置,這樣的修正或延遲可能可以使得尚未說的話進行得較為順利。

四、說中文者口吃發生的位置

基於過去研究的發現:口吃傾向於出現在句法單位的起始位置,但對於說中文的受試者是否也是如此?口吃起始效應的句法單位,究竟指的是什麼?片語、句子或是比這兩者更大的句法單位,例如語段(discourse unit)呢?對於不同年齡的口吃者來說,其口吃的起始效應是否有所不同呢?作者於 2002 年分析十位(3 歲半到 5 歲半)口吃兒童和十位(17 歲到 42 歲)口吃成人的自發性談話語言樣本,發現口吃兒童的不流暢發生在片語和句子的起始位置的觀察值(observed frequency)顯著高於期望值(expected frequency),而大人則無此現象。相反地,口吃成人的不流暢發生在語段起始句的頻率顯著高於非起始句,而兒童亦無此現象。說中文的口吃者的不流暢發生在片語或句子的起始位置多於其他位置,特別是片語最為明顯;學前口吃兒童的不流暢發生在片語的第一個字的比率高達 90%以上,而相較於其他位置,成人口吃者的不流暢發生在片語的第一個字也幾近於顯著水準(p=0.06)。簡言之,中文口吃發生位置的起始效應在片語強於句子,對小孩明顯於大人。

五、口吃起始效應的研究問題與討論

過去研究有關口吃發生位置與語言學單位的關係,除了 Quarrington(1965)使用自然語料外,其他的研究(Brown, 1938a, 1938b; Conway& Quarrington, 1963; Quarrington, Conway, & Siegel,1962)都是請受試者唸出

研究者準備的閱讀材料,這種人工安排的語料可能無法呈現口吃者真實的說話狀況,而這些研究結果大都發現成人的不流暢容易發生在句子的起始位置,雖然楊淑蘭(2002)的研究結果並不完全支持此結論,但仍有必要在此說明過去研究者如何解釋為何句子的起始位置容易發生口吃。

　　根據 Johnson 的錯誤診斷理論,Brown(1938a, 1938c, 1945)認為口吃者在計畫說句子起始的字時,運用精確的口腔肌肉動作發出聲音,因此他們會特別注意這幾個字,這樣的心理運作加重了他們言語機轉的負擔,造成更多的不流暢。Sheehan(1953)說明口吃者的趨避衝突理論,認為口吃者在句子開始時發生不流暢,反映出口吃者內心的衝突和焦慮,口吃發生後,減少對預期害怕的字的逃避心態,當恐懼降低,後面的字自然就說得較順暢(請參閱第二章口吃發生學)。Quarrington(1965)的說法稍有不同,他認為口吃者有較多不流暢發生在起始位置,是因為口吃者預期這些開始的字較困難而且不穩定,比起其他位置的字,他們對這些字更注意,而且更焦慮,因而有更多的不流暢發生在起始位置,但楊淑蘭(2002)的研究結果並未支持 Brown(1938a)、Conway 和 Quarrington(1963)和 Quarrington(1965)的說法。Taylor(1966a)也曾經批評早期的研究〔如 Brown(1938a)、Conway 和 Quarrington(1963)、Quarrington(1965)的研究〕未系統性控制字的長度和詞類等因素。在楊淑蘭(2002)研究中,計算不流暢發生在起始位置的期望值,即分別計算句子和片語字數的調和平均數(句子和片語字數倒數的平均數),來控制片語和句子的長度,並設立兩個非口吃兒童的控制組做為比較;以上的處理便是期望控制干擾因素以減少對分析結果的影響。在 Jayaram(1984)的雙語研究中,發現不流暢容易發生在位於句前而非句後的子句,這結果並不受口吃者所說的語言類別或語言數所影響,但楊淑蘭(2002)研究中並未分析口吃與子句起始位置的關係,因此,這仍有待日後繼續探討。

　　Williams 等人(1969)首先研究兒童口吃者的起始效應,他們也發現

兒童的不流暢容易發生在句子的起始位置，之後的一些研究逐漸改進了先前研究的缺失，例如：增加控制組，或研究較小的語言學單位（子句和片語）。Gaines 等人（1991）使用較精細的研究設計，結果與 Williams 等人（1969）的結果類似。Bloodstein（1974）、Bloodstein 和 Grossman（1981）以及 Wall 等人（1981）的研究結果都發現，不流暢最常發生在句法單位的起始位置，例如：片語、子句和句子。Bernstein（1981）發現，不論口吃者或非口吃者的不流暢，大都發生在片語之前的字或片語的第一個字，楊淑蘭（2002）的研究結果支持此結論：在中文研究中，兒童口吃者的不流暢最容易發生在片語和句子的第一個字（讀者應注意句子的第一個字通常也是片語的第一個字）。

　　Bloodstein 和 Gantwerk（1967）認為，兒童長大後，不流暢發生的方式有所轉變，這是和語言學因素有關的。當兒童開始學會說片語或句子時，他們並未瞭解到句子中字與字之間的關係，他們覺得片語或句子是一個單位，所以他們知覺到的困難也是以整個片語或句子為單位的，當他們逐漸長大時，才發覺字是一個困難的單位，他們的不流暢開始出現在字的第一個聲音。Bloodstein 和 Gantwerk 也解釋，大多數不流暢發生在代名詞和連接詞，只是因為兒童的句子經常以這兩種詞類為開頭，因此兒童口吃的發生與詞類是不相關的。Bernstein（1981）、Bloodstein 和 Grossman（1981）、Wall 等人（1981）提出口語運作的指令和片語或子句有關，而非單獨的字（例如：詞類），年幼兒童的不流暢容易發生在功能詞（虛詞），僅是因為口語的英文經常以代名詞和連接詞（功能詞）為開頭。Bloodstein 和 Grossman（1981）認為，口吃兒童大腦中規劃要說的話時，他們在切割句子成為文法單位上可能有些困難；楊淑蘭（2002）的研究結果支持 Bloodstein 和 Grossman 的看法。

　　Kolk 和 Postma（1997）用 Levelt（1989）的自我監控的知覺徑路理論（perceptual loop theory of self-monitoring）和 Dell 的語言產生過程有關詞

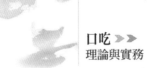

彙搜索模式（model of lexical retrieval），說明口吃者的不流暢是在口語產出過程中偵測語音計畫錯誤的內在自我修正，稱為內在修正模式（covert-repair model）。Kolk 和 Postma 指出，成人口吃者比非口吃者有較多聲音和音節的重複，字中的聲音和音節的重複，是因為在他們一偵測出錯誤，就立即切斷字的進行，所形成的干擾。由於口吃者較慢的語音編碼歷程（phonological encoding process），因此在過程中有較多不正確的語音會被選取，放進語音計畫裡，所以口吃者比非口吃者有較多非起始聲音的延長和破碎的字。雖然口吃者比非口吃者有更多語音編碼的錯誤，但非口吃者的不流暢也是因為相同的原因所造成的。Kolk 和 Postma（1997）也強調口吃者可能也有組織執行句子（programming sentence）的問題，提出這個假設的基礎，是根據不流暢容易發生在句子的起始位置（Prins, Hubbard, & Krause, 1991; Wall et al., 1981），以及口吃發生與句子複雜性和長度的密切關係（Kadi-Hanifi & Howell, 1992; Logan & Conture, 1995）；可惜的是Kolk 和 Postma 並未深入討論此假設。不過，在作者的研究中發現，不流暢容易發生在不同類別片語的第一個中文字，意味著片語可能是口吃者內在知覺迴路偵測到錯誤的主要文法單位。Fromkin 和 Bernstein Ratner（1998）也指出，正常語言中大多數錯誤的修正都是在片語的起始位置，此點支持了片語是口語產出過程的建構單位。因此作者認為，有口吃問題者可能在口語產出過程中建構片語時有所困難，除此之外，當錯誤發生在片語的起始位置時，這是在大腦句法結構產出部門（syntactic structure gen-erator）中運作（引用自 Fromkin 的口語產生模式），而概念監控部門〔conceptualizer monitor，引用自 Levelt 內在知覺迴路模式（internal percep-tual loop）〕偵測到錯誤，自我修正機轉同時啟動，因此不流暢容易發生在不同片語的起始位置。根據 Fromkin 和 Bernstein Ratner 的看法，當說話者企圖傳送訊息給其他人，表達的語意是透過句法結構和語意結構產出部門（semantic structure generator）規劃成為合乎句法和語意的結構（syntactic-semantic structure），再進入負責語調產出部門（intonation contour gen-erator），賦予文法結構—語意結構的重音和特殊語調。因此，根據楊淑蘭（2001b, 2002）研究的結果可以推論：一個富含豐富語意（例如動詞）而且位在片語起始位置的字最容易發生不流暢。

有關不流暢發生在語段的起始陳述句或非起始陳述句的結果，顯示對於口吃兒童而言，兩者並無顯著差異，但口吃成人的不流暢發生在起始陳述句的頻率顯著高於非起始陳述句，表示以較大的文法單法（如語段）來檢測口吃的起始效應，仍可在成人口吃者中發現，而對兒童則沒有影響了。研究者提出三個解釋說明此結果：(1)面談方式的差異：成人口吃者面談時，通常由研究者提出開放性的問題請口吃者回答，並鼓勵他們多說一些，例如：自我介紹或說明自己的學校生活或工作情形等；而兒童則通常一邊與研究者說話，一邊畫圖或做黏土，談話方式大都是一問一答的對話，不似大人針對主題的發揮，因此大人較能覺察說話的主題。(2)大人可能對自己的口吃問題比兒童有更高的覺察，因此在開始說出第一個陳述句時會想要避免口吃，越想避免卻有越多不流暢。(3)口吃成人可能想要在一個問題下組織他們的話題，需要耗費較多認知能力，因而加重他們言語機轉的負擔。

成人口吃者有較多的不流暢發生在起始陳述句，而學前兒童則否，意味著對口吃成人來說，在主題中開始第一個陳述句是比口吃兒童困難的，口吃成人可能對自己的口吃問題有較深的覺察，而且想要在說明一個主題的開始避免口吃，反而造成更多口吃。根據要求—能力模式（demand-ca-pacity model）（Adams, 1990; Starkweather, 1987, 1997），成人可能想要在表達之前組織自己的想法，需要較多的認知技巧，如此加重言語機轉的負擔而造成不流暢。而兒童可能正在學習熟悉片語和句子的結構，因此不流暢較會出現在句子和片語的第一個字，建構主題形成語段的技巧可能要等到他們年齡稍長之後才會，因此起始陳述句出現較多不流暢，是在成人期

才會發生，此點需要更多的研究來證實。過去並無有關口吃與語段關係的研究，可能是因為學者們並不認為說話者在運作口語時會使用如此大的語言結構單位，但是楊淑蘭（2002）的結果卻發現，語段的分析在成人說話的認知運作過程的確是一個有意義的單位，語段的大小可能牽涉到一個人的認知能力。根據 Cheng（1998）的研究，在中文報紙中報導一個具意義的最小主題單位，約是由五十個語素（morpheme）組成，這是一般人短期記憶中認知能力可以負擔的分量，因此，研究者推論對一個說中文的口吃成人而言，在回答問題時，一個語段中的主題若超過五十個語素，可能會造成認知上的負擔。但此研究因為未設成人控制組，故無法得知一般成人在以語段為單位時，發生在起始陳述句與非起始陳述句不流暢的差異情形，未來研究有必要加以比較。以語段做為研究口吃發生位置的分析單位，可能可以發現口吃問題在兒童到成人的發展徑路上，不流暢的發生隨著年齡而有所變化，這也是值得進一步探討的。

　　歸納而言，口吃的起始效應對於兒童在片語和句子都達顯著水準，但對成人則否，因此口吃的起始效應某種程度受到年齡的影響。從文法觀點來看，句子的起始位置也是片語的起始位置，而且不論成人或兒童的不流暢發生在起始位置的觀察值和期望值之間的差異，都是片語大於句子，這些資料顯示，不流暢大都發生在組成句子的文法結構的界線（constituent boundaries）上，而這些文法單位就是片語，因此所謂首語難發的「首語」應指的是片語的第一個字。口吃者在運作（programming）句子的文法單位，尤其是片語時，可能有缺陷；根據 Postma 和 Kolk（1993, 1997）所提出的內在修正假說，研究者認為，內在迴路中，片語起始位置的錯誤一被偵測出來，內在修正的機制就會啟動，不流暢就會發生在片語的起始位置。Bloodstein（1995）認為，文法單位也是肌肉動作運作的單位，個體既然在口語過程的切割文法單位有問題，也可能意味著個體在口腔肌肉動作的技巧上有所缺陷（inadequate skill in motor speech）。

　　口吃兒童的不流暢在片語和句子起始位置的觀察值和期望值之間的差異，大於以語段為單位的起始句和非起始句的口吃頻率的差距，顯示口吃的起始效應在片語和句子方面，兒童比大人明顯，而大人在語段方面則較兒童為明顯，可能是大人對自己的口吃比兒童有更多的覺察，企圖避免口吃，尤其在他們想要開始一個話題時，反而有更多口吃，而且他們較兒童清楚知道在片語或句子的開始容易發生口吃，因此會利用一些策略，例如：加進插入字以減少口吃。但此處須說明，因過去並未有研究進行以語段如此大的文法結構來分析口吃的起始效應，在 Yang（2000）研究之語段分析中認定主題和陳述句的評分者間信度（分別為 0.69 和 0.75）仍有待提高。

　　簡言之，楊淑蘭（2002）發現，口吃的發生確實與語言的文法結構因素有關（如片語的起始位置），加上楊淑蘭（2001b）發現口吃與詞類的密切關聯，初步證實了口吃發生與語言學因素的關聯性，雖然中文的研究結果與英文的研究有些許不同，但一致的結論並不因口吃者使用的語言不同而受到影響：不流暢發生之所在確實與語言學因素有關。

第四節 ︱ 口吃者的語言能力

　　有關口吃者的語言能力是否較非口吃者差，Bernstein Ratner（1997）做過一系列的文獻回顧，也分析語言對口吃的影響，其結論是：(1)不論是兒童或成人都無法證實口吃者的語言能力較非口吃者來得差；(2)就口吃發生的位置和頻率來看，成人的口吃和語言因素（linguistic factor）和經驗性學習（experiential learning）比較有關，而兒童則與詞類和句法因素（syntactic and grammatical factor）有關；(3)兒童的口吃會受到父母的說話節奏和風格影響。但以上三個向度都需要更多研究加以證實。

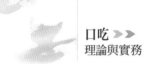

　　過去有許多研究以標準化工具或口吃者的平均語句長度（mean length of utterance, MLU）、相異詞彙（number of different word, NDW）、總詞彙數（number of total word, NTW）和相異詞彙比率（type token ratio, TTR）等測量語言能力的單位，來探討口吃者的語言表現，但誠如 Bernstein Ratner（1997）所說，作者認為成人的口語表現涵括了成長歷程中學習和心理因素的影響，使得解釋的原因趨於複雜，因而本節主要說明以兒童為研究對象之研究結果。研究口吃兒童之語言能力，主要的研究方法包括標準化測驗和語言樣本分析兩種。分別說明如下。

一、以標準化測驗施測結果

(一) 說英文口吃兒童的語言能力 ▶▶

　　Bernstein Ratner 和 Silverman（2000）以十五對口吃與非口吃兒童（平均年齡 35 個月）為研究對象，使用修訂版畢保德圖形詞彙測驗（Peabody Picture Vocabulary Test-R, PPVT-R）、修訂版表達性單字詞詞彙測驗（Expressive One-Word Vocabulary Test-R, EOWVT-R），及學前語言基礎臨床評估測驗（Clinical Evaluation of Language Fundamentals-Preschool, CELF-P）之詞彙組織及語言概念分測驗（Word Structure and Linguistic Concepts Subtests）等三項標準化語言測驗，並再以語言樣本分析（平均語句長度和相異詞彙比率）來瞭解兒童的語言能力表現，並採用言語和語言評估量尺（Speech and Language Assessment Scale, SLAS），此外，也使用麥克阿瑟溝通發展量表（MacArthur Communication Development Inventory, CDI），請父母評估孩子的溝通發展情形。結果顯示：(1)口吃兒童在三項標準化測驗及語言樣本分析的得分，都較非口吃兒童為差，但其中僅在修訂版表達性單字詞詞彙測驗和CELF-P詞彙組織及語言概念分測驗得分達顯著差異；

(2)口吃兒童家長之量表結果與兒童之語言表現一致，且家長的語言複雜度及互動風格與口吃兒童語言表現為負相關。Bernstein Ratner 和 Silverman（2000）認為，口吃兒童的語言表現較差，可能是平時家長會糾正兒童的不流暢，或使用較多的示範說明以增加兒童的流暢性。

Anderson 和 Conture（2000）以二十對口吃兒童和一般兒童（平均年齡為 47 個月）為研究對象，施測畢保德圖形詞彙測驗第三版（Peabody Picture Vocabulary Test-III, PPVT-III）和早期語言發展測驗第二版（Test of Early Language Development-2, TELD-2），結果發現：口吃兒童在接受性語言、表達性語言及接受性詞彙理解都顯著低於一般兒童，並發現口吃兒童的語意發展較語法發展為差。

在 Ambrose 等人（2015）的追蹤研究中，發現口吃兒童的語言能力在標準化測驗：(1)「畢保德圖畫詞彙測驗」（Peabody Picture Vocabulary Test, PPVT）研究開始時，三組分數無顯著不同，但在第五次評量，持續口吃兒童比非口吃兒童顯著為低；(2)「詞彙表達測驗」Expressive Vocabulary Test，EVT）研究開始時，持續口吃兒童比恢復和非口吃組分數顯著為低，到第五次評量還是顯著為低；(3)「接受性和表達性語言發展測驗」（Test of Language Development Receptive and Expressive, TELD-R & TELD-E）研究開始時，在接受性測驗中持續口吃兒童比恢復和非口吃組分數顯著為低，到第五次評量還是顯著為低，但表達部分則沒有顯著差異；(4)平均語句長度，持續口吃兒童與恢復和非口吃組並沒有顯著差異。歸納而言，持續口吃兒童的廣泛性語言能力雖然在正常範圍內，但稍微落後恢復和非口吃兒童，然而這與 Watkins 和 Yairi（2009）的研究結果不同，Ambrose 等人認為，標準化測驗分別因為測量的構念不同而導致不同結果，因此需要更好的研究設計，才能釐清語言和口吃的關係。

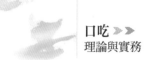

(二) 說中文口吃兒童的語言能力 ▶▶

　　國內有三篇以標準化測驗為工具比較口吃與非口吃兒童的語言能力的研究，作者（Yang, 2000）以二十二對口吃及非口吃兒童（年齡介於 3 歲 5 個月至 5 歲 5 個月）為研究對象，使用修訂版畢保德圖形詞彙測驗和學前兒童語言障礙評量表（陸莉、劉鴻香，1984）進行語言能力的評估，施測結果是兩組兒童的語言能力都在正常範圍內。楊淑蘭和周芳綺（2008）在修訂中文兒童口吃嚴重度評估工具時，為驗證口吃兒童與一般兒童口吃行為的差異並非因語言能力不同所造成，為三十一對學齡前兒童（5 歲 11 個月以下）和三十對學齡兒童（6 歲至 12 歲 11 個月）施測修訂版畢保德圖形詞彙測驗和學前、學齡兒童語言障礙評量表，結果發現不同年齡的口吃兒童與一般兒童在語言能力上並無差別，皆在正常範圍內，與 Yang（2000）的研究結果相同。

　　Yairi 和 Ambrose（1992）發現，女生的語言發展大都比男生稍快，因此 Yairi 研究團隊推論女生自發性恢復率高可能與其語言發展較好有關；Sheen 和 Martyn 於 1970 年表示，口吃程度越嚴重，自發性恢復的機率便越低（引自楊淑蘭，2001b），因此高玉蘭、楊淑蘭（2009，2010）推論口吃兒童的性別及嚴重度，可能會影響口吃兒童之語言能力的表現。因此，以一百三十六位不同嚴重度的口吃兒童與非口吃兒童（無口吃四十七人，輕度口吃四十九人，重度口吃四十人，共有一百零五位男生和三十一位女生）為對象，再以標準化語言測驗〔學齡兒童語言障礙評量表及兒童認知功能綜合測驗（The General Test Battery of Children's Cognitive Abilities）之語言測驗〕及語言樣本分析兩種方法，研究兒童之接受性、表達性和整體語言能力，研究結果如下：(1)接受性語言：無論兒童性別為何，在學齡兒童語言障礙評量表之語言理解測驗的得分中，重度口吃兒童顯著低於無口吃與輕度口吃兒童；在兒童認知功能綜合測驗中語言測驗之聽覺理解測驗

的得分中，重度口吃兒童顯著低於無口吃兒童；而在語詞理解測驗的得分中，不同口吃嚴重度國小兒童之間並無顯著差異。(2)表達性語言：無論兒童性別為何，在兒童認知功能綜合測驗中語言測驗之語詞表達測驗得分中，重度口吃兒童顯著低於無口吃兒童與輕度口吃兒童；而在學齡兒童語言障礙評量表之語言表達測驗的得分中，不同口吃嚴重度國小兒童之間並無顯著差異。(3)整體語言：無論兒童性別為何，在標準化測驗上，重度口吃兒童較無口吃與輕度口吃兒童的語言能力顯著為差。

　　由上述四個比較口吃與非口吃兒童的研究結果發現：說英文口吃兒童在標準化語言測驗的表現較非口吃兒童來得差，但國內之研究結果與說英文兒童之結果並不一致，不論學齡前或學齡的口吃與非口吃兒童都在正常範圍，且兒童無論有無口吃，其語言能力並無不同，造成差異的原因可能是使用工具的內容不同，這有待下一部分由語言樣本分析結果來加以印證。然而，上述國外的研究亦有可能是因為未區分口吃嚴重度，因此看不出口吃與非口吃兒童之間的差異。高玉蘭、楊淑蘭（2009）的研究以嚴重度為自變項，則可以看出組間差異，重度口吃兒童之語言理解和表達均較輕度和無口吃兒童為差，但後兩組之差異則不明顯。而且並非每一個標準化測驗都能敏銳測得組間之不同，學齡兒童語言障礙評量表之表達分測驗則無法測出不同口吃嚴重度兒童之表達能力不同，而在兒童認知功能綜合測驗之語詞理解能力（非聽覺理解）上，三組也無不同，因此選擇靈敏度較佳的標準化工具非常重要，而且口吃兒童之弱點是特定的能力，可能是聽覺理解而非語詞理解。

二、進行語言樣本分析結果

(一) 說英文口吃兒童的語言能力 ▶▶

　　Andrea（1998）研究二十五對口吃和非口吃兒童（4 至 8 歲）的自發性語言樣本，發現 5 歲組口吃兒童的平均語句長度、相異詞彙數及總詞彙數較非口吃兒童為低，但 3 至 4 歲、6 至 8 歲口吃兒童在前述變項則高於常模，而 35 至 47 個月口吃兒童語句發展分數高於平均數，但 48 至 93 個月口吃兒童又低於平均數。

　　在伊利諾大學香檳校區，Yairi 團隊認為自發性恢復與兒童語言發展能力可能有關，他們以 2 至 5 歲的學齡前兒童為對象，進行一系列研究探討口吃兒童的自發性恢復和持續口吃是否受到語言能力的影響。Watkins 和 Yairi（1997）研究發現，37 至 47 個月恢復和持續口吃兒童之表達性語言，在測量平均語句長度、相異詞彙數及總詞彙數上，兩組兒童都與常模水準相近。Watkins、Yairi 和 Ambrose（1999）、Watkins、Yairi、Ambrose、Evans、DeThorne 和 Mullen（2000）的研究則發現，口吃兒童的平均語句長度、相異詞彙數及總詞彙數有高於常模水準的表現。Yairi 和 Ambrose（2005）歸納有關學前口吃兒童之語言能力的研究結果，他們高度懷疑較高的口語表達能力在年幼兒童的口吃扮演重要的角色（p. 247）。Wagovich 和 Bernstein Ratner（2007）研究十五對口吃和非口吃兒童（27 至 47 個月，平均年齡為 35 個月）對動詞的使用，發現口吃兒童使用的不同動詞（different verb）和全部的動詞（total verb）的數量較非口吃兒童少，但在使用通用動詞（verb for general all purpose）的比率上，例如：用「弄（台語的用）」代替折、拆等特定動詞，兩者則無顯著差異，因此口吃兒童在動詞的使用似乎是較非口吃兒童為差。

由前述的研究發現如以兒童的平均語句長度、相異詞彙數及總詞彙數測量其語言能力，則似乎說英文口吃兒童的語言能力有較佳的表現，但若以特定能力，如動詞使用則未必如此。

(二) 說中文口吃兒童的語言能力 ▶▶

高玉蘭和楊淑蘭（2010）以學齡兒童的性別和口吃嚴重度為自變項，語言樣本分析指標為依變項，進行研究，結果如下：

1. 語法向度指標：在總語句數及總 T 單位數（T 單位的計算是以簡單句及複雜句各計算為一個 T 單位，複合句則視所包含之子句數，來計算其 T 單位，最後統計所說的總 T 單位）中，國小男童之表現顯著高於國小女童；但在平均語句長度及 T 單位平均長度中，則國小女童之表現顯著高於國小男童。而無論兒童之性別及口吃嚴重度為何，在簡單句型數、複雜句型數、無連接詞複合句型數、簡單複合句型數和長複合句型數，五種句型之表現各組間皆無顯著差異。

2. 語意向度指標：無論兒童性別為何，在相異詞彙數及修正後相異詞彙比率上，重度口吃兒童顯著低於無口吃兒童；而總詞彙數及相異詞彙比率則不會因兒童之性別或口吃嚴重度的不同而有所差異。

3. 錯誤分析：無論兒童性別為何，重度口吃兒童的總迷思語數及錯誤句數顯著高於無口吃兒童。

因此，在高玉蘭和楊淑蘭（2010）的研究結果中，性別僅對整體兒童在語法能力的表現有所影響，但重度口吃兒童在相異詞彙數及修正後相異詞彙比率較無口吃和輕度口吃兒童顯著為差，且迷思語及錯誤句數也顯著多於無口吃兒童。

統整高玉蘭和楊淑蘭（2009，2010）的研究結果，發現性別僅對整體兒童在語法能力表現有所影響，但口吃嚴重度則會影響兒童在標準化語言測驗之接受性、表達性與整體語言能力及語言樣本分析中之語意能力與錯

誤分析的表現。整體而言，重度口吃兒童在接受性語言、表達性語言、語意能力之表現皆比無口吃兒童顯著為差，且迷思語及錯誤句數亦顯著多於無口吃兒童，然而，輕度口吃兒童與無口吃兒童之差異則較不明顯。

高玉蘭和楊淑蘭（2010）討論本研究結果，並與國外研究結果相互比較，發現不同口吃嚴重度的國小兒童在五種句型（簡單句型數、複雜句型數、無連接詞複合句型數、簡單複合句型數、長複合句型數）上的表現皆未達顯著差異，Ambrose 等人（2015）的研究，在 MLU 三組兒童並無顯著差異結果與此類似。但可從統計數據看出，不同口吃嚴重度兒童所使用的句型皆以簡單句為最多，約占 77%，簡單複合句次之，約占 11%，而長複合句為最少，約占 2%，高玉蘭和楊淑蘭認為，這可能反映出語言樣本蒐集時的限制。而語意向度指標之總詞彙數，未因國小兒童之性別及口吃嚴重度不同而有所差異，與大部分國外學者（Watkins & Yairi, 1997; Andrea, 1998; Watkins, Yairi, & Ambrose, 1999; Watkins, Yairi, Ambrose, Evans, De-Thorne, & Mullen, 2000）發現口吃兒童之總詞彙數與常模水準是相近的結果相似。但在相異詞彙數方面，重度口吃兒童顯著低於無口吃兒童，此與國外學者（Watkins et al., 2000; Andrea, 1998; Watkins & Yairi, 1997; Watkins, Yairi, & Ambrose, 1999）發現口吃兒童在相異詞彙數的表現接近或高於常模水準的結果相異。高玉蘭和楊淑蘭推論可能原因為國外學者研究中之受試者較少，個案年齡也較小，且並未區別出口吃嚴重度進行比較，故與本研究不同。

而在相異詞彙比率方面，不同口吃嚴重度之國小兒童之間並未達顯著差異，但可由平均數比較看出無口吃兒童較輕度與重度口吃兒童之表現略佳，這與 Bernstein Ratner（1997）、Bernstein Ratner 和 Silverman（2000）在研究中發現，口吃兒童在相異詞彙比率低於無口吃兒童，但未達顯著差異的結果相似。然而，相異詞彙比率似乎並不是一項可信的語意指標，因為修正後相異詞彙比率方面，重度口吃兒童則顯著低於無口吃兒童。研究

結果顯示修正後相異詞彙比率可做為語意指標，用以比較口吃兒童的詞彙成長的變化，似乎較未修正的相異詞彙比率的敏感度為佳。而由錯誤分析之總迷思語數，重度口吃兒童顯著多於無口吃兒童，亦即表示重度口吃兒童之語句起頭錯誤、片語重複、插入、修正和放棄的次數較多。高玉蘭、楊淑蘭（2010）推論口吃兒童也有可能為了克服言語不流暢，而使用插入短語或重複片語來適應自己語言表達的不流暢，也為提取下一個詞彙或句子爭取緩衝時間，且重度口吃兒童之正常不流暢也較多。另外，重度口吃兒童的錯誤句數顯著多於無口吃兒童，表示其在口語表達時較易出現詞彙應用不適當及語句建構困難等問題。錯誤句較多也反映出口吃兒童可能擁有詞彙，但提取詞彙以組成語法正確且可理解的語句時發生困難，進而影響口吃兒童口語表達的流暢性。高玉蘭和楊淑蘭（2010）研究發現，重度口吃兒童詞彙量較少、詞彙運用變化性較低，而重度口吃兒童的迷思語及錯誤句數又顯著高於無口吃兒童，也凸顯出其詞彙搜尋困難、詞彙運用不精熟或語句組織不流暢的現象，但輕度口吃兒童則較難發現前述問題。

　　歸納有關口吃兒童語言能力之國內外研究結果可知，並非任意一個測驗都可測得口吃兒童之語言能力缺陷，研究者選用的測量方法與工具會凸顯或隱藏口吃兒童和非口吃兒童的差異。因此若欲瞭解口吃兒童之語言缺陷，必須慎選標準化工具或針對特定之語言能力加以測量，如能增加語言樣本分析（例如：使用修正後相異詞彙比率或錯誤分析）將更加清楚。作者認為進行有關口吃者之語言能力研究，嚴重度是一必須考量的因素，如果受試者多屬輕度口吃，則不易看出口吃和非口吃者的差異。至於，過度發展的語言能力是否為學前口吃原因之一，研究結果不一，仍需更多跨語言的研究加以證實。

　　除此之外，分析討論口吃者的語言能力時仍應注意 Smith 和 Kelly（1997）所提到的：口吃是一種動態性的異常現象，應該由多因素、非線性的關係考量不同因素，例如：聽者的知覺、語言運作過程、聲音的分

析、溝通環境和評估工具等對口吃者語言表現的影響。

CHAPTER 6
口吃者的心理因素

Freud 認為個體的人格結構可以分為三部分，即本我、自我和超我。本我的功能在追求快樂以滿足本能的需要，是人格中衝動、創造與獸性的部分；自我則是理性、現實的、執行的部分，透過知覺、學習和推理來滿足本能的人格結構；而超我則是個人類化了父母的叮嚀、師長的教誨和社會規範，是個人的良心與理想，催促個體追求完美的部分。而 Rogers 則認為人格結構中的現實我與理想我越接近才是健康的個體（黃堅厚，2003）。至於口吃者的人格是否與一般人不同？或者是口吃者受口吃的影響形成不同於一般人的人格，還是他們因為不同的人格才有口吃呢？似乎是由心理層面來探討口吃問題時，讀者們會想知道的。

許多人對口吃者存在著刻板的印象，或認為口吃單純是因為緊張與壓力而造成的，因此為口吃者貼上害羞、內向、自卑，甚至有心理疾病的標籤。而口吃者自身也有很多人認為口吃的成因是心理因素，他們求助精神科醫師，服用抗焦慮或抗憂鬱藥物，嚴重者自怨自艾，把生命中的不順遂全然歸因於口吃。作者曾經瀏覽過中國幾個網站，如地獄療法（http://big5.stutterhelp.net/tese/15.htm）中蹲馬步等訓練意志力、還真口吃治療中心使用的口吃三點療法中的衝擊法（事實上為行為學派的洪水法），都是想要由心理層面治癒口吃者，然而，其效果不得而知，這些林林總總的治療派別，仍需要更多具體的資料證實其療效和治療的理論依據。

Guitar（2006）說明口吃和情緒的關係時，指出口吃與焦慮的關聯，他引用了 Horovitz 等人（1978）的研究，發現一般人在說話前，咽喉神經活化時，會引發中耳裡的肌肉收縮，稱為鐙骨肌反射（stapedial reflex），

說話者所聽到自己聲音的音量會降低。他們的研究發現口吃者在焦慮的情境下，鐙骨肌反射會增加，但非口吃者並無此現象，在這個研究裡，兩組受試者只是想像說話的焦慮情境，因此口吃者似乎在想像有壓力的說話情境就容易引起生理上的改變，鐙骨肌反射會增加咽喉神經的活動，這可能是學習來的制約反應，使得一些人持續有口吃。Guitar（2006）指出，過去研究口吃者的焦慮，常使用的生理喚起包括：心跳（heart beat）、膚電反應和唾液中分泌的可體松（cortisol）。有四個研究結果顯示，口吃者並不會比非口吃者在說話或大聲唸讀時有更多的焦慮；但也有幾個研究發現，相較於非口吃者，口吃者說話時有更多的生理喚起。他認為不論口吃與非口吃者在說話時都會有比較多的生理喚起，但口吃者的口語產出系統對語言的任務更不穩定、更容易出錯。Guitar（2006）另外討論天生的氣質說，他舉出過去許多研究發現，口吃兒童的父母比非口吃兒童的父母認為他們的孩子是敏感的、有比較高的挫折反應和難以堅持的。Guitar 自己在 2003 年的研究也發現，成人口吃者比非口吃者有較高的聽覺驚嚇反應（acoustic startle response）；聽覺驚嚇反應是由突然大聲的噪音造成眼睛眨眼的反應來測量，用以區別個體神經系統的高低閾值。而在同一個研究中，他也發現，聽覺驚嚇反應和泰勒—強生氣質分析量表（Taylor-Johnson Temperament Analysis）的分數有相關。

究竟口吃者的心理特性是否和一般人不同呢？本章將就有關口吃者的人格特徵、自我概念、溝通態度、溝通焦慮和生活適應等相關心理因素加以說明。

第一節 ｜ 口吃者的人格特徵

口吃者因為對於自己的口吃問題有著高度的覺察，又因為無法克服自

己的口吃問題,因此會有逃避說話情境的現象,認同精神分析理論的學者認為口吃就是一種演說焦慮、一種焦慮精神官能症。Silverman(2004)提到口吃者共通的人格特質為:第一,會逃避社交情境以避免口吃帶來的痛苦,包括與異性交往;其次,他認為口吃者傾向不表達自己的憤怒;第三,會因為口吃而憂鬱;第四,會因為口吃而感到有罪惡感;第五,對說話感到焦慮;第六,對說話採外控想法。而口吃者的人格特質是否不同於一般人,過去許多研究從不同角色和不同研究方法探討口吃者的人格特質,包括從外人的角度看口吃者(可以分為是否曾與口吃者接觸)、由不同的角色(一般人或專業語言治療師)和口吃者本身對聽者的反應,以這三個向度說明有關口吃者人格的研究結果。

一、是否有接觸口吃者的經驗

生活中與口吃者接觸過的受試者與未曾實際接觸口吃者的受試者,他們對口吃者人格的看法會有所不同嗎?以下分別加以說明。

(一) 受試者未曾接觸過口吃者 ▶▶

有五個關於口吃者人格特質評定的研究,受試者都不曾接觸過口吃者。Lass 等人(1992)以一般教師為研究對象,Ruscello、Lass、Schmitt 和 Pannbacker(1994)是以特教老師為受試者,Dorsey 和 Guenther(2000)則以大學教授及大學生為研究對象。前兩篇研究是請受試者寫出對不同性別和年齡口吃者的形容詞,結果發現老師們主要描寫的是口吃者的人格特徵,而且大都是負向的,例如:易緊張的(nervous)、害羞等。Dorsey 和 Guenther(2000)則是以七點量尺評定口吃者的人格特徵,結果不論大學教授或大學生都對口吃者持較負面看法,而且教授組比學生組的看法更差。

Kalinowski、Stuart 和 Armson（1996）使用 Woods 和 Williams
（1976）發展的二十五個成對兩極的形容詞（25 Bipolar Adjective Pairs）
之語意分析技術，請受試者評估一位假設性的口吃成人和一位非口吃成人
在日常生活中的說話情境和沒有說話的情境的描述，雖然就整體平均數來
看，不論是否在說話情境中，口吃者和非口吃者被評定的刻板印象並無顯
著差異；但就個別題目來看，在這二十五題中有十九題是分散在說話或不
說話情境，受試者對口吃者和非口吃者間的刻板印象是有顯著差異的。Kal-
inowski 等人（1996）認為，受試者對口吃者人格特質的負向歸因是超過說
話與不說話的情境因素。Craig、Tran 和 Craig（2003）的研究，是以電話
訪問未曾接觸過口吃者的成人，詢問十五個有關口吃者的個性和能力的題
目，結果發現性別不會影響受試者對口吃者的看法，但一般人對口吃者仍
存有許多負面印象，例如：認為口吃者較緊張、害羞和缺乏自信，且說話
不流暢。但受試者仍相信口吃者可勝任需要說話技巧的職務。

　　歸納上述研究的結果，發現在大多數的研究裡，未曾與口吃者接觸的
受試者，容易將口吃者人格評定為較負向，像是較緊張和害羞的。

(二) 觀看、聆聽錄影或錄音的口吃行為或曾實際與口吃者接觸 ▶▶

　　根據前述研究結果發現，一般人對口吃者有較多負面看法，但少有研
究證實當受試者看過或聽過口吃者說話後，是否也會表現出這些刻板印
象？Wenker、Wegener 和 Hart（1996）以同一位演員表現流暢和不流暢言
語，讓四組研究生分別觀看錄影帶或現場演示，再請受試者用七點量尺評
定演員之言語和人格特徵。結果發現，不論是錄影或現場演示的言語不流
暢行為，都不會影響受試者對人格特徵的判定。而就言語特徵來看，受試
者多給予不流暢言語者較差的評價，認為口吃者的溝通能力較差；但在人
格特徵方面，受試者對不流暢言語者卻給予較佳的評價，認為不流暢言語
者是較友善、值得信任的。因此現場演示的演員雖有言語不流暢情形，也

不會影響受試者對人格特徵的評定，反而給予正面評價。Wenker 等人
（1996）認為，受試者對人格特徵的評定主要是根據演示者的整體表現，
言語不流暢的口吃者雖然溝通能力差，仍努力表現，因此容易使人同情，
覺得其較友善和值得信任。

Franck、Jackson、Pimentel 和 Greenwood（2003）研究 4 和 5 年級學
生觀看口吃成人流暢與不流暢朗讀的錄影，請受試者以七點量尺評定口吃
成人的人格及智力。結果顯示 4 與 5 年級兒童已經開始對口吃者形成刻板
印象，雖然在智力的評定上並不因個體有口吃行為而較為負面，但對人格
的評定卻明顯受到影響，這與 Woods 和 Williams（1976）、Lass 等人
（1992）及 Ruscello 等人（1994）的研究結果是一樣的。Franck 等人
（2003）認為，人格特徵是口吃者最容易被注意的特點，且多偏向負面，
不僅是成人，學齡兒童亦對口吃者有較負面的看法。

Turnbaugh 和 Guitar（1981）設計了兩階段的研究，請受試者填寫七點
量尺評定口吃者的人格特徵。第一階段受試者有六組，每組十二人，其中
三組分別觀看不同的錄影帶：(1)說話流暢者；(2)有口吃主要行為的口吃
者；(3)有主要和次要行為的口吃者；另外三組則傾聽錄音的語言樣本，內
容與錄影帶口語部分相同。第二階段則由兩組共三十六位大學生評定假設
的口吃者與非口吃者的人格特徵。結果發現：在第一階段中，六組所評定
的口吃者的人格特徵並沒有達到顯著差異；而在第二階段，只憑受試者對
口吃者的印象及想法來評定有、無口吃者的人格特徵，則會因被評定者有
無口吃而有顯著不同。Turnbaugh 和 Guitar 認為，聽者和觀看者較會注意
到口吃之外的其他特性，不會只將口吃行為與對個體的看法直接連結，減
少了刻板印象，因此對口吃者的看法也較為正向。

上述研究結果顯示，受試者由觀看錄影帶或傾聽錄音帶方式注意到口
吃者的言語不流暢，但對口吃者人格及智力的判定卻較為正面，甚至高於
非口吃者，由此可知，若能藉由視覺或聽覺刺激的呈現，將有助於減少受

試者對口吃者的刻板印象,因此利用視聽媒材來教育大眾對口吃的認識是非常重要的。

Klassen(2001)則探討熟識與否是否會影響受試者對口吃者的態度,結果顯示口吃者的家人或親密朋友對口吃者的負面態度較少,這與 White 和 Collins(1984)、Yang(2009)的研究結果相同。Klassen(2001)、White 和 Collins(1984)都認為,對口吃者的刻板印象是來自受試者投射自己過去發生不流暢時,所產生的緊張、害羞等負向情緒反應。Klassen(2001)認為,因為與口吃者有了實際接觸和瞭解後,會產生正確認知,不會僅憑口吃與否而判定口吃者的人格特性。Yang(2009)研究有關教師對口吃學生的看法,發現因老師實際教過口吃學生,而減少對口吃學生的負面刻板印象,故支持 Klassen(2001)的看法。

二、不同角色

受過口吃相關訓練的專業人員或一般外行人的聽者,是否對口吃者的人格特質會有不同之看法,以下分別加以說明。

(一)語言治療師或臨床工作者 ▶▶

Yairi 和 Williams(1970)探討語言治療師對小學口吃男孩的看法,結果顯示不同性別的語言治療師所使用的形容詞是相似的,工作時間越久,寫出的形容詞越多;而治療過口吃兒童的人數多寡,則對結果沒有影響。而且在四個語言治療師最常用的形容詞中,有三個是負面的,包括焦慮的、退縮的和緊張的。Woods 和 Williams(1971)也請語言治療師寫下對口吃者最適切的形容詞,結果顯示,約有四分之三的形容詞描述口吃者是「緊張和害怕」,而只有三分之一的形容詞與「言語異常」有關。因此可知,即使是與口吃者有較多機會接觸的語言治療師,在描述口吃者時,仍

易將重點放在人格特徵而非其言語行為，而且是較負面的看法。Ragsdale
和 Ashby（1982）調查語言治療師對七種口吃相關變項（包括：口吃、口
吃治療、男性未成年口吃者、男性口吃成人、女性未成年口吃者、女性口
吃成人和口吃者父母）的看法，結果發現，受試者對「口吃」一詞的看法
最為正面，對於「口吃治療」則最易感到緊張與不瞭解。而治療師並不會
因口吃者的年齡不同而有不同看法；但口吃者的性別卻會造成影響，他們
對男性口吃者有較負面的看法，這可能是因為一般社會對男生的要求和期
待較高。

　　Turnbaugh、Guitar 和 Hoffman（1979）則是以填寫量表的方式，研究
具州立聽語學會會員資格的臨床工作者對口吃者的看法，其結果亦發現受
試者在評定口吃者的人格特徵時，亦傾向於勾選容易緊張、害怕等負面形
容詞，而口吃的嚴重度並不會影響受試者的評定。之後，Lass、Ruscello、
Pannbacker、Schmitt 和 Everly-Myers（1989）、Cooper 和 Cooper（1996）
的研究結果也相同，發現臨床工作者對口吃者的看法是傾向負面的。

　　許丹瓊、楊淑蘭（2006）調查國內各約兩百位的語言治療師與一般民
眾對口吃相關問題的態度與看法，發現：相較於一般民眾，語言治療師對
口吃者的態度較為正面。但不論是語言治療師或一般民眾，皆有超過半數
認為口吃者比一般人容易緊張、缺乏自信，也有近 50%的語言治療師及超
過 60%的一般民眾認為，口吃者比一般人容易害羞。

　　歸納上述研究結果，發現不論是填寫形容詞或勾選量尺，或不論評定
對象的年齡及性別是否不同，語言治療師在看待口吃者時，較易傾向於負
面的人格特徵，使得不同群體的口吃者似乎具有相似的人格。但實際上兒
童與成人的口吃問題有很大的差異，在治療時必須將每個人視為獨立個
體，瞭解個體間的差異，而非以刻板印象一視同仁（Bloodstein, 1995;
Guitar, 1998; Woods & Williams, 1971）。因此，在語言治療師和臨床工作
者的養成過程中，必須協助他們仔細審視本身對口吃者的刻板印象，避免

偏差的態度影響治療的進行，並將相關議題納入研究所課程及在職進修訓練，以確保語言治療師和臨床工作者對口吃問題有正確的認知，減少先入為主的偏見。

(二) 學校老師或行政人員 ▸▸

Van Riper（1973）指出，教師在學校中扮演最重要的角色，教師對說話、對口吃和對口吃者的態度都具有極大的影響力。例如，有些老師所訂定的規矩非常嚴格，他按照順序要兒童回答問題，而且回答時要快而正確，這樣的方式常使得兒童口吃更嚴重；而有些老師要兒童參與所有口語的活動，造成口吃兒童極大的壓力。過去有一些研究探討學校中相關人員對口吃學生的知覺，例如，Yeakle 和 Cooper（1986）曾對阿拉巴馬（Alabama）市的五百一十二位學校教師進行對口吃知覺的調查，研究發現老師們常憑空想像口吃發生學和對口吃者性格的看法，但曾經接觸過口吃學生或修過語言障礙課程的老師，對口吃者的態度則比較合乎實際狀況，而且在課堂中也會對口吃者做較多要求，因此他們建議教師在養成及在職進修階段都應接受口吃相關課程，教導老師們認識口吃。

Lass 等人（1992）的研究是假設有四位口吃者（口吃男女童各一位和男女口吃成人各一位），請一百零三位國小和國中老師寫出形容口吃者的形容詞，結果發現老師們寫出來的形容詞大都是負向的，且充滿刻板印象的描述，和之前語言治療師的研究結果類似。Ruscello、Lass、Schmitt 和 Pannbacker（1994）的研究使用與 1992 年相同的研究方法，請特殊教育老師就這四位口吃者寫出形容詞，發現六個州共八十二位特教老師所寫出來的形容詞大都也是負向的，和他們之前所做有關老師、語言治療師的結果類似。他們也強烈建議，在一般老師和特殊教育老師養成及在職進修階段，應加強有關口吃問題的課程。同年，他們又發表一篇有關學校行政人員對口吃學生知覺的研究，結果和前述三個研究類似，亦即學校行政人員

對口吃兒童和成人都存有負向的刻板印象,認為他們是沉默寡言、個性內向、害羞、焦慮、緊張、缺乏信心(Ruscello et al., 1994)。而這些負面刻板印象也會相對的影響口吃學生對溝通的態度、信心及察覺自我溝通的能力(Blood, Blood, Tellis, & Gabel, 2003)。

　　國外有關教師的研究,Lass 等人(1992)是以一般老師為對象;而Ruscello、Lass、Schmitt 和 Pannbacker(1994)是以特教老師為對象,Dorsey 和 Guenther(2000)則是以大學老師為對象,這三組受試者對口吃者人格的描述都是負向的。然而,作者在國內針對國小 1 年級導師進行訪談,請他們描述班上口吃兒童的個性,七位老師(53.84%)認為口吃學生的個性是開放、主動,甚至喜歡說話的;只有三位老師(21.4%)認為口吃學生的個性是負向的,例如:緊張和害羞。30.77%(四位)的老師認為個性是造成口吃的原因,但有超過60%的老師(八位)並不這樣認為,而全部的老師都不認為口吃學生會對教師班級經營造成困擾(Yang, 2009),此研究較過去西方研究的結果更為正向的原因,作者認為是因為該研究中的老師和口吃學生有直接接觸的經驗,因而去除了想像的刻板印象(Yang, 2009)。

(三) 學生 ▶▶

　　有關學生對口吃者的看法,Franck、Jackson、Pimentel 和 Greenwood(2003)是以國小4和5年級兒童為研究對象,Dorsey 和 Guenther(2000)則是以大學生為研究對象。這兩群學生對口吃者的人格特徵都持負向看法,而且這種刻板印象從學齡期就開始了,因此,加強兒童對口吃的正確認知,從小培養他們對口吃者的正向態度是很重要的。不過,Wenker、Wegener 和 Hart(1996)的研究是以研究生為對象,發現提供視聽覺的經驗比單憑想像來得真實,因此減少了研究生對口吃者人格評定的負面態度。Lake、Blanchet、Radloff 和 Klonsky(2009)以大學部學生和研究生對

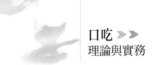

一位教授語言病理學的口吃教學者給予評定，發現學生對該位教學者的言語技巧給予負向評定，但對人格變項卻給予正向評定，而且大學部學生和研究生的評定是一樣的，顯示直接的接觸可以減少對口吃者不當的人格標籤化的刻板印象。

三、口吃者對聽者的反應

聽者的反應往往會影響口吃者的說話表現，口吃者在溝通過程中，需要面對因互動對象對「口吃」存有的刻板印象所引起的情緒反應（Yairi & Williams, 1970）；Woods 和 Williams（1971, 1976）認為，這或許可以解釋口吃者在與人互動時，常想將其口吃隱藏起來的原因。Cooper（1993）認為，當口吃者知覺到聽者的不耐煩或對其言語顯露出震驚與困窘時，常使得口吃者的不流暢更為嚴重。口吃者因為對自己的負面觀感和別人看待他們的偏見，形成負面影響造成惡性循環。相反地，如果是口吃者熟識的親人朋友，則容易忽視其不流暢，使得溝通行為較為自然，因而減少不流暢的出現（引自 Bloodstein, 1995）。Guitar（1998）指出，口吃者對自己口吃行為的感受不只是挫折和困窘，尚有對說話情境的害怕，對口吃行為感到羞恥，甚至對聽者懷有敵意。

本節所引述各篇的研究結果凸顯了口吃教育的重要性，一般人在日常生活中較少有機會接觸口吃者，亦缺乏對口吃問題的正確認知，對口吃者的印象多來自媒體的誤導或自身的不流暢經驗，容易忽略口吃者是一個獨立的個體，每個人都擁有本身的人格特點與專長能力，不應一概而論。口吃是言語溝通上的障礙，並非人格上的缺陷，但不同的口吃者卻易被貼上相似的負面人格標籤，公衛及教育單位應負起教育社會大眾的責任，以減低對口吃者的負面刻板印象，而口吃者本身也應該勇敢的走出自限的生活圈，讓一般大眾也能對口吃和口吃者有正確的認知。

第二節︱口吃者的自我概念

一、自我概念的研究方法

張春興（2000）對自我概念（self-concept）的解釋是個體如何看待自己，是個人對自己多方面知覺的總合；包括個人對自己的性格、能力、興趣、慾望的瞭解；個人與他人和環境的關係；個人對處理事物的經驗；以及對生活目標的認識與評價等。口吃者因為言語的不流暢，影響其對自己口語能力的看法，連帶影響其對個人的信心，也因而對其社會互動造成不同程度的影響。口吃者是如何看待自己，和一般人是否有所不同？讀者可以由過去的研究結果得知答案。一般研究自我概念的方法可以歸納為兩大類，說明如下。

(一) 量化研究 ▶▶

1. 評定量表（rating scale）

通常是由受試者本身或被評定者的父母和師長根據量表的陳述語句加以判定，也就是一般的自陳式量表（self-report inventory）。國內目前有田納西自我概念量表 —— 第二版（Tennessee Self-Concept Scale II）成人及兒童兩種版本、兒童自我態度問卷（Self-Attitude Questionnaire for Children）（郭為藩，1987），及國小兒童自我概念量表（Self-Concept Scale for Elementary School Children）（吳裕益、侯雅齡，2000）。

2. Q 分類法（Q-sorts）

Cohen、Swerdlik 和 Phillips（1996）說明 Q 分類法是一種評估人格的

方法,將一組陳述的卡片由最不同意到最同意依序加以分類。過去人本學派諮商大師 Rogers（1959）曾經將 Q 分類法用於諮商,請個案描述現實的自己和自己最想成為的樣子（引自 Cohen, Swerdlik, & Phillips, 1996）。Bloodstein（1995）引述 Fiedler 和 Wepman（1951）的研究,運用 Q 分類法,提供五十六個描述自我的句子給口吃者,請其將最適合或最不適合描述自己的語句予以分類,共分為七級（最不同意至最同意）,每一級中所放置的卡片數量是固定的,分別為一、五、十二、二十、十二、五、一張,六句,結果口吃者與非口吃者的自我概念並無不同。Bloodstein（1995）認為,Q 分類法有以下三個缺點:(1)Q 分類法是以 Murray 提出的一般人的性格特徵編製的,無法符合口吃者的人格特質,因此不易區別口吃者與非口吃者的不同;(2)過去研究結果發現:口吃者的自我概念是與適應良好者的心理特質相近,而非與心理不適應者較相似;(3)受試者第一次陳述的可能是真實我,而第二次陳述的則可能是理想我,前後施測結果可能會不一致。

(二) 質化研究 ▶▶

1. 自由反應法（free-response）

使用投射技巧,由受試者根據施測者給予的刺激,投射個人的感受與想法,例如使用:(1)未完成語句:「我是……」,讓受試者來完成（Devore, Nadur, & Manning, 1984）;(2)Rorschach（1951）所編製的羅夏克墨漬測驗（Rorschach Inkblot Test）（引自黃堅厚,2003）,讓受試者將自我經驗投射在墨漬圖卡上,再加以陳述;(3)其他的投射測驗,如畫人測驗（Drawing A Person）或屋樹人測驗（House-Tree-Person Technique, H-T-P）等,都屬於此類。

2. 訪談法

由研究者事先擬定結構式或半結構式的題目大綱來訪問受試者,請他

們提供個人的意見、看法或經驗,通常是一對一,只有研究者和受訪者參與。例如,Bajaj、Hodson 和 Westby(2005)使用結構性訪談與分析來探討口吃兒童與正常同儕的溝通表現;蔡瓊瑜、楊淑蘭和楊妙芬(2008)則使用訪談法,訪問不同嚴重度的口吃兒童對自我在學業和人際的看法。

3. 焦點團體訪談

焦點團體訪談法(focus group interview),或稱為團體深度訪談法(group depth interview),是由受過良好訓練的專業人士帶領的團體訪談,針對某特定問題或特定族群組成團體進行資料蒐集。團體帶領者要營造出安全、輕鬆、自在與信任的互動氣氛,使參與者可以暢所欲言,激盪出內心的想法、經驗與觀點。由於參與者的背景相近,較能有良好的互動,一個團體的成員大約為四至十二名,每次通常進行一個半至兩小時,過程中常會進行錄音與錄影,以便團體結束後將訪談內容轉成文字資料進行分析(Fern, 2001)。

4. 行為觀察法或檔案分析

藉由個體的行為表現,如動作、言談、走路姿態或字跡等加以分析,亦可經由檔案資料或書信及作品,分析個體的人格特質或自我概念。

Bloodstein(1995)整理了早期許多有關口吃者自我概念的研究,以下加以引述說明。其中最早的一篇研究是 Fiedler 和 Wepman(1951)假設口吃者會因口吃問題而形成對自己的獨特觀點,他們給口吃者七十六個對自我描述的句子,例如「我覺得很無聊」或「我時常很警醒」等,使用 Q 分類法,發現口吃者的自我描述相較於非口吃者並沒有顯著差異,甚至是比較接近心理健康的人。Zelen、Sheehan 和 Bugental(1954)則使用 W-A-Y(Who Are You?)技巧進行研究,發現接受團體治療的口吃者比非口吃者對自己有更多正向的看法。Putney(1955)的研究發現,口吃者畫出的自我身體形象與一般人不同。Rahman(1956)則發現口吃大學生的自我接

納較同儕低，但兩者沒有達到顯著差異。Wallen（1960）、Gildston
（1967）都發現口吃青少年比非口吃青少年的自我概念差。Fransella
（1968）使用形容詞描述自我的研究發現：口吃者看待自己和看待其他口
吃者是不同的；口吃者看待其他口吃者和非口吃者看待口吃者一樣，但口
吃者本身則將自己視為與其他的口吃者不同。歸納 1960 至 1970 年代
Bloodstein 所引用的有關口吃者之自我概念的研究結果，口吃者的自我概
念並非全然比非口吃者來得差。

二、口吃者的自我概念

　　近年來，除了研究口吃者的自我概念外，亦有許多關於口吃者的自
尊、自我效能、內外控信念和對口吃的覺知等重要變項的研究，本節內容
主要整理自蔡瓊瑜、楊淑蘭和楊妙芬（2008）之文獻和近年來新增之研
究。以下根據研究參與者年齡的不同，分別加以說明。

(一) 口吃兒童與青少年的自我概念 ▶▶

1. 學齡前和學齡兒童部分

　　Devore、Nadur 和 Manning（1984）同時使用質化和量化研究，他們
利用「屋樹人測驗」（Buck, 1948）及「19 題兒童態度量表」（A-19-Item
Attitude Scale for Children）（Guitar & Grims, 1977）做為研究工具，結果
發現學齡前口吃兒童和非口吃兒童的溝通態度並無顯著不同，但兩組在繪
畫的內容上卻有不同。口吃兒童的身體畫得較小，這可能是對自我身體意
象不當的感覺或是無助感的呈現，他們也傾向將自己畫在紙張的左側，可
能解釋為想躲開新經驗，因此，兩組在量表分數上並無不同，但質化的分
析則可看出兩組表達的自我意象品質不同。Pukacova（1973）則使用未完
成語句研究七十四位口吃兒童，發現 94%口吃兒童是低自尊（low self-es-

teem）的。Green（1999）亦是同時使用量化和質化方法，以「溝通情境量表」（Communication Situation Scale）和「羅夏克墨漬測驗」，來比較國小口吃兒童和成人的自我概念，結果發現：相較於口吃成人，口吃兒童的嚴重度和社會互動中的自我概念成正相關，但成人卻相反。Yovetich、Leschied 和 Flicht（2000）則使用「不受文化影響的自尊量表 ── 第二版」（Culture Free Self-Esteem Inventory-II）（Battle, 1992）為研究工具，結果發現口吃兒童在自尊測量的五個向度與常模並無不同。

Bajaj、Hodson 和 Westby（2005）則以結構式訪談，請男性口吃兒童與非口吃兒童評估自我的溝通能力。Bajaj 等人問了三個問題：(1)說話說得好的人是怎樣說話的？(2)說話說不好的人是怎樣說話的？(3)你說話的樣子是像哪一種？他們根據受試者回答的內容，發現在第(1)和(2)題中，口吃兒童傾向使用單一向度來描述其他人的溝通行為，他們的反應是以形式（流暢度、速度、聲音品質、發音和文法的特徵）為標準多於以語用（說話是否有禮貌或會不會批評別人）為標準，而且也會以有無口吃做為說明的基礎。但非口吃兒童則使用多向度標準來描述其他人的溝通行為，在第(1)(2)題中，形式和語用標準大約各占一半；但非口吃兒童說明時較不會考慮有無口吃。另外，該研究結果也顯示，口吃兒童在描述自己是「說話說得好的人」時是語帶保留的，他們會以自身口吃的經驗來做解釋，非口吃兒童對於自己溝通能力的評估是比較正向的。Bajaj 等人（2005）的結論指出，口吃兒童對自己溝通能力的評估，受到口吃經驗的影響，而且與非口吃兒童不同，是較為負向的。

蔡瓊瑜、楊淑蘭和楊妙芬（2008）的研究是國內第一篇探討學齡口吃兒童自我概念的研究，使用半結構式訪談法，訪問六位（一女五男）3 至6 年級不同嚴重程度（輕、中和重度各兩位）的口吃兒童，對自我在學業、人際和其他個人形象的看法。研究發現：(1)國小口吃兒童之學業自我概念，可能因對學業表現的重視而減少了口吃對學業自我概念的影響。(2)國

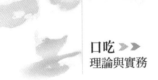

小口吃兒童的非學業自我概念,在身體外形上與一般兒童相似,對於肥胖的關注多於其他外表因素,此部分與口吃無關;另外,國小口吃兒童之師生和同儕互動關係優於和女性手足之間的關係。(3)國小口吃兒童之口吃嚴重度、口吃的覺知、溝通態度、溝通焦慮及社會互動等因素,可能相互影響形成口吃兒童的自我概念。另外,口吃兒童常以逃避的行為和態度來面對日常生活的困境,而其逃避的原因尚不清楚。

歸納以上國內外有關學前與學齡口吃兒童自我概念的相關研究結果可以發現,蒐集量化資料的研究似乎較難發現口吃兒童與非口吃兒童的不同(Devore, Nadur, & Manning, 1984; Yovetich, Leschied, & Flicht, 2000)。但如以質化研究方法進行,則較能夠看出二者的差異,例如,口吃兒童在繪畫中表現的自我可能顯示較有無力感和較低的自尊(Devore, Nadur, & Manning, 1984; Pukacova, 1973);口吃兒童的自我概念和口吃經驗有關(Bajaj, Hodson, & Westby, 2005);而口吃兒童的嚴重度並不會影響社會互動時的自我概念(Green, 1999)。國內的研究結果則發現學齡口吃兒童的學業和人際自我概念並無異常,與 Green(1999)的研究結果相類似,但口吃兒童傾向逃避日常生活的困境,而其原因並不清楚,是否與口吃有關仍待深入探討(蔡瓊瑜、楊淑蘭、楊妙芬,2008)。

2 青少年部分

Blood、Blood、Tellis 和 Gabel(2003)以羅森伯自尊量表(Rosenber Self-Esteem Scale, RSES)研究兩組不同年齡的口吃青少年。結果顯示:(1)有 85%的口吃青少年呈現正向自尊(分數距離平均數一個標準差以內);(2)65%的口吃青少年不覺得說話口吃有負向標籤作用;(3)60%的口吃青少年很少或從不討論自己的口吃;(4)年幼組比年長組對口吃的知覺更為負向也更覺得有標籤化。Bray、Kehle、Lawless 和 Theodore(2003)則使用 Manning(1994)的「口吃青少年自我效能量表」(Self-Efficacy Scaling for Adolescents Who Stutter, SEA)、Baum 和 Owen(1988)的「學業活動的

自我效能」（Self-Efficacy for Academic Tasks, SEAT）及 Reynolds（1986）
的「Reynolds 青少年憂鬱量表」（Reynolds Adolescent Depression Scale,
RADS）為工具（引自 Bray, Kehle, Lawless, & Theodore, 2003），以 13 至
19 歲的口吃青少年為對象進行區別分析。先以自我效能和憂鬱分數做為反
應變項，發現只有自我效能分數可以區辨口吃與非口吃者，可解釋 61%的
變異量；再單以自我效能為反應變項，分類的正確率是 81%，對於非口吃
青少年的正確率為 95.2%，而對於口吃青少年則只有 67%。因此 Bray 等人
認為，自我效能可以有效的預測青少年的口語流暢度。口吃青少年在言語
流暢的自我效能顯著低於非口吃者，Bray 等人認為，可能是口吃青少年較
難維持流暢說話，並覺得口吃經驗是困窘難堪的。

　　Landera（2004）同時使用量化工具〔內外控量表（Locus of Control of
Behavior, LCB）和青少年自我效能量表〕和訪談法進行研究。結果發現口
吃青少年（三位國中和三位高中）不太願意談論本身的口吃經驗，與 Blood
等人（2003）之研究結果相似。他們也不承認口吃帶來困擾，但在量表上
的表現卻與訪談中的說法不同，而且口吃者傾向外控歸因，並有較差的自
我效能，這與 Bray 等人（2003）的研究結果相似。

　　綜合兒童與青少年的研究結果，可以得知口吃兒童在溝通態度量表上
與非口吃兒童並沒有顯著差異，但在繪畫測驗表現上傾向較不適當的感
覺，可能可解釋為無力感及對新經驗產生防衛的心理（Devore, Nadur, &
Manning, 1984），且在語句完成測驗的結果也呈現較低的自尊（Pukacova,
1973）。而口吃兒童對自我溝通能力的看法受其本身口吃經驗的影響（Ba-
jaj, Hodson, & Westby, 2005），學齡口吃兒童之口吃嚴重度、口吃的覺知、
溝通態度、溝通焦慮及社會互動等因素，可能相互影響形成口吃兒童的自
我概念（蔡瓊瑜、楊淑蘭、楊妙芬，2008）。口吃兒童和非口吃兒童在自
尊和溝通態度上沒有顯著的差異（Devore, Nadur, & Manning, 1984; Yoveti-
ch, Leschied, & Flicht, 2000）。

　　而口吃青少年很少提及口吃對自身帶來的影響（Blood, Blood, Tellis, &
Gabel, 2003），且不太願意談論有關口吃的經驗，不承認口吃困擾著他
們，但口吃者是傾向外控歸因和較差的自我效能的（Landera, 2004）；另
外，口吃青少年在言語流暢的自我效能低於一般同儕（Bray, Kehle, Lawless,
& Theodore, 2003）。因此若由縱向的時間演變觀察，口吃對學齡前和學齡
兒童的影響似乎較隱而不彰，但在青少年期逐漸發酵，口吃青少年面臨自
我認同的發展期時，雖然他們不討論口吃問題，不過口吃的負向影響已開
始作用了。

(二) 口吃成人的自我概念 ▶▶

　　在本章第一節中提及許多過去的研究結果，受試者大都認為口吃者的
人格特質是緊張、害羞和內向的，因此也有許多研究探討成人口吃者與自
我概念相關的變項，說明如下：

1. Cooper 和 Thompson（1971）研究口吃成人在透過觀看錄影帶前、
   後，評量自己的口吃嚴重程度和口吃行為是否不同，結果發現：口
   吃成人對自己的口吃有一致性的看法，前後測並未達到顯著差異，
   因此，即使看過自己說話的樣子，也不影響口吃成人對自己口吃的
   評定。Sheehan 和 Lyon（1974）研究口吃者的角色知覺，使用 Sar-
   bin-Hardyck 棒狀人形測驗（Sarbin-Hardyck Stick Figure Test），讓
   口吃成人用適當的形容詞描述四十三個棒狀人物的姿態，發現口吃
   成人與非口吃成人的角色知覺並沒有達到顯著差異。

2. Ornstein 和 Manning（1985）使用口吃成人自我效能量表（Self-Effi-
   cacy Scale for Adult Stutters, SESAS）、Erickson（1969）的溝通態
   度量表（Scale of Communication Attitudes）及 Woolf（1967）的口
   吃知覺調查表（Perceptions of Stuttering Inventory）做為研究工具。
   結果發現：(1)口吃成人的自我效能和溝通態度量表、口吃知覺皆呈

負相關（-0.71, -0.52），表示成人口吃者的自我效能越佳，溝通態度越佳，也越少知覺到口吃的發生；(2)口吃成人在 SESAS 得分上顯著低於非口吃成人，表示口吃成人的自我效能顯著低於非口吃成人；(3)口吃嚴重度和口吃成人的自我效能呈負相關（-0.51），口吃越嚴重，口吃成人在特定情境的溝通態度與表現的信心越差。

3. Kalinowski、Lerman 與 Watt（1987）使用二十五個配對形容詞的語意分析法（Method of Semantic Differential），對男性口吃和非口吃成人進行研究，結果發現兩組的自我描述並無顯著差異，但非口吃者則多以負向特徵來描述口吃者，而口吃者則是以正向態度來描述非口吃者。Green（1999）研究六十位口吃成人的自我概念，使用溝通情境量表和羅夏克墨漬測驗做為工具，結果發現口吃成人的口吃嚴重度與自我概念有負相關，口吃越嚴重則自我概念越負面。

4. Ginsberg（2000）則研究以羞恥（shame）、自我意識（self-consciousness）和內外控（locus of control）來預測成人的口吃行為，發現只有羞恥和自我意識是特定口吃行為有效的預測指標，而在背景變項中，參加口吃自助團體亦是口吃行為有效的預測指標。前述 Landera（2004）的研究亦以三位口吃成人為對象，發現成人的量表結果與訪談內容較青少年為一致，在處理口吃的發生也比青少年自我效能為佳。Silverman（2004）提到口吃者有衝突的身體意象（conflicting body image）時，可能增加口吃的嚴重度，雖然並沒有指明是兒童或成人，但也是語言治療師需要注意的。

上述有關口吃成人自我概念的研究較多是使用標準化工具，只有 Landera（2004）多添加質性訪談，和 Kalinowski、Lerman 與 Watt（1987）使用語意分析技術是不同的。整合成人部分的研究發現，雖然口吃成人在角色知覺與自我描述上與非口吃成人沒有達到顯著差異（Kalinowski, Lerman, & Watt, 1987; Sheehan, 1974），但口吃越嚴重，其自我概念與自我效能則

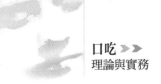

越負向（Green, 1999; Sheehan & Lyon, 1974），而且口吃成人的自我效能顯著低於非口吃者（Ornstein & Manning, 1985）。羞恥和自我意識也可用於區分口吃者和非口吃者（Ginsberg, 2000）；另外，口吃者的負向自我身體意象也是值得關注的（Silverman, 2004）。

綜合比較不同年齡口吃者之自我概念相關研究，發現：口吃者的自我描述和自尊與非口吃者並無不同（Kalinowski, Lerman, & Watt, 1987; Yovetich et al., 2000），但若口吃程度越嚴重，其自我概念、自我效能與溝通態度則越負向（Green, 1999; Ornstein & Manning, 1985），而口吃者對自己和對非口吃者的看法是不同的（Fransella, 1968）。其次，在自我接納和自我效能方面，發現口吃者顯著低於非口吃者（Bloodstein, 1995; Bray, Kehle, Lawless, & Theodore, 2003; Ornstein & Manning, 1985; Sheehan & Lyon, 1974）。歸納而言，有關口吃兒童和青少年自我概念的研究篇數稍少於口吃成人，原因可能是因口吃而產生困擾問題大都出現在青少年期之後。青少年與兒童的社會關係較為單純，以學校和家庭生活為主，成年後，個體面臨需要利用語言與他人互動的情境增多，擴大至職場和社交情境，例如異性交往和求職面談等，而兒童與青少年自我概念的發展仍處於變動形塑的過程，發展至成人則漸趨穩定，若不良的自我概念（如負向的自我效能）在成人期之前未被協助改善，將影響口吃者的人格發展與生活適應，這也是語言治療師治療成人口吃者時，所面臨的最大挑戰。

第三節 | 口吃者的溝通態度

除了直接研究口吃者的自我概念之外，有許多研究者會選擇與口吃者自我概念有關的溝通態度、溝通焦慮等相關變項做為研究的依變項，本節則探討有關口吃者的溝通態度（communication attitude）。

　　態度是個體對於人、事、物的看法，會受到個體的情感、認知與行為的影響，而溝通態度則是個體在溝通歷程中所產生在認知、情感與行為三方面的反應傾向。口吃者因為口語的不流暢，因此在面對需要言語溝通的社會互動情境時，可能產生與非口吃者不同的反應：在認知上指的是口吃者對溝通的看法；在情感上指的是口吃者在溝通時的感受或心情；在行為上則強調口吃者的溝通行動或反應——這些將會影響口吃者的溝通效能。例如：口吃者在認知上可能會認為說話是一件困難的事，並預期自己會發生口吃；又因為言語中無法控制的不流暢，而產生對說話的負面情感，包括緊張、害怕、困窘和焦慮等，進而形成掙扎或避免說話等行為；口吃者也可能因此逃避需要使用口語的社交情境。相反地，口吃者如能對自己的口吃抱持正向接納的態度，則可能減少口語的不流暢與掙扎的行為，而仍以正向積極的態度面對溝通情境，也就不會產生負向消極、逃避的反應（伍瑞瑜、楊淑蘭，2007）。口吃者的溝通態度在口吃的診斷與治療過程中扮演著重要的角色。茲將一般兒童、口吃兒童和口吃成人的溝通態度說明如下。

一、一般兒童之溝通態度

　　Brutten 和 Dunham（1989）為 2 至 8 年級的一般兒童施測溝通態度測驗（Communication Attitude Test, CAT）。結果顯示，正常兒童很少有負向溝通態度，隨著兒童年齡成長，負向溝通態度會顯著減少，而性別並不會影響溝通態度。

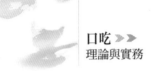

二、口吃兒童之溝通態度

(一) 歐洲的情況 ▶▶

在歐洲，Brutten 和他的研究團隊在 1990 年，發展一個兒童溝通態度測驗，1997 年進行修訂，稱為「溝通態度測驗修訂版」（Communication Attitude Test-Rivised, CAT-R）（引自 Manning, 2009）。在一系列研究中，De Nil 與 Brutten（1990）研究比利時 7 至 14 歲不同言語障礙及一般兒童的溝通態度，施測荷蘭語版的溝通態度測驗（CAT-D）。結果顯示：口吃兒童與聲音異常兒童的溝通態度並無顯著差異，構音異常兒童與一般兒童的溝通態度亦無顯著差異，而口吃兒童與聲音異常兒童比構音異常與一般兒童有較多的負向溝通態度。第二年，De Nil 和 Brutten（1991）發表與第一年相同的口吃與非口吃兒童的溝通態度相關變項的比較，結果發現：學齡口吃兒童比非口吃兒童呈現較多負向的溝通態度，而且口吃兒童的負向溝通態度與口吃嚴重度有顯著正相關，口吃越嚴重，兒童的溝通態度越差。此外，隨著年齡增長，口吃兒童的溝通態度會更為負向，非口吃兒童則趨於正向，但性別則對溝通態度並無影響。

Vanryckeghem 和 Brutten（1992）進行有關 CAT 的再測信度時，研究 6 至 12 歲的口吃與非口吃兒童在 CAT 的表現，結果發現：口吃兒童比非口吃兒童有更多不當的溝通態度。Vanryckeghem（1995）調查比利時國小口吃與非口吃兒童的父母對其子女溝通態度的看法，與兒童對自己溝通態度的看法是否一致，同樣以 CAT-D 進行施測，兩組兒童的溝通態度與其父母對子女說話態度看法僅有低度相關（.28 至 .34），亦即父母對子女溝通態度的看法無法有效預測其子女的溝通態度。此外，口吃兒童的父母比非口吃兒童的父母認為其子女有較多負面的溝通態度。之後，Vanryckeghem

和 Brutten（1996）研究與 1995 年相同的兩組受試者的溝通態度與不流暢
間的關係，他們將言語不流暢分為兩類：一為聲音的重複與延長，另一為
所有的說話都不流暢；再將受試者的溝通態度分為較佳、中等與較差三
組。結果發現：在朗讀方面，具中等溝通態度之口吃兒童分別和這兩類的
不流暢有顯著相關；而在對話方面，三組之口吃兒童分別都和這兩種類型
的不流暢有顯著相關，因此，口吃兒童的溝通態度和對話中不同類型的不
流暢都有顯著相關。此外，他們也發現溝通態度與口吃嚴重度有顯著負相
關，但非口吃兒童之溝通態度與不同類型的不流暢無關。Vanryckeghem 和
Brutten（1997）又發表相同兩組受試者的研究結果，證明口吃兒童比非口
吃兒童有更多負向的溝通態度，隨著年齡增加，口吃兒童的負向溝通態度
隨之增加，而非口吃兒童負向的溝通態度卻減少，此外，兩組兒童的溝通
態度是受到說話經驗的影響，說話越不流暢則溝通態度越差。Vanryckeg-
hem、Brutten 和 Hernandez（2005）使用兒童溝通態度量表（Kiddy CAT）
對學齡前口吃兒童進行研究，發現口吃兒童比非口吃兒童有顯著的負向溝
通態度。Bernardini、Vanryckeghem、Brutten、Cocco 和 Zmarich（2009）
又以義大利兒童為研究對象，發現口吃兒童比非口吃兒童的溝通態度來得
差，但年齡和性別不會影響溝通態度。

　　Vanryckeghem 和 Brutten 的研究團隊在歐洲進行的一系列研究皆發現，
不論學前或學齡兒童，口吃者的溝通態度皆較非口吃者來得差，但年齡對
溝通態度的影響結果並不一致，而性別則不會影響溝通態度。

(二) 美國的情況 ▶▶

　　在美國，Woods（1974）調查 3 至 6 年級口吃與非口吃兒童溝通態度
的研究發現，非口吃兒童的溝通態度顯著優於口吃兒童。Blood、Blood、
Tellis 和 Gabel（2001）調查三十九對口吃與非口吃青少年溝通憂慮與自我
覺知的溝通能力，結果指出口吃青少年顯著有較高的溝通憂慮和較差的自

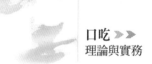

我覺知的溝通能力。Andre 和 Guitar 有一個未發表的研究是使用他們發展的「19題口吃兒童溝通態度量表」（A 19 Scale for Children Who Stutter），測量二十八對由幼稚園到 4 年級的口吃與非口吃兒童，口吃兒童的溝通態度較非口吃兒童為差（引自 Manning, 2009）。

(三) 國內的情況 ▶▶

在國內，伍瑞瑜和楊淑蘭（2007）以三十四對（男生三十二對，女生二對）之口吃與一般學齡兒童，共六十八人為研究對象，使用自編的兒童溝通態度量表為工具。研究結果發現：不論有無口吃家族史、接受治療與否，不同年級或不同家庭社經地位的口吃兒童在溝通態度上並無顯著差異；只有口吃嚴重度會影響兒童的溝通態度，重度口吃兒童的溝通態度較輕度和無口吃兒童為差。

綜合上述之研究結果，不論學齡前或學齡口吃兒童比非口吃兒童有較差的溝通態度（伍瑞瑜、楊淑蘭，2007；Bernardini, Vanryckeghem, Brutten, Cocco, & Zmarich, 2009; De Nil & Brutten, 1986, 1991; Vanryckeghem, 1995; Vanryckeghem & Brutten, 1997; Vanryckeghem, Brutten, & Hernandez, 2005; Woods, 1974）；隨著年齡增加，非口吃兒童的溝通態度會變好，而口吃兒童的態度則變差（De Nil & Brutten, 1986, 1991; Vanryckeghem & Brutten, 1997）。溝通態度與口吃嚴重度有負相關，口吃越嚴重，則溝通態度越差（伍瑞瑜、楊淑蘭，2007；De Nil & Brutten, 1991; Vanryckeghem & Brutten, 1996），但性別並不會影響溝通態度（伍瑞瑜、楊淑蘭，2007；Bernardini, Vanryckeghem, Brutten, Cocco, & Zmarich, 2009; Brutten & Dunham, 1989; De Nil & Brutten, 1991）；而口吃青少年比非口吃青少年的溝通憂慮高和覺得自己溝通能力較差（引自 Manning, 2009）。

三、成人的溝通態度

　　Watson（1988）比較口吃成人和非口吃成人在行為、認知和情感向度的溝通態度，結果發現：說話愉悅和說話技巧最能區分口吃者和非口吃者，但口吃者認為說話愉悅和說話技巧沒有相關，說話愉悅和說話情境發生的頻率有關；而非口吃者認為說話愉悅和說話情境發生的頻率無關。Andrews 和 Craig（1988）使用 Erikson S-24 溝通態度量表修訂版（Modified Erikson Scale of Communication Attitude）（Andrews & Cutler, 1974），評估接受治療的成人口吃者的療效，發現治療不僅可以減少口吃者的不流暢，也能明顯改善口吃者的溝通態度和內控信念，溝通態度經常做為評估治療成效內隱變項的指標之一。Miller 和 Watson（1992）研究口吃者和非口吃者的焦慮、憂鬱和溝通態度，他們發現口吃者的溝通態度比非口吃者來得差，且自評口吃越嚴重者的溝通態度越差。但口吃者並不比非口吃者有更多的焦慮和憂鬱，他們認為口吃者的焦慮和溝通態度有關，而溝通態度亦與口吃者個人的溝通經驗有關。Lewis（1997）整理了 1996 年之前發表的有關成人口吃者溝通態度之研究，並加以分析，他列出三個結論：(1)成人口吃者的溝通態度比非口吃者差；(2)治療前的溝通態度和口吃程度呈負相關，但分布的範圍相當大，由可忽略到中度相關；(3)溝通態度和治療後的口吃也是呈中度的負相關。Lewis 認為溝通態度確實是口吃建構的一部分，但治療前的溝通態度並不能解釋治療成效的因果關係。

　　國內曾鳳菊和楊淑蘭（2005）也是以溝通態度做為團體治療療效的指標之一，可惜在該研究中口吃者外顯的不流暢行為確實有改善，但並未能減少成人口吃者的負向溝通態度，可見在成人口吃治療上，溝通態度的改變比外顯口吃行為來得更困難，這兩部分的處理也可能需要使用不同的治療技巧，是值得治療師注意的。Craig（2007）在美國聽語學會年會所舉辦

的工作坊，討論有關青少年和成年口吃治療以證據為基礎的實務工作，提到口吃者由兒童期開始對溝通感到恐懼（fear of communication），到青少年和成人期對溝通的態度都是傾向負面而覺得害怕的，因此如何改善口吃成人的溝通態度，在實務工作中是很重要的。

第四節｜口吃者的溝通焦慮

究竟是不良的溝通態度引發口吃者的溝通焦慮，抑或者是不流暢口語引發的溝通焦慮，形成更多的口吃？這些問題引起研究者進行相關研究的動機，以便瞭解焦慮與口吃的關係。本節分別從焦慮、溝通焦慮和口吃者的焦慮加以說明。

一、焦慮和溝通焦慮

焦慮（anxiety）是一種憂慮、緊張的心理狀態，經常伴隨著自主神經系統反應的生理症狀（Han, 2009）。個體焦慮時，會出現擔憂、不安、害怕、易怒、注意力不集中等情緒，而且在生理上也會出現不適的反應，例如：肌肉緊繃、出汗、呼吸不順、胃痛、頭痛、暈眩和失眠等症狀。Freud（1894）將焦慮分為：(1)現實性焦慮（realistic anxiety）：源自於外在世界的真實危險；(2)神經性焦慮（neurotic anxiety）：是屬於潛意識本我的內在衝動擔心受到處罰。Spielberger（1979）根據 Cattel 和 Schier 所提出的特質焦慮（trait-anxiety）和情境焦慮（state-anxiety），進一步加以闡明，特質焦慮是指個人學習而得的行為傾向，屬於長期穩定較難改變的人格特質；而情境焦慮則是因特殊情境壓力而產生的焦慮，會因情境壓力不同而不同，如考試焦慮（引自 Han, 2009）。因此，溝通焦慮（communication anxiety）是個體在面對溝通情境時，所經歷內在緊張不安的情緒狀態，也會伴隨著生理上自主神經系統的反應，是個體在溝通情境中主觀的情緒感受和經驗（伍瑞瑜、楊淑蘭，2007）。即便是非口吃者在壓力情境下使用語言表達時，也會產生焦慮，例如：第一次上台播報新聞的主播，或面對重要面試機會，或於大眾面前公開說話等，都可能使有正常言語者產生某種程度的焦慮，以至於影響言語表達的成效。而口吃者通常因為過去的說話經驗而預期個人無法流暢表達，因此所形成的焦慮可能比非口吃者更高。

　　然而，不同學者對焦慮在口吃發生中所扮演的角色看法不同。根據 Messenger、Onslow、Packman 和 Menzies（2004）指出，部分學者認為焦慮是造成口吃的主要原因，例如：Sheehan（1970）和 Wischner（1952）；或者認為焦慮只是一個中介變項，會促使口吃的發生，例如：Brutten 和 Shoemaker（1967）、Van Riper（1982）；而也有學者認為焦慮是口吃的副產品，即一般的情緒反應，常伴隨口吃的發生，可以 Craig 的研究團隊為代表（Craig, 1990; Craig, Hancock, Tran, & Craig, 2003）（引自伍瑞瑜、楊淑蘭，2007）。新近的研究結果發現，口吃者的焦慮是因溝通情境而產生的，與口吃者的言語困難有關，而與其他非溝通情境無關（Ezrati-Vinacour & Levin, 2004; Kraaimaat, Vanryckeghem, & Van Dam-Baggen, 2002; Mahr & Torosian, 1999; Messenger, Onslow, Packman, & Menzies, 2004）。

二、口吃者的焦慮

　　Silverman（2004）指出，口吃者在口吃前肌肉的緊張，會跟隨逐漸升高的焦慮，可能很輕微，也可能是非常痛苦的。而且在口吃者的人格特質中對說話感到焦慮，這種焦慮可能導因於預期說話時可能發生口吃，而想要逃避，反而形成口吃。長期口吃的人想要隱藏自己的口吃，以免影響人

際關係，當想隱藏而無法做到時，焦慮會更高。以下就不同的研究方法探討口吃者的焦慮，加以分類說明。

(一) 研究治療前後口吃者焦慮的改變 ▶▶

Kraaimaat、Janssen 和 Brutten（1988）調查三十三位男性口吃青少年在治療前後的自主神經焦慮（autonomic anxiety）和認知焦慮（cognitive anxiety）的改變，研究結果顯示：治療後，口吃青少年的口吃、不良適應行為和兩種焦慮都減少了。而口吃的減少與治療前自主神經焦慮有負相關，而不良適應行為的減少和治療前的認知焦慮也有負相關，意味著不同的焦慮對改善不同的口吃問題的影響是有差異的。Craig（1990）的大型研究中，比較一百零二對的口吃和非口吃成人，在接受治療前後，分別評估他們的特質焦慮和強調說話情境的情境焦慮。發現口吃者在治療前的特質焦慮及情境焦慮明顯比非口吃者高，但治療後，特質焦慮則回到正常範圍內（並未測量治療後的情境焦慮），他認為處理焦慮在口吃治療中是相當重要的。

(二) 比較口吃者與非口吃者與焦慮相關的變項 ▶▶

Blood、Blood、Bennett、Simpson 和 Susman（1994）測量十一位口吃與非口吃成人在基礎線、低焦慮和高焦慮情境時，分泌唾液中的可體松（salivary cortisol）。在研究前，兩組的情境焦慮、特質焦慮和溝通憂慮並無顯著差異。研究後發現，在高壓力情境時，口吃者唾液中的可體松是較高的，實驗開始的基礎線、低焦慮和高焦慮情境中，口吃者的情境焦慮都比非口吃者來得高，因此在有壓力的情況下，不論在生理變項或心理變項上，口吃者的焦慮反應都是比較高的。

Kraaimaat、Vanryckeghem 和 Van Dam-Baggen（2002）比較口吃和非口吃成人的社交焦慮。以社交情境量表為工具，內容包括：(1)緊張與不舒

服的情緒；及(2)社會反應頻率。結果顯示口吃者的緊張情緒比非口吃者為高，而社會反應頻率則較少；有 50%口吃者的分數是落入高社交焦慮的範圍內。Kraaimaat 等人（2002）認為，焦慮在口吃評估中是非常重要的項目。

Craig、Hancock、Tran 和 Craig（2003）為了找出不在臨床治療的口吃者，以分層隨機抽樣的方式對澳洲新南威爾斯（NSW）地區進行電話訪談。六十三名滿 15 歲且被認定為口吃者，藉由電話訪問完成特質焦慮量表，結果顯示口吃者比一般人有較多的特質焦慮。

DiLollo、Manning 和 Neimeyer（2003）的研究是以二十九對口吃和非口吃成人為對象，探討根據個人建構論，是否口吃者較難建構一個流暢說話者的角色，進行訪談內容分析和認知焦慮量表施測。結果顯示，口吃者對於做為一個說話流暢者有較高的認知焦慮，較難整合自己的經驗為一個說話流暢者的角色。DiLollo 等人（2003）認為，治療時，應注意評估口吃者所認為自己是一個說話不流暢的角色，因為這會使得口吃的治療難以進步，且口吃容易再度復發。

McAllistera、Kelmanb 和 Millard（2014）以到 Michael Palin Centre 參加口吃評估的 8～18 歲兒童和青少年，以及他們的父母為研究對象，施測「兒童焦慮有關的情緒異常量表」（Screen for Childhood Anxiety Related Emotional Disorders, SCARED），該量表分數可以分為一般焦慮障礙、分離焦慮、社交恐懼症、逃學和痛苦。研究結果發現：口吃組的焦慮高於非口吃組，而且隨著年齡增加更為普遍，兒童—青少年組的 SCARED 分數和父母的分數有顯著相關，年紀小的兒童比較容易有分離焦慮，年紀較大者則有一般性焦慮。

(三) 比較口吃者與其他心理異常者的社交焦慮 ▶▶

Mahr 和 Torosian（1999）比較口吃成人、社交恐懼症（social phobia）

者和非口吃成人的焦慮是否不同。結果發現口吃者比社交恐懼症者的社交
焦慮與逃避、擔憂負面評價、社交恐懼症狀及懼曠症狀來得少，但兩組在
一般焦慮並無差異。而口吃者比非口吃者有更多社交困擾、逃避及焦慮，
但是口吃者和非口吃者在擔憂負面評價上並沒有顯著差異。大多數口吃者
主要的害怕是來自說話，他們逃避社交情境是因為擔心說話口吃；口吃者
雖然沒有社交恐懼，但社交焦慮還是比一般人高。

(四) 研究口吃者的焦慮與情境關係 ▶▶

　　Ezrati-Vinacour 和 Levin（2004）研究四十七對男性口吃和非口吃成人
的多向度互動的焦慮，評估情境焦慮和特質焦慮，以及和言語有關或無關
任務的焦慮。結果發現，口吃成人的特質焦慮比一般成人高，他們認為特
質焦慮應是口吃成人人格的一部分。但不同嚴重度的口吃者的特質焦慮卻
無顯著差異；嚴重口吃的成人在說話任務的情境焦慮比輕度口吃成人和一
般成人為高，而且情境焦慮與口吃嚴重度有關。此外，不同嚴重程度（輕
度、重度和一般）成人在不需說話情境的焦慮並無顯著差異，口吃者的特
質焦慮、社交溝通焦慮及與說話任務有關的焦慮有顯著正相關，顯示口吃
者的焦慮是受人格、情境因素的交互影響，尤其是與說話有關的情境。

　　Messenger、Onslow、Packman 和 Menzies（2004）比較三十四對口吃
成人和非口吃成人之預期的社會性傷害是否與其焦慮有關，他們使用擔憂
負面評價量表（Fear of Negative Evaluation Scale, FNFS）和 Endler 的多向
度焦慮量表（The Endler Multidimensional Anxiety Scale）為工具。結果發
現：口吃者在擔憂負面評價、人際與社會互動的社會評價與新的／奇怪的
情境評價的分數較非口吃者為高，而在與人際和社會互動不相關的身體危
險與日常工作的情境焦慮，則與非口吃者相同。由此可知，口吃成人的焦
慮僅在與人際互動有關的社會情境方面較非口吃者為高，與人際互動無關
的情境，其焦慮是與一般人一樣的。統整這兩篇研究，明顯看出口吃者的

焦慮是與情境因素有關，尤其是與說話相關的情境最為明顯。

(五) 其他與口吃者焦慮有關的變項 ▶▶

St. Clare 等人（2009）為發展口吃者無助的想法和信念量表（The Un-helpful Thoughts and Beliefs about Stuttering, UTBAS），蒐集十年裡參加認知行為治療的口吃者對口吃無助的想法和信念，據此發展出有六十六個題目的量表。此量表有良好的信、效度，能區別口吃與非口吃者，從量表分數的改變可以測得口吃者在參加認知行為治療對減少社會性焦慮的效果。該研究中口吃者與社會焦慮有關的無助想法和信念較非口吃者為高。

在 McAllistera 等人（2014）的研究裡，兒童和青少年還接受電腦化臉孔注意力偏見（Attentional Bias for Faces）測驗，請他們針對三種表情的臉孔基模刺激（生氣、快樂和悲傷）做選擇，電腦螢幕每次會出現一對相同或不同的表情，50 秒後消失，之後請參加者選出箭頭所指的臉孔表情為何。研究發現：有社交焦慮的參加者對於悲傷表情的臉孔有注意力上的偏見，但社交焦慮是否也會引發悲傷情緒，則值得後續研究。

(六) 國內有關口吃者焦慮之研究 ▶▶

國內有關口吃者與焦慮之相關研究僅有三篇，都是比較口吃者與非口吃者的不同，其中兩篇以成人為對象，一篇以兒童為對象。林欣瑜、楊淑蘭（2007）的研究發現口吃成人的預期焦慮比非口吃成人為高，在有壓力的說話情境下，口吃成人的生理反應比非口吃成人為多。楊淑蘭、莊淳斐的研究發現，口吃成人的溝通焦慮比非口吃成人為高，但不同口吃嚴重度的成人的溝通焦慮並無不同（Yang & Chuang, 2010）。Yang（2016）發現，15 位口吃成人比配對的 15 位非口吃成人在新編的「中文溝通焦慮量表」之分數顯著為高，此量表包括生理焦慮、心理焦慮、逃避行為等三個分量表。

伍瑞瑜和楊淑蘭（2007）以三十四對（男生三十二對，女生二對）之口吃與一般學齡兒童，共六十八人為研究對象，使用自編的兒童溝通焦慮量表為工具。研究結果發現：口吃兒童不論有無口吃家族史、接受治療與否，不同年級或不同家庭社經地位的口吃兒童在溝通焦慮，與非口吃兒童並無顯著差異；只有口吃嚴重度會影響兒童的溝通焦慮，重度口吃兒童的溝通焦慮較輕度和無口吃兒童為高。而教師評定口吃兒童的溝通焦慮與口吃兒童自評溝通焦慮有顯著低度相關，表示教師評定口吃兒童的溝通焦慮尚難以用來預測兒童的溝通焦慮，而口吃兒童的口吃嚴重度與溝通焦慮、溝通態度與溝通焦慮皆為顯著正相關，溝通態度與溝通焦慮之相關高達.821，顯示口吃兒童的溝通態度與溝通焦慮有緊密關係，溝通態度越佳，則溝通焦慮越低。

　　歸納整理上述相關研究結果，可以發現口吃者的焦慮一般而言比非口吃者高，尤其是在與溝通或說話情境有關的焦慮測量上，不論是生理或心理變項皆是如此，但口吃者並未達到社交恐懼症的診斷標準，所以他們並非社交焦慮患者，然而，有一半的口吃者可能有較高的溝通焦慮。口吃與焦慮的相關研究大多數是以成人為對象，作者並未蒐集到國外有關口吃兒童焦慮的相關研究，而伍瑞瑜、楊淑蘭（2007）的研究結果顯示出，學齡重度口吃兒童有較高的溝通焦慮，雖尚未影響其學校適應，仍值得教師和語言治療師注意。Craig（2007）表示根據臨床經驗，口吃者對溝通的焦慮，開始於兒童期，國內的研究結果亦支持其看法，尤其是重度口吃兒童更為明顯（伍瑞瑜、楊淑蘭，2007）。過去作者的經驗裡鮮少有國、高中口吃者求助，偶爾因為需要參加升學考試的面試，才會被家長帶來治療。作者認為口吃者經過不喜歡談論自己口吃問題的青少年期，到了成人期，部分口吃者明顯地呈現出適應困難，尤其是當口吃者失業或有人際問題時，容易將面臨的問題歸因於口吃，此時才積極尋求幫助，殊不知可能因

為自己長期以來的溝通焦慮造成自卑，以至於難以克服眼前的困難。

第五節 ｜ 口吃者的生活適應

　　口吃者的生活適應包含不同情境的調適情形，例如：日常生活、職業生活或學校生活，但國內外有關口吃者生活適應之文獻相當少，尤其是實證研究更少。在國內，作者發現部分的口吃者會尋求輔導老師或精神科醫師協助，作者認為協助口吃者的生活適應是相當重要之議題，因此本節先討論口吃者的學校適應，再說明口吃者可能之工作適應問題。

一、口吃者的學校適應

　　學校是由學生和老師共同組成，學生在校園的主要任務為學習新知，並與同學和老師互動形塑統整的人格。學生在校園環境的調適歷程中，維持同儕和師生間的良好關係，發展健康的人格，此動態過程可增進學生的能力、成就感和達成自我實現，因此學生在校園環境中與互動之人事物取得和諧平衡的關係，也就是良好的學校適應。

　　由於學者對學校適應的定義與內涵界定標準不同，因此也有不同的切入觀點，一般而言，可由與學生的關係不同或扮演的角色不同加以評量，或由學生的不同類別資料做為探討的根據。這些不同的評量人員，包括受試者本身、教師、同儕、家長、學校心理學家或諮商輔導人員進行，而評量的方式則可採用評定量表、行為觀察或生態評量。伍瑞瑜和楊淑蘭（2007）參考國內外關於學校適應的評量工具，編製完成「兒童學校適應量表」（School Adjustment Scale, SAS），可提供評估國小學童之學校適應情形。

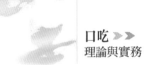

　　有關口吃兒童的學校適應，在國外文獻中大都屬於一般性的描述，極少看到實證性研究。學者指出口吃者的學校適應較非口吃學生差，學業表現也低於全校學生的平均數（Bloodstein, 1995; Guitar, 1998）。Bloodstein（1995）引述 Williams、Melrose 和 Woods（1969）的看法，認為當口吃兒童受到同學取笑時，會不願公開問問題或參與班級討論，並開始逃避需要說話的情境，學業成就因而較差。Bray、Kehle、Lawless 和 Theodore（2003）的研究中發現，口吃青少年在學業活動的自我效能較非口吃者為差，他們認為口吃學生若因焦慮而不願說話，負面學習態度會間接影響學業表現，而造成學校適應不佳。

　　國內相關的研究中，有前述伍瑞瑜和楊淑蘭（2007）的研究發現：口吃兒童不論有無口吃家族史，或接受治療與否，或有不同嚴重度，在學校適應皆無顯著差異；而不同年級或不同家庭社經地位的口吃兒童與一般兒童在學校適應上，也無顯著差異。若同時以口吃嚴重度、溝通態度及溝通焦慮施測，則可有效預測口吃兒童之學校適應，預測力約為 40%，但若單以其中任何一項施測，則無法預測學校適應情形。蔡瓊瑜、楊淑蘭和楊妙芬（2008）使用半結構式訪談法進行口吃兒童自我概念研究發現，國小口吃兒童之師生和同儕互動關係並無不良情形，但比他們和女性手足之間的關係來得好。不過，該研究也發現，口吃兒童常以逃避的行為和態度來面對日常生活的困境，雖不至於形成不良的學校適應，但如果長期未加改善，仍可能對未來生活適應造成負面影響。

　　過去作者在進行研究過程中，曾發現有一位口吃研究生，因為小學時被老師責罵「有口吃還愛講話」，自此在求學過程絕不主動找老師說話，直到修讀研究所進行的實驗遇到困難，幾乎要延畢了，仍然不主動找指導教授討論問題；這就是一個典型的例子。另一位有輕微口吃的高中生，經常因焦慮而在口頭報告時全身發抖，汗濕了資料，使得準備充分的口頭報告，最後只得到很差的成績，因而對自我信心產生懷疑。因此，語言治療

師若能與學校教師合作，設計相關輔導方案，不僅能提升教師對口吃學生的關心與協助，亦能使一般學生更包容與接納口吃學生，間接有助其學校適應（請參閱附錄十學齡口吃兒童個案治療報告）。

二、口吃者的工作適應

學者對口吃者工作適應的關心比學校適應來得更少，作者翻閱了幾本口吃的教科書（Guitar, 2006; Manning, 2004; Silverman, 2004）和口吃手冊（Bloodstein & Bernstein Ratner, 2008），發現他們都沒有提到口吃者的工作適應。不過有三篇研究是調查雇主、諮商師對口吃者工作相關變項的看法，和口吃者對自己工作機會和表現的看法。說明如下。

Hurst 和 Cooper（1983a）的研究發現：30%的雇主同意口吃會影響工作表現，40%的雇主同意口吃會影響升遷機會，44%的雇主同意口吃者應該尋找較不需要說話的工作，85%的雇主同意口吃多少會影響員工被僱用的可能性，只有 9%的雇主同意在兩位相同條件的申請者中，口吃者將會被僱用。Hurst 和 Cooper（1983a）的結論認為，口吃問題確實對口吃者的職業發展造成阻礙。Hurst、Cooper（1983b）同時發表調查職業復健諮商師對口吃的看法之研究結果，發現 50%的職業復健諮商師同意口吃者有心理問題，70%的職業復健諮商師認為雇主會因口吃而排斥口吃者，78%的職業復健諮商師認為口吃是職業上的障礙。

Klein 和 Hood（2004）以十七題的工作適應量表請二百三十二位口吃成人填寫，結果發現：超過 70%的口吃者認為因為口吃而減少他們應聘和升遷的機會，超過33%的口吃者認為因為口吃減低了他們的工作成就，20%的口吃者實際上因為口吃使他們失去工作或升遷機會。而且他們認為，比起女人和白人，男人和少數民族更認為口吃者是身心障礙者。他們指出，口吃者認為口吃使得他們在職場受到阻礙。

　　根據上述研究結果，雖然實際因口吃而影響職涯發展的比例約為五分之一，但不論口吃者、雇主或職業復健諮商師，都認為口吃對職涯發展是一種障礙。然而，口吃者適合哪一種工作呢？根據調查雇主和復健諮商師的意見，他們認為口吃者最適合從事軟體發展，最不適合從事高中以上的生物科學老師。在他們的調查中，這二組人皆認為口吃和智商無關，治療可以幫助口吃者，二組的意見並無不同（Sylvester, 2016）。而治療可以幫助口吃者，則與 Craig 和 Calvert（1991）的研究發現一致，口吃者如果能接受治療，雇主能感受到口吃者在工作參與度的進步。

　　過去的研究都是以調查研究為主，而 Bricker-Katz、Lincoln 和 Cumming（2013）則以詮釋現象學的方法訪談 9 位口吃者（6 男 3 女）：口吃對工作的影響，以及工作經驗中主要的想法是什麼。他們歸納訪談結果得到：口吃總是在那裡、口吃造成工作上的問題、口吃限制溝通、口吃限制職業進展等四個主題，而這些經驗的意義核心則是自我負向標籤（self-stigma）。口吃者經常預期他人的負向態度和加以自我驗證，故而減低自尊和自我效能，他們也害怕工作夥伴的負向評價，因此常常自我懷疑和自責，於是口吃就成為工作中的問題。楊淑蘭（2017）也是以訪談法探討臺灣口吃者的工作適應和同事對口吃者工作的看法，共訪談 6 位口吃者（2 位主管和 4 位同事），根據訪談內容分析，研究結果如下：口吃者的工作態度正向，會關注團隊成員、學習機關運作、態度認真；自認可勝任目前工作，因是團隊工作且為技術性質；工作簡單壓力小；對自己有自信，但有 2 位對接電話和未準備的說話有困難。主管和同事的訪談結果大都認為，輕微口吃和不需語言能力的工作較不受口吃影響，主管希望口吃者能接受治療。在本研究中，口吃者對於工作的看法與 Bricker-Katz 等人的研究結果有些不同，在楊淑蘭的研究中，雖然有 1 位因口吃而選擇壓力小的工作，有 2 位的工作仍因口吃而有困難，但大體而言，受訪談的口吃者對於自己的口吃、工作能力、口吃對工作的影響，以及主管和同事對其工作表現的

看法較為正向與樂觀。主管和同事對口吃影響工作的看法與國外研究（Hurst & Cooper, 1983a, 1983b）也不完全一樣，他們會先考慮工作性質和口吃嚴重度，顯現出較為包容的態度，但與國外研究（Craig & Calvert, 1991; Sylvester, 2013）一致的是，主管也認為嚴重口吃需要接受治療，可以幫助口吃者順利工作。作者在進行這份研究的過程中，原有 15 位口吃者參加另一項研究，但願意接受訪談工作情形的口吃者只佔五分之二，尤其是要讓口吃者同意主管和同事接受訪談，更是困難。因此，願意接受訪談的口吃者可能是工作適應比較好，因此得到的結果也比較正向，也有可能是因為大多數口吃者於職場上多少會遭遇困難（楊淑蘭，2014），以至於不願意接受訪談，之後若可以單純只訪談口吃者，可能會有比較多人願意參與。當國家經濟發展不佳時，更容易造成口吃者失業，因此在成人治療方案中放入工作面試或業務報告，應是相當重要也合乎口吃者的需求。

第六節 | 口吃者的氣質

周芳綺（2017）指出，氣質與口吃的關係為近十年來重要的議題，主要在探索有無口吃兒童之氣質差異，而構成氣質的兩大因子則為情緒反應性（emotional reactivity）與情緒調控（emotional regulation）。許多學者對於兒童發生口吃與口吃的發展與其氣質是否有所關聯感到興趣，因而成為新的研究方向。因為發展性口吃經常開始於學齡前，故此取向的研究對象大多為學前兒童。

Conture、Kelly 和 Walden（2013）在統整氣質和語言—言語的相關研究的論文裡，鉅細靡遺的整理出：氣質的定義、氣質的理論、氣質和言語—語言的關係、氣質和言語—語言障礙的關係，在最後一項中他們分別說明了氣質和特定型語言障礙、口吃和嗓音異常的相關研究與結果。就口

吃和氣質的相關研究來看，歸納了過去的研究結果，Conture等人認為，一些氣質特徵和／或情緒行為是可以區別口吃與非口吃兒童。作者加以整理包括：(1)適應性較差；(2)注意力（廣度、效率、無關背景變項干擾等）較差；(3)情緒品質較差（容易生氣和挫折）；(4)抑制控制較差；(5)活動性較高。其中，某些差異與口吃頻率的變化有關（作者整理包括：情緒調節和口吃頻率成反比；把注意力從講話要求標準低的任務轉移得愈多，隨後敘述的口吃就愈少）。口吃兒童似乎也受到注意調節（attentional regulation）的挑戰，但是需要進一步使用適合不同兒童年齡的實徵性注意力測驗（例如：有一些「友善兒童」的情緒和口吃研究設計）加以探討。然而，歸納而言目前仍然不清楚情緒反應性是否會明顯干擾言語—語言的規劃和產出，特別是在相對不受控制或管制的情況下，尤其是在研究參與者的言語—語言的規劃和產出仍在發展中而非已經完成時。作者在 Conture等人的文章中，看到有關口吃者對刺激的生理反應之研究，例如：測量唾液皮質醇（salivary cortisol）和聽覺驚嚇反應（acoustic startle response），所得到的結果並不一致。他們在結論中，以圖畫表示氣質和言語—語言障礙的四種可能關係：(1)是氣質造成言語—語言障礙；(2)有言語—語言障礙而形成某些特定氣質；(3)是氣質和言語—語言障礙相互影響（箭頭是雙向的）；(4)還是第三種變項，例如：性別、母親教育程度等對二者造成影響。因此，為了進一步瞭解氣質和言語—語言障礙的關係，必須由幼兒開始，仔細的經驗性和程序性地進行研究，特別是縱貫性的研究，才能看出氣質和言語結果的穩定性和變化性，以瞭解發展語言—語言之前的某些氣質是否已經發展，或是言語—語言發展之後，還有其他方面是同時發展的。

誠如 Conture 等人（2013）所建議，作者的學姐們和指導教授（Ambrose et al., 2015）有耐心地進行了五年研究，結果發現：持續口吃組比口吃恢復組和對照組被父母判斷為氣質較為負向，因此可以說長期觀察父母

的觀點認為，持續口吃兒童在行為問卷上的表現比較差。「兒童行為問卷」分為 15 個行為向度，綜合起來形成三個得分：(1)急迫性／外向性（活動水準、可親近性、高強度愉悅、強迫性和羞怯）；(2)負向情緒（憤怒／沮喪、不舒服、恐懼、悲傷和舒暢）；(3)努力控制（注意力集中、抑制控制、低度樂趣、知覺敏感性、微笑和笑聲）。作者認為在 Ambrose 等人（2015）的研究中，口吃發生時，父母評斷口吃兒童在負向情緒的恐懼和舒暢便比無口吃兒童差，但難以推論的是：氣質單一因素是否造成口吃的發生，因為在這個研究中還有語言和音韻正確性，持續口吃兒童也表現得比較差，故仍然難以說明是負向氣質導致口吃的發生，很可能是口語不流暢而讓孩子容易害怕和覺得不舒暢。另外，作者認為：因為口吃兒童的父母已經知道兒童有口吃，是否因此產生月暈效應（Halo effect），認為孩子的氣質比較負向亦是有可能的，也許可以增加客觀的第三者來進行氣質的評量，應該可以增加說服力。Yairi 和 Seery（2015）認為，雖然有研究結果發現口吃兒童的控制抑制比沒有口吃的兒童來得差，但也有研究並不支持這樣的結果。因此，並沒有證據認定口吃者具有某種人格特質，而成人口吃者的特定人格特徵應該是口吃帶來的結果，而非口吃的原因（p. 141）。

　　作者在 2014 年探討國內網路留言分享口吃相關議題的口吃族群為何，且其關心的議題為何，雖然不是直接探討口吃者的氣質，但是本研究也能看出口吃者的生活適應情形（楊淑蘭，2014）。作者利用網路探勘技術擷取口吃者在五年間的網頁文本資料，歸納出 6 個構念共 24 個內容特徵詞，再進行對應分析（correspondence analysis）。研究結果發現：口吃社會人士是網路上最活躍的口吃者，其次是成年口吃學生，再其次是無法分辨身分的口吃者，而未成年口吃學生的分享最少。未成年口吃學生最常分享口吃事件是個人負向反應；成年口吃學生和無法辨認身分的口吃者則對口吃

事件的個人正向反應描述較多；而口吃社會人士則重視口吃支持團體。作者認為，年紀是影響口吃者適應口吃的重要因素，年紀較大的口吃者較能接納口吃因而態度較為正向；然而，描述口吃事件的個人負向反應是所有口吃者都會分享之主要內容之一，此表示口吃對口吃者都曾經有過負面影響，而對未成年口吃學生的負向影響最大；但是根據實務經驗，未成年口吃學生接受治療的比率相對來得低。在此研究中，歸屬於高度密集群的特徵詞包含：口吃發生學中的心理因素，描述口吃事件的個人正向反應、個人負向反應、口吃嚴重度、他人正向回應、他人負向回應；求助專業人員、醫院診所、支持團體、私人機構；口吃影響工作表現、人際互動表現；治療中的治療技術、正向治療成效、負向治療成效，這些都是口吃者最關心的議題（楊淑蘭，2014）。

結論

　　歸納而言，在國內外不論口吃成人或兒童生活適應之相關資料都相當不足，仍有待進一步的研究。本章討論與口吃者有關之心理因素，綜觀口吃者的自我概念、溝通態度、溝通焦慮與生活適應等研究，發現口吃兒童與口吃成人在自我效能方面的研究結果一致，即口吃者在溝通的自我效能低於非口吃者（Bray, Kehle, Lawless, & Theodore, 2003; Ornstein & Manning, 1985）。但在關於口吃者自我概念的相關研究中發現，口吃兒童與成人是不同的，口吃兒童大多是在與同儕或與其他人的社會互動中形成自我概念（蔡瓊瑜、楊淑蘭、楊妙芬，2008；Green, 1999），而口吃成人較少在社會參與中形成自我概念。可能是成人的自我概念已較兒童為固定，社會情境對自我概念的影響不若兒童來得大，而且口吃越嚴重時，口吃成人的自我概念、自我效能和溝通態度越負向（Green, 1999; Ornstein & Manning, 1985）；但亦有研究指出，口吃成人比口吃青少年更能有效處理口吃的發

生（Landera, 2004），此與楊淑蘭（2014）的研究結果相似，口吃社會人士對口吃的正向描述比較多。口吃兒童自我概念的形成與口吃成人不同的結果，也印證何西哲在 2005 年工作坊中提到口吃兒童尚未因口吃而產生挫折，因而對口吃採取較無所謂的態度，故在口吃的自我覺察與改善口吃的想法上，兒童與成人有不同的觀點。此外，大多數研究都發現，口吃兒童與口吃青少年在其溝通態度上較非口吃者更負向（Blood et al., 2001; Green, 1999; Vanryckeghem & Brutten, 1992; Vanryckeghem et al., 2005; Woods, 1974），雖然較多研究顯示口吃者的特質焦慮和情境焦慮較非口吃者為高，但亦有研究發現兩者並無差異，不過在有關人際互動上或需要語言表達的情境，口吃者確實比非口吃者表現出更多的焦慮（Bray et al., 2003; Messenger et al., 2004）。然而，口吃兒童之學校適應尚未出現問題（伍瑞瑜、楊淑蘭，2007），但部分成人口吃者的職業生活適應是需要專業協助的（楊淑蘭，2017；Hurst & Cooper, 1983a, 1983b; Klein & Hood, 2004）。

　　整合作者過去的經驗，一般而言，學齡口吃兒童對口吃的態度是：知道自己有口吃問題，但不影響日常的生活或學校的學習；重度口吃者會隱約不愛講話，但如果兒童的學業表現佳或性格開朗，在不同情境中仍是受歡迎的，因此，在兒童期較難看出口吃對學業表現和人際互動的影響。而成人因為面對的生活挑戰多，遭受的挫折也相對較多，楊淑蘭（2014）的研究結果發現，不同口吃族群關心的議題並不同，口吃影響工作和人際表現是口吃者關心的議題，也是臨床實務工作者要特別注意之處。不同年齡口吃者面對的生命課題並不一樣，雖然口吃者會隨著年齡成長，對口吃的經驗也逐漸比較能正向與之共處，然而前來參加自助團體或主動求助者，大都是生活適應已出現程度不一的困難，因此由心理層面的協助，對於口吃治療的成效和效果的維持是十分重要的。另外，高中以下、學齡以上的口吃者是十分需要被協助的一群，父母和教師千萬不要忽略他們需要幫助，而對於缺乏心理輔導訓練的語言治療師來說，以團隊模式工作不失為

良好的補救辦法。近年來，學者開始注意氣質與口吃的關係，但究竟是氣質引發口吃，還是因口吃而產生特定的氣質，目前仍需要更多的研究加以探討，作者相信口吃的發生是多重因素之影響且其間可能有交互作用，這些都是研究口吃和協助口吃者的相關人士需要注意的地方。

CHAPTER 7

學齡前口吃治療

Stuttering:
Theory and Practice

　　兒童與成人有許多不同，一般而言，他們的認知能力不如成人，無法學習過於困難的技巧，他們自我管理、抒發情緒和語言表達能力皆不如成人，遇到挫折時，亦較難用言語說明，此時兒童的身體正在發育，器官成熟度不足，功能亦不夠穩定，但相對地，兒童的各類能力卻有成長發展的空間。青春期之前的兒童大都依賴父母或重要他人的撫育與照顧，才得以成長。而學齡前兒童的語言正在萌發，口語中的不流暢極可能在 2 歲半左右出現，正如人類學習其他事物一樣，開始走路時搖搖晃晃，慢慢扶著桌子站穩腳步，終於放開雙手邁開大步，但偶爾還是會摔跤；學前的學語兒亦同，70%的學齡前兒童的不流暢會逐漸減少，在 5 歲左右便能流暢地說話，因此，在學齡前階段分辨出口吃與非口吃兒童非常重要。不同的專家對於此時期之介入，有不同的看法，甚至引發對立的意見。但如果兒童確實有口吃，其口吃歷史尚短，在治療上應該如何安排，其強調的重點與學齡口吃兒童不同，本章先由歷史流變整理出學齡前口吃治療的趨勢，再討論其中的爭論，最後介紹較為重要的治療或介入方法。

第一節 | 由歷史演進看父母參與學齡前 兒童口吃治療

一、1930 至 1950 年代的錯誤診斷理論和古典精神分析

(一) Wendell Johnson 的錯誤診斷理論（diagnosogenic theory）▶▶

　　20 世紀初期，愛荷華大學是當時美國研究口吃的重鎮，Wendell Johnson 是當時著名的學者之一，他的理論影響了口吃治療的方向。Johnson 認為父母要為孩子的口吃負起更大的責任，尤其母親是兒童的主要照顧者，於是他寫了〈給口吃兒童母親的一封公開信〉（Johnson, 1949, 1959），說明為人父母在面對口吃孩子時該做與不該做的事（dos and don'ts）；Johnson 的追隨者致力於改變父母的態度、想法和行為。Johnson 的理論重點包括：

1. 提供父母語言發展的資訊，幫助他們瞭解正常的語言發展。
2. 避免打斷孩子說話，即使說得不順，絕不可以認為孩子有口吃；做一位好聽眾；平日為孩子講床邊故事，和孩子快樂相處。
3. 建議不要提到任何有關口吃的事，不要讓孩子覺察自己的語言問題，因此，Johnson 的治療取向又叫「間接治療」（indirect intervention），但實際上是非常指導式和權威式的。

　　Schuell（1949）是服膺 Johnson 理論的學者，他建議和父母舉行三次的晤談。第一次時，建立真誠合作的治療關係，請父母分享問題，用文蘭社會成熟量表（Vineland Social Maturity Scale, VSMS）來瞭解孩子的行為和親子關係。第二次，父母訂出固定的時間，規律性地和孩子說話，

Schuell（1949）教父母觀察孩子的語言，例如：用餐時、遊戲時和就寢時。父母也要告訴其他家人不要批評孩子說話的方式。第三次晤談時，幫助父母統整觀察資料，發現父母對孩子所做的哪些事，會增加孩子不安全感和緊張，造成孩子的口吃。Schuell 要父母：(1)設計和孩子建立同伴關係的活動；(2)計畫一段時間是可以完全注意和照顧孩子的；(3)設計一個方案幫助孩子建立信心；(4)安排活動幫助孩子培養說話信心。Sander（1959）亦認為，父母親合作的態度是口吃治療成功的必備條件，語言治療師告訴父母："dos and don'ts"，還需要瞭解詳細的個案史，例如：口吃的發生、口吃的發展和父母對口吃的態度。語言治療師應幫父母釐清實際狀況和父母的想像，兩者是不同的；教導父母認出正常和異常的語暢不順，不糾正不流暢的說話方式，給孩子愛和安全感；教父母瞭解什麼是正常的語言發展，幫助父母認清自己的不安全感。Sander 認為，Rogers（1942）包容尊重的治療氣氛的重要性遠超過直接的教導，並採用 Johnson 的理論，強調父母應克服不安全感和要求孩子說話流暢的心理需求，做一個良好的傾聽者，保持平常心。

　　由此可知，錯誤診斷理論所強調的是父母該負起造成兒童口吃的責任，努力學習如何減少口吃。

(二) Freud 的古典精神分析（classical psychoanalysis） ▶▶

　　Wood（1948）在兩年期間以五十個口吃兒童為對象進行研究，認為功能性語言異常和不良的家庭適應有關，因此，他認為口吃治療不僅要處理口吃問題，而且要處理整個家庭的問題；他要求家長接受人格測驗施測，建議家長透過閱讀進行自我分析。Glasner（1949）的研究發現，七十個小於 5 歲的口吃兒童都出現情緒問題：54%有餵食問題、27%尿床、20%恐懼和做噩夢，其他則會吸吮大拇指、手足間互相嫉妒和咬指甲。Glasner（1949）指出口吃問題是由三類情緒困擾所造成：(1)混淆、不確定和動盪

不安的家庭環境引起的，除去環境的不良因素，語言問題自然會消失；(2)
長期為父親所拒絕，透過母親與教師的協助，口吃和神經性的症狀會有進
步；(3)口吃兒童的個性傾向依賴、焦慮、害怕和情緒不穩定的。而口吃兒
童的父母通常是過度保護、溺愛、過度焦慮和過度完美主義的性格，因
此，預防性的處理應該從 5 歲前就開始進行。此理論的看法認為口吃是一
種精神官能症，起源於童年的親子衝突，因為口吃者大都為男性，因此親
子衝突源自於父子關係不良而形成。

　　Perkins（1992）更認為不安全感和害羞是學前兒童口吃的溫床，建議
父母自我反省，是否因不當的親子互動造成兒童口吃，也要經常自問以下
的問題：

　　1. 我是否只是在自己高興、喜歡的時候，才對孩子情感和注意的需求
　　　 做反應？

　　2. 我是否過於縱容或過於權威？

　　3. 多久一次，我專心一意和孩子說話？

　　4. 多久一次，我真心傾聽孩子說話？

　　5. 多久一次，我讓孩子覺得他／她是特別的？

　　6. 多久一次，我讓孩子覺得我是值得信任的？

　　7. 我是否舉例來教導孩子容忍？

　　8. 當我教育孩子時，是否維護孩子的尊嚴？

　　9. 當我設定一些限制時，是否傳達我的關心和瞭解？

　　10. 我是否做了公平和誠實的模範？

　　11. 我是否避免標籤孩子那些令我困擾的行為，例如：害羞和口吃？

　　他認為減少害羞便可減少口吃現象，假如父母設定合理的期待，給予
孩子足夠的支持，孩子便不需要以口吃吸引父母注意，因此要預防口吃，
父母便應該從孩子出生後就力行這些建議。

綜合而言,由 1930 年代到 1950 年代,Wendell Johnson 的理論是最受歡迎的,但古典精神分析也影響了當時對口吃發生學和治療的解釋,直到目前,實證研究並不能支持這兩派的治療效果,但在當時有許多語言治療師受到影響。

二、1950 年代 Rogers 的案主中心學派（Client-Centered Therapy）

從 1950 年代到 1960 年代,Andronico 和 Blake（1971）、Guerney（1964）、Murphy 和 Fitzsimons（1960）受到 Rogers（1942, 1951）以案主為中心的治療理論影響。Rogers 的第一本著作報告一個以案主中心學派治療口吃的案例,相信教導和說服是無法幫助案主改變的,在包容、真誠和尊重的治療氣氛下,案主才能自由的探索自己的問題,才能自我接受,建立自尊和自信,發揮潛力改變行為。與父母進行諮商時,最重要的是提供接受、同理和瞭解,透過個別或團體的方式諮商,提供父母自由安全的探索和表達他們對孩子和對孩子口吃問題的情感、態度、想法和行為的機會。Murphy 和 Fitzsimons（1960）指出,家庭壓力帶給孩子焦慮,因而產生不適應的防衛導致口吃,與父母諮商時要幫助父母瞭解孩子的需要,建立有助成長的家庭環境。Murphy 和 Fitzsimons 建議使用的技巧包括:同理、反映、澄清和歸納。例如,語言治療師可以說:「小明的口吃越來越使你感到挫折而擔憂」、「聽到小明口吃,使你覺得痛苦,也使你覺得緊張難過,關於這些你願不願意多談一點?」來表達同理性的瞭解。

Guerney（1964）、Andronico 和 Blake（1971）同屬人本取向,歸納他們在面對口吃兒童的父母所採用的重點,包括:(1)訓練父母在家應用 Rogers 案主中心取向的遊戲治療,透過督導和家長團體討論,父母將增加對孩子情緒的瞭解和對孩子的情感反應,把注意力放在孩子整個人格,而

不是語言問題。他們認為正向互動將改善孩子說話問題，無需直接處理孩子的語言問題，因此絕對是非指導式、非控制和開放的，他們反對給建議，因為在指導式的治療取向裡，治療師視自己為權威。個案中心取向（person-centered approach）認為，這樣的方式會妨害父母探索自己的情感和態度，而且加深父母的罪惡感，例如，治療師說：「我建議你」、「我鼓勵你」，這是一種上對下的關係，將被父母模仿而類化於親子關係之中，如此不僅無法減少孩子的口吃現象，反而會使口吃增加。國內目前有數本遊戲治療的翻譯書籍，作者建議以高淑真（1994）的《遊戲治療》一書入手，治療師可藉由閱讀此書更瞭解人本取向治療的真義。就作者所知，少有語言治療師純粹使用 Rogers 的理論來處理口吃問題，但許多受到他的學說精神的影響，強調處理父母的情緒和提供安全、不受評斷的治療氣氛，使父母能夠自由開放的探索自己關心的重點。

三、1960 年代行為主義的盛行

行為主義（Behaviorism）開始於 1920 年代，但當時對口吃治療並無廣泛影響，到 20 世紀中期才在美國及英國盛行起來（Silverman, 1996）。1930 年代至 1940 年代之間，行為主義學者的動物實驗證實他們對行為學習的假設，1950 年代開始將理論應用至人類行為，而發展出行為改變技術，而到 1960 年代廣為應用於不同行為的改變。O'Dell（1974）指出口吃兒童父母使用行為改變技術的益處，包括：(1)父母有學習能力，能改變孩子的行為，具有成就感；(2)實施時，可同時訓練許多父母，省時省力；(3)具有明確的理論基礎，被改變的目標行為不會被視為病態，父母喜歡這樣的感覺；(4)可以將治療室中學習到的新的適應行為，類化而應用於治療之外的自然情境中。而且，此派學者認為只是同理、支持和真誠的態度不足以改善孩子的語言，於是治療師在與父母工作時加入行為主義（Gregory,

1986; L. Johnson, 1980, 1984）。例如 Gregory（1986）要父母記錄孩子在不同情境下的口吃情形，畫成圖表，做為個別諮商和團體諮商的材料；Wells（1987）建議，孩子出現正向行為時，父母應該立即給予鼓勵做為正增強；Linda Johnson（1980, 1984）則要求父母蒐集親子互動時的語言樣本，並找出語言行為的基礎線，教父母確認正常與異常不流暢，使用選擇性的注意，當孩子說話流暢時，給予口語或非口語的鼓勵，並強調忽視孩子的口吃。教父母使用正向的溝通技巧，包括反映（reflection）、延伸（expansion）、開放式的問題和主動傾聽，她發現家長大都很快就能學會這些技巧，九個孩子中有七個的口吃減少，不需額外的治療，她認為選擇性的注意能有效減少口吃。

　　Onslow、Andrews 和 Lincoln（1994）用制約原理，訓練一位 4 歲口吃孩子的父母對不流暢和流暢的語言使用口語的制約，在孩子說得流暢時，給予讚美，如：「好孩子，你說了這麼多都沒有不順的字」、「你說得真好，我剛剛聽到的都說得很順」。治療結束一年後，口吃音節降低了 1%。Lincoln、Onslow、Lewis 和 Wilson（1996）用相同的方式，教小學口吃兒童的父母在日常生活中實施行為制約，一年後口吃組在和父母、朋友說話、講電話時，口吃音節降低了 1.5%。行為學派自 1960 年代盛行以來，目前仍然在口吃治療中使用，尤其澳洲雪梨大學 Onslow 等人的團隊持續發表研究成果，宣稱藉由父母實施選擇性注意，成功的減少兒童的口吃頻率。作者認為如果不能扣除學齡前兒童的自發性恢復的可能性，對於治療的療效應持較保守的態度。作者於 2009 年實施學齡口吃兒童父母成長團體，為的就是避開自發性恢復的可能，作者發現短期的團體（十次）要改變父母對口吃兒童的態度是不容易的，尤其國內的父母一直都十分在意兒童的學習表現與學業成績，口吃治療在學習的順位裡難以被排在前面，加上父母習慣權威式的教導，要他們改變對孩子的態度和用語非常不容易，但仍有母親成功的幫助孩子減少口吃。

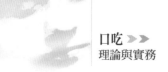
四、1970 年代 Bandura 的社會學習理論和 Ellis 與 Beck 的認知治療理論

　　Bandura 的社會學習理論和 Ellis 與 Beck 等人的認知治療理論認為，人的行為並非是單純受到環境制約或操弄的產物，重要的是個體對事件的看法，而導致後續出現的情緒和行為反應，透過修正非理性或不合邏輯的想法，可以改變個案的行為。相信社會學習理論的語言治療師認為，人能夠透過觀察而主動學習，而接受認知治療學說的語言治療師相信，人會自我監控、自我示範、自我增強，來減少非期望的行為或學習期望的新行為，因此，改變口吃兒童父母的不理性想法，可以增加他們面對口吃兒童時的正向行為。廣義而言，社會學習理論也是一種認知治療（Newell, 1996）。

　　Gregory（1986）說：「我們教給父母所有我們教給孩子的方法，以便父母能做個好榜樣。」而示範（modeling）是降低兒童口吃頻率的重要技巧，語言治療師與父母應該使用良好的語言行為以做為好的模範，如降低說話速度、使用短句、句中做較長停頓等（Botterill, Kelman, & Rustin, 1991; Gregory, 1973, 1986; Ham, 1990）。Botterill 等人（1991）教父母指認干擾孩子說話流暢的因素，並改變不良的說話習慣，例如：說話太快、不良的傾聽態度和不輪流說話的習慣、太快反應和使用複雜和意義太難的句子。Ham（1990）則建議語言治療師使用以下七個步驟來教導父母，包括：(1)父母觀察語言治療師的語言示範；(2)父母選擇幾個情境做語言示範；(3)父母使用適當不費力的語言行為（輕柔的聲音或減少 10%的速度）；(4)語言治療師確認父母一起做良好的示範；(5)父母要求所有家人和朋友都用適當的語言方式；(6)父母提供自我監控的說話錄音帶，而且觀察孩子說話；(7)語言治療師對父母的努力給予讚許。

認知學派認為，思考是影響人類感受和行動的重要因素（Beck, 1976; Ellis, 1962），他們探索刺激與反應之間的中介變項——也就是認知，因此，認知治療是根據訊息處理模式以處理被扭曲和不適應的想法（引自 Weishaar, 1996），亦即認知是影響人類功能的最大因素。受此影響，語言治療師開始關注口吃兒童父母的認知型態和錯誤觀念（Conture, 1990; Cooper, 1990; Leith, 1984; Luper & Mulder, 1964）。

Luper 和 Mulder（1964）指出，父母對口吃的錯誤概念增加對孩子的不當反應，妨礙他們對孩子的行為做合理的解釋。Leith（1984）也認為，如果父母認為孩子是用口吃來氣他，將會更加生氣，他認為可將家長歸為三類：(1)有正向認知的父母，他們瞭解孩子的感受也支持孩子；(2)對口吃持中性態度的父母，不那麼支持孩子，但也不會妨礙治療；(3)對口吃持負向態度的父母，他們處罰孩子口吃，對治療有最大的不良影響。在國內確實有第三種情形的父母，但原因通常是因為無知與害怕造成的。

一般而言，Leith（1984）提到，父母一開始對於造成孩子的口吃會有罪惡感，假如不知如何處理孩子的口吃，會增加他們的挫折感和無助感，同時加強他們災難性的想法。他認為父母認知型態的發展如下：(1)覺得自己失去一個正常的孩子；(2)否認孩子的口吃問題；(3)認為孩子故意口吃。因此他建議先讓父母宣洩對悲傷的情緒，語言治療師再解釋並非是父母造成孩子口吃，因為造成口吃的原因並不清楚。語言治療師應特別注意本身也是口吃者的父母，他們常會抗拒接受孩子有口吃問題，認為孩子的口吃是學習而來，語言治療師要幫助父母釐清他們的想法和態度，什麼是關於他們自己的口吃，什麼是關於孩子的口吃。Conture（1990）認為，對口吃相當關心的父母常出現三種刻板化的思考：(1)為什麼小華不是樣樣都正常（像我一樣）？(2)我先生（太太）是錯的，他（她）卻認為是我把孩子教壞了；(3)這個問題會遺傳給後代子孫。Leith 認為父母僵化的思考很難處理，需要與父母數次諮商。Cooper（1990）建議語言治療師和父母公開討

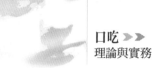

論口吃，打破對口吃的非理性思考，他建議以四個理性和客觀的想法來駁斥父母的負向思考：(1)沒有人造成孩子口吃或需要因孩子口吃而受責備；(2)口吃並非錯誤或糟糕的事情；(3)口吃的原因相當複雜，因此孩子需要幫助；(4)治療可幫助孩子進步。

　　總結而言，學前口吃治療中有關父母參與的方式，經常是跟隨心理治療、口吃理論和語言治療師個人對於父母應該如何幫助孩子的想法而發展的。也因為不同理論之輔導哲學和口吃發生學的論點不同，引發了兩種爭論，一為學齡階段的不流暢是否應該直接給予兒童治療？二是語言治療師面對口吃兒童家長的角色該如何拿捏，方能幫助個案改善口吃問題，以下第二節將加以說明。

第二節｜治療與否的爭論

一、「間接」對「直接」治療

　　誠如前文所說，學齡前兒童可能從 2 歲多就出現口吃，這時兒童的語言正快速發展，但也呈現極不穩定的情況，如此年幼的孩子是否能夠聽懂語言治療師的說明不無疑問，但如果到了 6 歲，孩子的語言幾近成熟，這時再給予治療會不會太慢？何況當家長發現孩子出現不流暢時，心中焦急自不在話下，家長或治療師還是應該相信俗語所說：「大雞慢啼」？這些學者也有一番爭論。

　　Johnson（1942）的錯誤診斷理論認為，若增加孩子對口吃的覺知，會使孩子因想避免口吃，反而形成更多緊張害怕，產生更多口吃。Johnson（1961b）指出，班諾克（Bannock）和蕭雄尼（Shoshoni）的印第安人並

沒有「口吃」這詞,如果父母不刻意強調和關注孩子的口吃,就不會有口吃問題的發生。Johnson 一派認為父母不應該提起任何有關口吃的事物,應保持平常心面對兒童口吃。因此,口吃治療的對象是兒童周遭的重要他人,如父母、教師、主要照顧者等,他們才是語言治療師諮商和教導的對象。從 1940 年代到 1960 年代這個觀點非常盛行,在口吃治療的處理策略中被稱作間接治療或環境操弄的策略(Manning, 1996)。

1960 年代之後,間接治療效果和投資的時間與精力受到質疑,學者開始研究父母的語言方式對孩子口吃的影響和間接治療的效果。Guitar(1984)整理了數個研究結果(Ainsworth & Gruss, 1981; Cooper, 1979; Conture, 1982; Van Riper, 1973),認為在過去的研究中,口吃雖然被治癒,但他們並未控制學齡前口吃兒童自然復原的發生率。Costello(1981)也認為語言治療師並沒有權利要求家庭改變他們的生活風格。經過這些學者對間接治療的反對,直接治療開始成為兒童口吃的主要治療方法(Bernstein Ratner, 1992; Ham, 1990)。Nippold 和 Rudzinski(1995)又統整了 1970 年代以後,驗證父母的外在反應與孩子口語關係的研究,發現口吃孩子的父母與沒有口吃孩子的父母在語言行為上並無顯著差異,他們主張直接治療在效果和時間上較間接治療為佳。綜合而言,支持直接治療的語言治療師和學者都認為,直接治療的效果和在時間上的花費都遠優於間接治療的效果,而且也沒有證據顯示,間接治療者對口吃發生學的看法認為因為父母造成兒童口吃的觀點是得到支持的。

Luper 和 Mulder(1964)曾經指出,語言治療師很難將口吃孩子絕對區分為兩類,故不應僅提供兩類治療,語言治療師應考慮以下的因素,以便採取適當的治療方法:

1. 兒童的年齡:孩子的年齡越小越應將治療重點置於環境改善,藉由改變重要他人的行為來幫助兒童的語言發展。
2. 兒童口吃的第二症狀數量和嚴重性:兒童有越多的第二症狀時,則

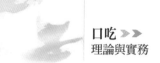

應採越多的直接治療，因為兒童成為口吃者的危險性越高。

3. 兒童對口吃的覺知：孩子的覺知越多時，則越害怕說話的可能性越高，需要採直接治療。

4. 父母的能力：若父母身處危機事件（如失業或婚姻失和），自顧不暇，缺乏能力實施間接治療時，則採直接治療對兒童較為有利。

Conture（1990）也提醒語言治療師，確認語言問題的本質比年齡重要，擬定治療計畫前，應將治療視為在直接與間接治療的連續向度上，並綜合考慮以上所提的各項因素。

Conture（1990）解釋所謂非直接的治療是指：「在一般的治療中非使用明顯、外在的、特殊的溝通技巧，來改善或改變孩子的說話的流暢性」；而直接治療則是用「外顯的、直接的方式企圖改變孩子說話的方式和相關的行為」。

Bluemel 早在 1932 和 1957 年就已經提出學前口吃治療兩階段論，認為第一階段可採用非直接的治療和環境的改善；第二階段才採用直接的治療（引自 Luper & Mulder, 1964）。Ham（1990）也贊成結合直接和間接治療兩種方式。近年來，折衷主義較以前盛行，越來越多治療師同時採用兩種治療方式來處理學前兒童的口吃問題。

二、「指導式治療哲學」對「非指導式治療哲學」

除了直接治療與間接治療的爭論外，在治療中，治療師的角色應該是積極主動或順應個案的情緒和思考再加以引導，也產生了不同的討論。說明如下。

Rogers 學派稱為非指導式的治療（nondirective therapy），後改為「案主中心學派」（client-centered therapy），個案是治療中的主要角色。在非指導取向的治療中，語言治療師相信隨著自由和開放性的探索，個案將朝

著自我成長的方向發展。相反地，在指導式治療取向中，語言治療師是專家、訓練師和教導者；個案則被視為外行者、學生和病人，需要被教導、訓練和治療，如在行為學派中使用增強和消弱的原則來操弄行為的改變，因此，語言治療師提供技巧的訓練和行為的塑造。指導式與非指導式的治療亦是連續向度的兩端，越來越多語言治療師融合了這兩種取向，形成另一種形式的折衷主義。

Manning（1996）指出，當孩子表現較多緊張、掙扎和不流暢時，採取直接方式的治療，加強流暢性或修正口吃是較佳處理；直接的處理包括認定發生口吃的事件，對照流暢的語言和不流暢的語言。因此，直接的治療是語言治療師根據孩子的需要，選擇有益的活動，直接應用於孩子的身上，但間接的治療便不這樣做。Van Riper（1973）指出，語言治療師與父母共同解決孩子的口吃問題，這時父母帶著個人的問題和個性進入治療，語言治療師將與父母的整個人格接觸，甚至是與整個家庭互動。因此語言治療師應如何掌握自己的角色？何時該溫暖同理的傾聽，何時又該扮演專業指導的角色呢？作者認為折衷治療的流行，採用兩個取向的優點而丟棄其缺點，可直接對孩子做治療，也重視父母的教育使他們成為好的說話模範、好的傾聽者和負責任的父母。在諮商過程中，語言治療師給予父母充分的同理心和支持，幫助父母自由探索感受和擔憂，也教父母如何認定口吃，如何去監控與孩子的互動，甚至在家中扮演一位語言治療師。如果語言治療師能夠彈性的使用「直接與間接」「指導與非指導」治療其中的優點，應該是很不錯的選擇。

第三節│學齡前口吃兒童父母參與的治療方案

以下分別就時間之遠近，介紹代表性的方案，提供語言治療師參考。

一、Johnson（1961a, 1961b）治療方案

Johnson 是 19 世紀以來研究口吃之早期代表人物，在 1950 年代開始，其錯誤診斷理論受到許多治療師的歡迎，作者就其著作歸納要點如下：

1. 提供一般兒童語言發展資料讓父母瞭解，以打破父母對兒童語言完美主義的要求，亦即兒童早期語言中的不流暢是正常的。

2. 即便父母聽到兒童口語中的不流暢，絕不可以標籤孩子說話的不流暢是口吃。

3. 避免兒童身處在會引起說話不流暢的情境，例如：會引起兒童緊張、害羞、過度興奮情緒的情境，或時間過於匆促、過度競爭、話題太深奧，或者和難以取悅的人說話。

4. 父母學習做一個好的傾聽者。

5. 父母經常安排愉悅的時間和孩子相處，例如：讀床邊故事、說故事和分享生活點滴。

6. 父母應避免讓孩子處在激動的狀態，避免其被嘲弄，或對孩子嘮叨和抱怨。

7. 對於新的經驗和問題，讓孩子心裡事先有所準備，以免臨場驚慌失措引發口吃。

8. 幫助孩子增加新的字彙。

9. 幫助孩子訓練自己，讓他們知道自己是被愛的。

Johnson 的「該做」與「不該做」（do's and don'ts）原則經常出現在他的文章中，最為著名的便是〈給口吃兒童母親的一封公開信〉（Johnson, 1949, 1959）。許多父母看了可能會覺得自己不是一位好父親或好母親，應該為孩子的口吃問題負起最大的責任。作者認為在 Johnson 的看法裡，孩子是脆弱的，不能承擔壓力，但這似乎是過度保護孩子了。口吃的孩子除了言語上的不流暢外，並無智力或其他身心障礙的情形存在，因此父母若能給予適當協助，而不過度保護，對於他們的成長和發展應該更為正向。

二、Murphy 和 Fitzsimons（1960）的方案

Murphy 和 Fitzsimons（1960）的方案是典型個案中心取向的代表，目的在幫助父母更瞭解孩子的需要，建立有益心理健康的環境，使孩子不需要以口吃來滿足心理需求。孩子的口吃影響父母的自尊心，甚於影響孩子本身，而且口吃也是反映出家人之間受傷的關係。因此透過真誠、支持、同理的治療氣氛，父母能夠深入探索自我，或他們對於孩子的感受，這些能夠幫助他們處理孩子的口吃，和處理他們與孩子之間的關係。Murphy 和 Fitzsimons 的親職諮商根據以下的原則來進行，做為語言治療師的應加以瞭解：

1. 孩子是父母自我的延伸。
2. 孩子須知道他是被愛和被家人接受的、是獨立個體；能滿足這些需要，孩子將不會有情緒問題。
3. 有完美主義父母常設定嚴苛標準，使得孩子沮喪且失去自信。
4. 過度保護是一種反向行為，是父母拒絕孩子而形成的反應。

不論是否直接給予兒童治療，將父母納入治療方案中越多越好。兒童無懼於說話遠比說話沒有口吃重要，因此他們提供個別和團體的諮商方式，將諮商過程轉譯為逐字稿，父母可由逐字稿學習這個治療方式。文獻

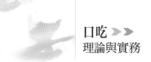

上較少治療師與 Murphy 和 Fitzsimons 一樣,完全應用案主中心學派的治療理論來處理口吃問題,他們的方法有助於父母宣洩負向的感受和紓解親子之間的緊張關係,但是否能直接減少孩子的口吃頻率,並沒有證據加以支持。

Luper 和 Mulder(1964)給父母原則性指導,例如:(1)不要讓孩子知道你擔心他說話的方式,不要讓孩子對於把話說好感到過度焦慮;(2)不要標籤孩子說話的不流暢,孩子說話口吃時表現平常心;(3)設計表格幫父母監控日常情境對孩子說的話,找出孩子與家人的正、負向互動;(4)記錄發生口吃的情境和何時口吃會增加。Luper 和 Mulder 的觀點是融合 Johnson、Murphy 和 Fitzsimons 的重點,一方面提醒父母哪些該做,哪些不該做,另一方面也重視父母的感覺,他們也使用檢核表來幫助父母確認父母是否確實做到語言治療師的要求,但並未報告方案的成效如何。

Van Riper(1973)指出如果語言治療師只是給父母建議,會加重父母的罪惡感,覺得他們不夠盡職而造成孩子的口吃。因此,與父母諮商時可掌握以下原則:(1)先蒐集兒童語言發展訊息,將注意力置於自己能做什麼;(2)記錄孩子最流暢和最不流暢的情境;(3)觀察語言治療師與孩子互動的狀況,再與語言治療師一起參與治療,在語言治療師的督導下單獨與孩子活動;(4)語言治療師和父母討論治療活動和使用的理由;(5)語言治療師也幫助父母處理兒童其他的行為問題,例如:餵食、睡覺和手足間的爭吵等;(6)父母個人問題如果無法解決,就應該將他們轉介給其他的專業人員;(7)語言治療師鼓勵父母參加團體諮商,與其他也有口吃孩子的父母互動,或者請其他口吃孩子的父母分享經驗和感受;(8)語言治療師幫助父母發現什麼是該做的,什麼是不該做的。Van Riper 強調治療師的服務態度是以「案主為中心」,父母與語言治療師間是包容、支持和幫助的氣氛,但要求父母觀察和學習語言技巧,他也用社會學習理論,讓父母與遭遇相同者分享感受和經驗,因此這是典型的折衷主義方案。

三、Zwitman（1978）的「兒童管理方案」

Zwitman（1978）認為，2 到 5 歲孩子的語言發展是在一種加速的狀態中，惡質的環境將加重語言系統運作的負擔，而造成口吃的問題。因此他認為，早期口吃治療的目標在幫助父母建立一個免於說話壓力的良性家庭環境，分為兩個部分，共七次治療。

第一部分：第一、二次，當孩子口吃時，如何反應和如何處理環境的說話壓力。第三次，如何增加孩子的自信和安全感。

第二部分：第四次，如何處理孩子無心的犯錯。第五次，如何處理孩子有意的犯錯。第六次，父母如何對孩子的錯誤行為建立一致性的處理方式。第七次，父母如何增強孩子正確的行為（例如：和手足和好相處），這包括如何使用星星圖。

Zwitman 不僅在每個主題中解釋哪些是該做的，哪些是不該做的，並且設計了問卷和檢核表幫助父母記錄和回顧他們在日常生活中和孩子的互動，Zwitman 的整本書如同使用手冊，可以做為語言治療師在規劃治療方案時的參考。

四、Cooper（1979, 1990）和 Leith（1984）的 「認知導向治療方案」

Cooper（1979, 1990）最關心父母親對口吃的態度，如果父母對口吃兒童有負向態度和感受，將父母納入治療中便十分重要，做法如下：(1)初期時，語言治療師應瞭解父母對口吃的知識和態度；(2)提供兒童語言發展正確訊息，以修正負向態度；(3)鼓勵父母以開放的態度和孩子討論口吃，他用拆雷管的比喻和父母討論，除去對口吃的羞愧和害怕，好像對口吃禦防

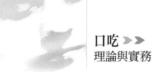

（defuse stuttering），有助於增加孩子說話順暢的知覺和態度。

在給父母的小冊中，Cooper 教父母使用口吃蘋果圖（stuttering apple），找出兒童口吃發生的狀況，如果口吃頻率越高，接受治療的需要越大。語言治療師與父母討論口吃時，應提醒父母問自己以下問題：

1. 我對孩子的口吃覺得有罪惡感嗎？

2. 因為孩子的口吃，我責備自己嗎？

3. 我覺得口吃是一件丟臉、令人難堪或很糟糕的事嗎？

4. 我因為孩子口吃而對他／她生氣嗎？

5. 我對孩子抱怨他／她的口吃嗎？

6. 當孩子口吃時，我是否沒有耐心或生氣？

Cooper強調治療的重點在於處理父母對口吃的態度，也教導父母修正語言方式做為孩子學習的對象，融合了認知和社會學習理論，因此是認知取向的。

Leith（1984）也是著重在父母認知型態，他認為負向思考的父母可能會拒絕協助口吃兒童，因此鼓勵語言治療師寄信或打電話接近父母，幫助父母表達情感和分享孩子的進步。尤其是對本身也是口吃者的父母，幫助其釐清對孩子和對自己不同的認知，並給予保證協助他們解決口吃問題。Leith 建議語言治療師和父母探索：(1)哪些情感是和口吃有關？(2)對孩子口吃的反應是什麼？(3)兄弟姊妹對口吃的反應是什麼？(4)同儕如何反應？(5)家庭環境如何？安靜和輕鬆嗎？(6)父母花多少時間和孩子相處？(7)孩子與家人之間的關係如何？(8)詢問父母參與治療意願，並向父母解釋做什麼、為什麼和如何做。

Cooper 和 Leith 都是強調改變父母對口吃兒童的態度，使父母能積極參與口吃治療。認知治療法是改變非理性或不合邏輯信念的最佳方法，語言治療師亦不妨由此方向來幫助學齡前口吃兒童的父母。

五、Costello（1983）的「直接治療方案」

Costello（1983）反對間接治療，認為教孩子使用流利的說話方式才是最有效的方法。父母在治療中的角色是學習和孩子使用相同的語言技巧，因此：(1)父母要觀察每一次治療，提供想法讓語言治療師使用；(2)教父母用這些技術和告訴父母該如何做；(3)教父母計算口吃和正常的不流暢出現的頻率；(4)語言治療師在治療中，當孩子說話流暢時給孩子增強；(5)父母在語言治療師督導下，自己使用技術。Costello（1983）要求父母在家扮演語言治療師的角色，強調語言治療師和父母同時直接治療孩子的口吃問題是有效的處理策略。

六、Linda Johnson（1980, 1984）的「行為取向 學前口吃治療方案」

Linda Johnson（1980, 1984）以行為主義為基礎，她認為父母親有能力改變自己的思考、情感和行為，但需要語言治療師協助，父母的諮商和環境的改善越早開始越好。她的做法如下：(1)要父母蒐集三次半小時孩子與父母互動的說話樣本；(2)計算父母的語速、孩子口吃的頻率和類別，而且注意孩子的句法和每一句平均語句長度（Mean Length of Utterance, MLU）；(3)初期鼓勵父母分享情感、態度、想法和行為；(4)教導父母從錄音帶中確認口吃和正常的不流暢。如果孩子有口吃，則治療分為兩大部分：(1)語言方式的改變：使用示範練習和錄影帶欣賞的方式，來教導父母維持說話頻率在每分鐘一百六十至一百九十音節，練習平順、持續、放鬆的說話方式，使用五到六個字的短句；(2)選擇性的注意：要求父母使用檢核表來實施制約策略（contingency strategy），即兒童口吃時不予理會，只

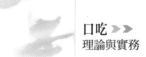

注意孩子說話流暢時；父母選擇四個日常生活情境來實施語言方式的修正和選擇性的注意；父母也持續錄下孩子說話的情形交給語言治療師；要求父母寫日誌以做為親職討論的材料。治療師與父母諮商時，須注意以下要點：(1)幫助父母減少家中的時間壓力；(2)反映父母強加在孩子身上的情感和想法，幫助父母發現孩子的真實行為；(3)教導父母學習適當的溝通技巧，包括：反映、延伸、開放式的句子、我訊息（I-message，以我為開頭的敘述句）和主動傾聽；(4)幫助父母學習設定明確的規範來訓練孩子的常規。

歸納而言，L. Johnson 認為父母像學生一樣需要教導，因此，語言治療師教父母以增強和消弱的策略來修正孩子的語言方式，語言治療師也要教父母使用正確的溝通技巧，可以說是以行為主義理論為基礎的方案。

七、Rustin（1987）、Botterill、Kelman 和 Rustin（1991）的「折衷治療方案」

Rustin（1987）、Botterill、Kelman 和 Rustin（1991）認為，口吃是孩子的特質和環境交互作用產生發展性的異常，治療口吃時，應該注意這兩個因素。在與父母晤談後，評估孩子的口吃，並且教孩子使用較慢的速度和較簡單的句子說話，要求父母和孩子在治療中進行一段「談話時間」（talking time），分析父母的干擾行為，例如：說太快、插嘴、問太多問題和不注意聽。在家中也同樣以合作的方式進行談話時間，瞭解家人是否有意願參與治療，如父母不能成功實施活動，需要繼續諮商兩週。孩子接受直接治療來改善口吃，同時也要學習社會技巧、放鬆技巧、語暢控制技巧和認知技巧；這時要求父母參加父母團體，透過團體活動，第一週學習語言修正技巧、系統的肌肉放鬆方法和認知問題解決策略，也在團體中學習傾聽別人的想法，以及與其他父母交換想法；第二週家中所有大於 4 歲

的家人（包括祖父母）到治療中心，語言治療師研究家人互動關係，以找出是什麼因素使得孩子的語言問題變糟，努力減少家人間的衝突，重建家人間的權力平衡，這種家庭會議也同樣每週在家中舉行。

語言治療師請父母做家庭作業單，完成每個單元後交給語言治療師。父母團體與孩子治療同時並行，並持續到孩子結束治療後的三到六週，之後進行兩年追蹤；Rustin 認為他的治療方案效果較其他傳統方案更為持久。它們不僅直接處理兒童語言問題，也教父母使用語言修正的技術，特別強調重建家庭中權力系統的平衡來改善孩子的語言問題，但未說明改變家中權力系統平衡如何影響孩子的語言。作者認為對於年幼孩子的行為改變，將重要他人納入方案中確實有助於兒童的輔導，但要語言治療師進行有關家庭治療部分，則有一些冒險，也不符合倫理守則，需要接受有關家庭動力的訓練課程。當然，治療師擁有越多的資源，對於治療就更能得心應手。

Rustin、Botterill 和 Kelman（1996）發展親子互動治療（parent-child interaction therapy, PCIT），Kelman 和 Nicholas（2008）提出證據證明其療效。他們認為學前的間接治療可為日後的直接治療奠定基礎，他們鼓勵公開討論口吃，並鼓勵父母和孩子一起瞭解口吃，目的是增加父母管理孩子口吃的能力，增進父母的技巧，幫助孩子增加流暢性。整個方案一共有十二週，前六週為每週一次的臨床治療，加上六週在家加強治療室的學習。方案內容包括諮詢評估：(1)評估兒童的語言和言語能力；(2)記錄個案史，語言治療師向父母解釋語言和言語能力的訊息，並減輕父母的罪惡感。治療形式：第一次會面時，請父母每週與兒童進行三至五次的特別時間（special time），每次花 5 分鐘和兒童玩遊戲。之後每一次有一個互動的目標，並做記錄，也將進行過程錄下，父母先自行評估，再和語言治療師討論。每一次開始時，語言治療師都會給予回饋。PCIT 使用的策略包括：

1. 管理策略：管理父母對口吃的焦慮，因應敏感的兒童，設定界線和

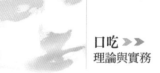

日常常規，並實施行為改變技術。

2. 互動策略：父母選擇改變一項行為以增進孩子的流暢性，他們與孩子玩遊戲時，錄下來以便討論。語言治療師使用催化鼓勵的技巧，增強父母的信心。例如，在孩子說話時以評論代替要求，平時多給予讚美。

3. 六週之後在家實施稱為鞏固期，父母每週寫信或用 email 和語言治療師討論，也是實施六週。

Rustin 和 Kelman 十多年來發展的學前兒童治療方案，為折衷取向的方案精神，親子互動治療則教導家長成為孩子的治療師。

八、Gregory（1986）的「教父母成為治療師方案」

Gregory（1986）受到 Rogers 影響，認為應減少資料的提供，尤其是初期語言治療師應該做一位好的傾聽者，透過分享父母的不安全感、罪惡感和懷疑，讓父母瞭解自我接受是行為改變的基礎，但也認為如此無法滿足所有父母與孩子的需要，因而也採用社會學習理論進行治療。其有三個治療策略：第一，預防性的父母諮商（preventive parent counseling）：這是為關心孩子說話問題、且孩子的說話還在正常範圍內的父母設計的。第二，慣例的父母諮商（prescriptive parent counseling）：孩子的問題是處於邊緣性的語暢異常，則父母與孩子參與每週一次，共四到八次的諮商。第三，使用於孩子有口吃的問題而且持續一年以上時：孩子每週需要接受二至四次治療，而且父母每週需要接受兩次諮商。語言治療師教導父母進行以下活動：

1. 父母觀察孩子在不同情境發生的口吃現象，畫成圖表，做為個別和團體諮商材料。

2. 語言治療師為父母示範正確的說話方式，假如父母說得太快，請父

母從單面鏡觀察較慢的說話方式。

3. 父母先參加治療中的一或兩個活動,再參與所有活動。

4. 和父母討論示範的效果,父母將成功的活動轉移到家中進行。

Gregory(1986)認為父母喜歡擔任治療師的角色,行為修正取向可提高早期父母介入的效果,他發現大約有 75%的孩子完成三個階段的治療,可以維持九至十八個月的正常說話方式,追蹤效果是以電話與父母討論,和每六個月檢查孩子語言,直到結束後的十八至二十四個月。

九、Wells(1987)的「環境管理方案」

Wells(1987)的環境管理方案(environmental management program)認為,親職諮商和行為管理是學前口吃治療的主要內涵,他採用了 Zwitman(1978)、Luper 和 Mulder(1964)、Andronico 和 Blake(1971)、Satir(1967)家庭治療的精華部分,認為此方案適合用於學齡和學前口吃治療,目的在減少增加口吃的有害因素。其有四個步驟,如下。

(一) 環境評估 ▶▶

首先蒐集語言資料,包括語言發展史、教育與社會發展、孩子與父母的關係、和父母與孩子互動時使用的行為管理技巧等。Wells 建議:(1)採用 Crowe 和 Cooper(1977)的檢核表,以發現父母的關注點和錯誤觀念;(2)使用 Zwitman(1978)父母版的實施治療前後評定量表,來發現父母之間對於行為管理的差異;(3)記錄及分析父母與孩子之間的互動,尤其是注意父母負向的說話方式,例如批評、獨斷的要求和打斷;(4)治療師和孩子晤談,瞭解孩子對自己、家人、其他人的感受,和別人對他口吃的反應與感受是什麼。

(二) 設定目標 ▶▶

　　討論孩子口吃時，父母如何反應和如何幫助孩子公開討論口吃，列出口吃的名詞並解釋，和父母討論未來治療計畫，安排每週兩次的治療。設定的目標包括：(1)諮商的部分：使用檢核表和工作單協助父母設定每週的目標，在不同的情境中觀察活動；(2)環境的評估：觀察在家或中心，父母與孩子之間的互動，或錄下在家或在學校的語言樣本，父母監控和評估每個月的進步。

(三) 行為管理 ▶▶

　　如何和孩子愉快相處，處理非故意行為，維持反應一致性，對孩子良好的行為給予增強。

(四) 治療的技巧 ▶▶

1. 一般諮商：覺察對孩子口吃的反應，Wells 也設計了檢核表幫助父母觀察他們與孩子互動的行為。
2. 團體諮商：每月一次團體諮商，以六對父母為一個團體最為恰當，幫助父母輕鬆地分享他們的感覺和想法，成員將會發現他們有興趣的主題，並做為討論方向。
3. 父母觀察：由單面鏡觀察治療師和孩子的互動，然後父母坐在治療室中觀察治療師如何使用治療技巧，之後，父母到托兒所、幼稚園或小學觀察正常孩子的語言發展，最後，父母在治療中心觀察不同口吃階段的孩子，這些觀察可以幫助他們瞭解孩子的感受和行為。
4. 諮商口吃孩子：完成以上的步驟，開始用人本主義治療取向的方式諮商口吃孩子。
5. 語言的刺激：提供一些刺激兒童語言發展的建議給父母，例如：在

愉快的活動中和孩子說話、和孩子談論現在發生的人事物、每天讀
15 至 20 分鐘的故事給孩子聽。

6. 讀書治療：Wells 建議許多適合的讀物請家長閱讀，做為治療的一部
分。

Wells 認為良好的環境管理方案是統合不同的內容，以符合家長和孩子
的需要，歸納而言，Wells 的方案正如他所說，提供豐富的內容以便適合不
同動機、需要、背景和能力的家長和口吃的孩子。語言治療師可以依照自
己對於家庭和口吃的知識，彈性的結合不同的策略，以便獲得最佳的療
效。

十、Ham（1990）的「整合輔導和語言治療方案」

Ham（1990）認為學前口吃治療應該建立在一個連續向度上，一端利
用語言評估決定是否直接施予治療，提供口吃資訊和建議父母該如何做。
另一端用心理治療方法，強調晤談和諮商，因為他們必須處理兒童的行
為、家庭動力、家庭衝突和需要，並決定父母是否需要轉介至其他的專業
人員處。語言治療師擁有越多有關人際（interpersonal）及個人內在（in-
trapersonal）的知識，將越能提供有效的治療。幫助父母發現誰與孩子互動
最頻繁，可做為語言學習對象。方案內容包括：

1. 個人的互動：父母觀察孩子與不同人互動時的口吃頻率（例如：父
母、手足、老師和同學），鼓勵父母打電話或拜訪這些人以獲得正
確訊息，並記錄於表格。幫助父母發現誰與孩子互動最頻繁，可做
為語言學習對象。

2. 多重互動的環境：鼓勵父母觀察孩子參與的團體情境，如：家庭、
學校、安親班，以及和鄰居孩子的互動。幫助父母評估孩子在團體
情境的語言狀況，並記錄在表格中（例如：孩子想要競爭成為中心

人物嗎？討論的主題是否超過孩子的理解？）。

3. 幫助父母評估干擾因素：父母是否說話太快，或孩子口吃時會打斷
其說話？

　　經過這樣的記錄，父母觀察不同情境下孩子的語言行為，語言治療師協助父母解決日常生活問題，如：婚姻關係、教養態度、常規訓練和家庭風格等，例如，語言治療師說：「請多告訴我一些孩子的問題，就像我是你的好朋友一樣。」鼓勵家長對孩子的健康、學業表現和人際關係有多一些的瞭解。關於評估孩子口吃，要父母在吃飯時、放學後、睡前活動、日常活動時間，各錄下 5 分鐘孩子的說話，將診斷結果告訴父母；父母對孩子有更多瞭解，便能提供更多支持。也訓練父母成為良好的語言示範，要求父母使用自然不費力的說話方式。開始時，父母觀察語言治療師與孩子的互動，再選擇幾個時段讓父母使用適當的語言方式，例如：當孩子口吃時或當父母問問題時，父母與重要他人做為良好的語言示範，父母也需要得到增強。

　　Ham 可說是集各家之大全，認為父母除了瞭解口吃外，應加強對孩子的人際與個人狀態的理解，其將有助於治療工作的進行。

十一、Zebrowski 和 Schum（1993）的 「情緒反應治療方案」

　　Zebrowski 和 Schum（1993）由心理層面說明兩種情緒反應會夾雜在父母和口吃的孩子之間，一是所謂的共生（symbiosis），亦即口吃兒童的父母經常模糊了他們與孩子之間的界限，將自己的感受投射在孩子的身上，他們無法分辨是自己的感受還是孩子的感受。另一方面，他們的觀念和孩子可能不同，但他們認為孩子和他們的想法是一樣的，雖然父母意圖陳述孩子的感受和想法，但實際上他們說的是自己的感受和想法，並非孩

子的。Zebrowski 和 Schum 也認為罪惡感是有口吃孩子的父母最關心的部分，因為缺乏正確資訊和對口吃的錯誤觀念，他們認為罪惡感是焦慮的一種形式，他們建議應用 Perls 的完形治療法來減少父母的罪惡感，而且鼓勵父母將注意力放在現在能做的事。他們提供保證與父母共同面對孩子的口吃問題，幫助父母找到具體可以幫助孩子改善語言的方法，使父母的精神集中於特定的活動上，例如：觀察孩子的口吃和每天做記錄。

除了教導父母結構化訓練活動和以一致的態度來面對孩子，也教父母學會如何與孩子討論語言問題，並提供機會讓孩子能夠探索和分享對口吃的感受和想法，才能瞭解孩子的感受和想法，以及在孩子口吃時傳達關心和支持。告訴那些對孩子的語言抱持不切實際的期望的父母，治療需要時間、耐心，並持之以恆。歸納而言，Zebrowski 和 Schum 強調父母的心理層面，在處理父母的情緒反應時，無可避免的扮演諮商員的角色，他們教父母與孩子互動的技巧多過於語言矯正的技術。

十二、Manning（1996）的「兒童口吃治療方案」

Manning（1996）同意 Conture（1982）的看法，認為學前口吃兒童的治療計畫應該根據口吃問題的本質，而非孩子的年紀。Manning 的方案適用於 2 到 12 歲口吃兒童，他聲稱越早治療，效果越持久。治療兒童口吃和成人口吃是不一樣的，因為兒童的神經生理系統仍在持續發育中，是不同於成人的；兒童對於口吃的反應與覺察和成人也是不同的，間接治療對兒童而言可能較為恰當，而父母和老師在治療中扮演重要角色。Manning 的方案第一階段是教育諮商：提供口吃的資訊給父母，並解釋正常的不流暢和異常的不流暢的差異，減少父母的焦慮和無助感。提供小冊子和錄影帶供父母閱讀和觀賞，矯正父母常有的錯誤觀念，例如：(1)父母是造成孩子口吃的主要原因；(2)孩子口吃是想要吸引父母的注意；(3)口吃的孩子有心

理和智力上的問題。語言治療師應該和父母討論並改正他們的觀念。

　　第二階段：改善孩子全面性的溝通方式和與父母間的互動，幫助父母
監控說話速度、口語和非口語行為、溝通輪替和干擾行為。要父母觀看他
們與孩子互動的錄影帶，以修正非期望的行為，並在日常生活中做良好的
語言示範，語言治療師也須協助處理家庭中影響孩子口吃問題的壓力（例
如：衝突、爭吵和經濟問題），語言治療師無法處理時，則轉介給其他專
業人員。

　　第三階段：開始時，父母觀察語言治療師與孩子互動，之後父母參與
治療中的活動，在督導下，父母學會使用修正不流暢的技術，最後父母獨
立使用在治療室學會的技巧。

　　Manning 與 Ham 相似，都強調教育父母、提供資料、修正父母的錯誤
觀念，並訓練父母在家中成為孩子的治療師。

十三、Guitar（2006）的「整合性治療方案」

　　Guitar（2006）認為剛開始的口吃（beginning stuttering）受到：(1)兒
童本身不流暢的多寡；(2)聽者對其不流暢的反應；(3)兒童對不流暢和聽者
反應的敏感度；和(4)環境中任何讓兒童感到焦慮的經驗所交織而成。有些
兒童的口吃是逐漸發展的，而另一些兒童的口吃可能發展快速，透過制約
反應形成第二症狀的身體動作，並伴隨負向情緒，而感覺動作系統（sen-
sory-motor system）有缺陷的兒童，則無法和其他兒童一樣，不流暢逐漸減
少，反而發展為口吃者。此時期的治療目標是獲得或重新得到自發性和正
常的流暢，通常在治療後的一至二年不會有口吃。此時期兒童的感受受到
家庭的影響，若父母能公開討論口吃，兒童也會將偶爾的不流暢視為如同
走路跌倒一般。Guitar 的治療主要以澳洲雪梨大學的「麗的肯柏」方案
（the Lidcombe program）為主要依據，分為兩個階段：

第一階段：第一次約一小時，包括：(1)評估兒童的不流暢，蒐集三百字語言樣本之後，計算不流暢百分比；(2)向父母解釋兒童口吃的嚴重度，父母每天須使用十點量尺，在臨睡前評估孩子的口吃嚴重度；(3)教父母建立日常的對話活動，Guitar 示範用故事書先引發兒童說出單字，之後是片語，接著是幾個短句，針對流暢的口語給予讚美。在之後的治療中，將目標設定在：(1)評估兒童口吃；(2)討論兒童的進步；(3)介紹新的步驟。討論父母在家中進行的說話練習，保持開放的方式，兒童可以聽到大人討論他的口吃，使他不覺得口吃是羞恥的事。語言治療師和父母共同討論處理兒童口吃的策略，在二、三週穩定的進步後，結構式的對話活動可改變為非結構式，可以在吃飯時間或遊玩時進行，仍是對流暢口語給予讚美，但要注意不要讓兒童覺得父母整天只關注他們的說話。

第二階段是維持。口吃治療最重要的是防止治療後的復發，因此第二階段開始時是約 30 分鐘的會談，逐漸拉大每次會面的間隔，父母仍維持使用第一階段的技巧，語言治療師漸漸退除引導，直到父母可以自己進行，兒童的不流暢百分比和嚴重度仍維持與第一階段相同的程度（嚴重度為一或二）。第二階段大概費時一年，如果語言治療師仔細根據「麗的肯柏」手冊操作，並不會有太多的困難。而一般父母可能出現的問題如下：(1)父母並不是很規則性的對口吃兒童流暢的口語給予增強；(2)父母沒有每天按時實施對話練習；(3)其他家人因未受訓練而使用錯誤的口語制約；(4)兒童覺得口語制約方式太無趣；(5)在結構式的治療中，兒童順暢的口語太少。然而，這些都可以透過語言治療師請父母錄下在家中實施情形的錄影，引導父母修正和以腦力激盪方式討論問題的解決方法。

Guitar（2006）認為「麗的肯柏」方案對學前口吃兒童是有效的，但語言治療師應參加其工作坊的訓練才能達成。Lewis、Packman、Onslow、Simpson 和 Jones（2008）採用電話諮詢輔導方式，協助學前口吃兒童父母，九個月後口吃組比控制組減少 73%的口吃頻率，但需要比一般臨床方

式多三倍時間。

　　綜合而言，越來越多治療師將不同觀點融合在一個方案之中。如 Van Riper（1973）的方案中，治療師的態度很明顯的是案主中心學派，而在教導父母學習語言技術時卻是行為取向的；雖然在早期時，Van Riper 是相當服膺 Johnson 的錯誤診斷理論，但到了 1970 年代，他也開始修正為折衷主義的治療方式。在 Van Riper 之後，除了 Onslow 和同僚等人（1992, 1994, 1996）之外，很少有治療師純粹使用某一種特殊的治療理論；相反地，治療師開始融合不同的理論取向在他們的治療方案中，但他們可能強調的重點有所不同，例如：Cooper（1979, 1990）強調父母的負向感受和態度；L. Johnson（1980, 1984）著重父母語言方式的修正和選擇性的注意。而近年來流行的趨勢是先教父母觀察治療師如何與口吃孩子互動，然後，父母使用向治療師學習的適當的語言方式和治療技術參與治療活動，最後，父母在家中扮演治療師的角色（Gregory, 1986; Ham, 1990; Manning, 1996; Wells, 1987）。亦即越來越多的方案是結合不同取向的理論來實施學前口吃治療中有關父母的參與。

　　作者認為學前口吃治療中有關父母的參與，仍有以下的重要議題值得討論：

1. 大多數的方案，尤其是早期的方案，缺乏具體的評估方法對不同取向的方案或治療技術的效果加以評量。新近幾年證據取向的治療被提倡以後，越來越多的證據被發表，但學前口吃兒童的自發性恢復如何控制，並沒有清楚的說明。

2. 不論國內外語言治療師大都缺乏心理諮商與輔導知識的訓練，因此若要使用心理治療的方法，恐有違反專業倫理之虞，因此最佳解決辦法就是和心理師一起合作，以團隊方式進行，但是在國內仍不易做到，語言治療師應尋找相關訓練的機會參與專業訓練，以便擁有

更多助人的技巧。

3. 口吃頻率的評估對於治療師而言較為容易,但臨床工作者目前仍然缺乏標準化測量工具,以評量口吃兒童父母對孩子口吃問題的想法、感受和反應行為,因為這些感受常常是影響療效的主要因素。

4. 少數的治療方案(如「麗的肯柏」方案)經過多年的研究與實務試驗,出版的操作手冊可供語言治療師參考,然而,大多數的方案僅說明過程而未提供詳細的治療或處理步驟,尤其國內的資料來源缺乏,治療師在使用上仍然不夠方便。

父母參與學前口吃兒童的治療在美國實施已有數十年之久,探討方案的功效、測量工具的使用、父母的滿意度、治療師遭遇的困難等研究並不多,而近年來以證據為基礎的治療不斷被強調,才開始相關議題的探討。目前國內有關口吃診斷、治療及相關問題的研究,可以說是相當貧乏,正等待更多學者專家的投入。

CHAPTER 8

學齡兒童口吃治療

Stuttering:
Theory and Practice

　　楊淑蘭（1999）指出，兒童口吃治療應考慮以下因素：(1)年幼兒童以間接指導為原則，因為兒童的認知能力尚無法學習控制言語的方法，因此語言治療師主要是提供父母諮詢，督促家長改善溝通環境；所謂的「間接治療」，即是請父母改變說話的速度和溝通的態度（參閱第七章）。(2)同時要考慮家長是否有能力改善環境因素，若家長可能忙於家計或個人有適應問題，並無餘力協助孩子，則須採用「直接治療」。(3)若兒童表現越多或越嚴重的第二症狀和對口吃的覺知，例如：不願意講話、摀著嘴巴或抿著嘴唇，此時語言治療師則應積極採用直接治療。

　　有關兒童口吃治療的方案相當多，第七章說明的有關學前口吃兒童治療，有許多方案是屬於間接治療，以協助父母改善溝通環境為主，其中也有部分的方案是贊成父母參與加上直接治療的綜合方法。因此，上一章已經提過的內容就不再贅述，本章介紹 Manning（2001）、Guitar（1998）的著作、Yairi（1998）在口吃專題研究課程中建議的口吃兒童直接治療，以及 Conture 的口吃兒童團體（Conture, 1990; Kelly & Conture, 1991）等方法。最後，介紹英國的 Michael Palin 口吃治療中心的治療方案和作者之口吃兒童團體治療，這些方法主要是說明如何實施口吃兒童之直接治療。

第一節 | **Manning** 的兒童口吃治療

　　Manning（2001）指出，過去許多研究證實，學齡與學前口吃治療有效

幫助孩子說得更流暢,本節重點則放在 2 歲至 12 歲孩子的治療。他也指出治療師對於流暢和不流暢的評價是一個問題,一般人會認為流暢是好的,不流暢是壞的,這樣的想法可能會影響長期的成效,因為這會使得已經責怪自己的人更羞愧。語言治療師希望孩子能自由的嘗試不同類別的不流暢,如果過分強調流暢,只是讓孩子要做到自己很難達成的任務,因此第一個任務就是打破流暢與口吃這種二分的想法。以下有五點是 Manning 對兒童口吃治療的重要觀點,說明如下。

一、治療策略和技術

雖然本節說明直接對年幼兒童實施治療,但仍有許多實務工作者對此持保留的態度,無論如何,對年幼兒童的治療包括兩部分:一是增進兒童說話流暢的語言能力,另一是減少干擾說話流暢的因素。在這裡要特別提醒的:適用於成人的技巧只要經過修改也可以用於年齡較大的學齡兒童,流暢塑型法較常被使用,但口吃修正法也可以使用,這兩種方法多少都強調輕鬆緩慢的說話(easy and slow speech),發音器官輕輕的接觸和順暢的氣流與發音方法,最後的目標都是幫助兒童產生自發性的流暢。

二、使用「要求─能力模式」

Manning(2001)建議,從要求─能力模式(demand-capacity model)(參閱第二章口吃發生學)建構出治療的觀念,討論如何增加兒童說流暢語言和言語的能力,首先協助兒童達到控制口語產出系統,也就是一種言語成熟的過程。每位接受治療的兒童的情形可能不同:有些是最近才剛發生口吃現象;有些是兒童的溝通環境中傾聽者的反應和示範方式是已經固定的;另一些兒童則需要直接修正口語的不流暢或口吃,這些孩子通常還

有口吃家族史或其他原因造成溝通或學習的問題，因此治療的時間會更長些。他根據Conture（1990）的建議，認為治療大約要進行二十次（十至三十次），每週一次的療程。Manning 提醒語言治療師不要干擾父母忙碌的生活，在每一次治療中間提供休息的時間，也利於父母的諮詢。

　　語言治療師為大多數兒童設定的目標是達到高度的流暢，能夠及早接受治療的兒童其預後是樂觀的。雖然有一些兒童已經達到高度的流暢，但他們並不認為自己是流暢的說話者；就如同成人，如果只把成功的治療局限在增加流暢性，這樣可能會限制了看待治療的眼光。過去很少有人強調兒童的認知改變也是很重要的，剛開始口吃的兒童可能還沒有發展出不良說話者的自我概念，因此還無需正式處理這些內在改變，但如果兒童已經出現明顯的情緒反應（如挫折、生氣、羞愧和逃避），這時語言治療師就必須把認知的改變納入治療效果的評估。Gottwald 和 Starkweather（1995）建議，每次治療前的 10 分鐘重新評估兒童的需求，這也適用於年齡較大的口吃者，亦即每次治療都考慮長期的效果，和目前可使用的特殊技巧。第一次治療時，在自然環境觀察和注意兒童維持說話流暢的方式和品質，包括他的語速和第二症狀，這樣比較能夠提出一個較好的治療模式，以符合不同兒童的需要。語言治療師是治療的催化劑，應該提供良好的言語示範和相關資訊，Peters 和 Guitar（1991）也指出，如果能提供初始口吃兒童流暢的說話經驗，他們會類化至其他情境，可以減少因壓力帶來的不流暢或其他行為，再逐漸等待兒童生理成熟或正常的流暢趨於穩定（引自 Manning, 2001）。

三、加強兒童產生流暢言語的能力

　　流暢塑型法的技巧能讓兒童一開始就說得流暢，這些技巧有很多名稱，如引發流暢手勢（fluency-initiating gestures, FIGS）、增進流暢技巧（flue-

ncy-enhancing technique）、引發流暢動作（fluency-initiating movement），
和輕鬆說話（easy speech），它們都能幫助兒童更有效地管理呼吸系統，
漸進的放鬆聲帶，放慢發音器官，一個音順暢的連著一個音，發聲器官輕
輕接觸，保持呼吸道的順暢以免因緊張而使呼吸道緊縮。父母親也要做到
說話慢、輕鬆的輪替、較短的話語、經常解釋語意讓兒童瞭解（Ratner,
1993）。除此之外，父母平時也可以多利用木偶、遊戲和卡通圖片和孩子
一起練習，則更能增進孩子熟練使用流暢塑型法的技巧。

　　Manning（2001）指出可以使用 Conture（1990）的方法。他建議利用
英文草寫體做為同義字，讓兒童容易瞭解草寫字母如何連在一起，好比兩
個聲音的連貫。語言治療師可以示範輕鬆流暢的動作，而不是用力反覆的
動作，也讓兒童瞭解到口吃當下是他們做了什麼，而不是口吃就發生在他
們身上，他們無法控制。這一點作者認為說中文的兒童可能無法瞭解英文
的草寫體與印刷體的不同，因此語言治療師可以用手勢，告訴口吃兒童說
話斷斷續續和流暢的不同，或用水流不斷與水滴一滴一滴的比喻，加上口
語的示範和解說，就能讓兒童瞭解流暢與中斷的不同。如果兒童搭乘過飛
機，也可將流暢的口語比喻為平順的飛行，出現口吃時就好像飛機遇到亂
流，一上一下無法平順飛行。目前我們並不知道為什麼說慢一點就會說得
流暢，而且可能在語用的層面上比語言的複雜性對流暢性有更多的影響，
例如，Weiss 和 Zebrowski（1992）研究發現，反應性的話比肯定性的話更
能引出流暢性；說慢一點和使用語言結構較簡單的話，可以促進輪流的行
為（引自 Manning, 2001）。

　　Manning（2001）引述 Ramig 和 Bennett（1995）的建議，當父母、老
師、語言治療師和學齡兒童一起工作，使用流暢修正技巧時，須注意以下
的原則：

　　1.使用簡單和孩子可瞭解的語言來解釋或示範希望孩子做到的事。例
　　　如：可在治療中使用烏龜和兔子比喻說話的快慢不同，指出我們希

望孩子的口語行為，也可做為增強目標。

2. 示範而非教導孩子表現某一個特殊行為。

3. 不論在治療室內或戶外與孩子互動時，都能示範慢而輕鬆的說話方式。

4. 不論在治療室內或外與孩子互動時，都能示範慢而輕鬆的動作方式，配合輕鬆的說話方式，這些活動可用在治療開始或結束時。

5. 盡量在可能情況下增強兒童的自我價值感。

Gottwald 和 Starkweather（1995）提供合併兩個治療取向的方法，包括：增進流暢的目標、減少要求、對干擾正常流暢的因素減敏感，並依據兒童的特殊需求，語言治療師可使用放慢語速、增加沉默時間和暫停，或使用慢速的自我談話（self-talk）或平行說話（parallel talk）的技巧，減少對孩子的語言要求、減少需要複雜答案的問題，或減少口頭溝通時隱晦的期待。如果使用診斷—治療模式，如 Riley 的成分取向（component approach），語言治療師要先找出兒童無法流暢說話的元素，之後很自然地協助改善兒童無法流暢說話的成分。Daly、Riley 和 Riley（2000）發展了一套結合口腔動作和流暢塑型法的運動，如果兒童過度期待流暢性，Riley 建議重新塑造兒童的認知架構，讓他瞭解這是不切實際的，而且會讓自己很緊張和焦慮。他建議幽默的創造一種情境，讓兒童瞭解凡事不可能完美，可以對自己開玩笑，去除不切實際的期望，把感覺口語化，語言治療師可和父母、孩子一起分析，刺激這些反應發生（引自 Manning, 2001）。

四、幫助孩子對口吃做反應

前述所談的是幫助兒童如何講得更流暢，現在是教孩子如何度過口吃事件。Van Riper（1973）並不建議直接教年紀太小的孩子在當下修正他的口吃，而是利用增進流暢的方法達到基本的流暢，逐步介紹會干擾說話流暢

的一些因素，例如：聽眾離開了或不注意聽、說話時有時間壓力、過多的語言要求等；當孩子流暢性變得不穩定時，治療師會把干擾減到較小，逐漸增加他的忍受度——即對不同溝通壓力的抗壓性。為了改變口吃的說話方式，會教孩子辨識流暢性中斷時，我們期望與非期望的特徵，利用用力、輕鬆、順暢、中斷、烏龜或大象（緩慢）說話和兔子機關槍（快速）說話等兒童懂的詞彙來描述，若輔以手勢和動作，兒童會更容易瞭解。

　　教導兒童放鬆說話的肌肉，由不同部位言語機轉的放鬆，幫助兒童瞭解如何輕鬆的使用說話器官（speech helper），讓兒童感覺說話是可控制的。尤其當兒童已有挫折感時，利用一連串獨白、沒有主題的互動式遊戲是有用的，可以由語言治療師和孩子分別扮演某一種玩具的聲音（solo play，獨白遊戲），或者模仿非語音的聲音（如動物、卡車、飛機），再用一個字來說明現在的動作。此時，不強調孩子要與治療師溝通，治療師在與每一個玩具互動（tangential play，無主題遊戲）時，給玩具一個短的評論，例如：「哇！好可愛的小兔子」。當孩子開始模仿語言治療師，治療師就與孩子有更多的互動，活動也就更富含合作性。他強調使用有趣的遊戲方式，讓孩子覺得有興趣而喜歡治療，這方法是 Van Riper（1973）開始提出，Conture（1990）、Guitar（1998）、Peters 和 Guitar（1991）、Shapiro（1999）都提出不同的解釋；例如Conture（1990）認為，遊戲讓兒童說話時可以合作扮演和練習輪流的行為。

　　作者建議在治療前可以先詢問父母有關兒童的喜好，例如；兒童喜歡恐龍，這時語言治療師若能準備幾種恐龍模型，必定能引發兒童參與對話的興趣，也可做為談話的題材，藉以減少兒童的緊張和焦慮。作者在 2009 年的口吃兒童團體中，請兒童說出自己最喜歡的動物，再藉由模仿動物的叫聲開始，去除防衛的心理，而輕鬆的使用發音器官，使得兒童容易參與治療。

　　而口吃修正法就是將「輕鬆」和「用力」的說話加以對比，讓孩子有能

力控制自己的說話系統。治療師可以示範這兩種說話方式,不必特別示範嚴重的口吃,孩子可以指認語言治療師用的是輕鬆,還是用力的說話方式,也可以利用錄音或錄影錄下他人的聲音來練習分辨,但最後還是要使用個案自己的聲音。個案能分辨「輕鬆」和「用力」的不同說話方式後,治療師示範如何由用力轉換成輕鬆,例如刻意讓空氣被阻塞在氣管的不同地方,嘗試變化氣流卡住造成不同的口吃方式;示範如何讓空氣順暢輕鬆的由一個聲音說到另一個聲音,例如說「大樹」得把兩個音節連著說;也可由孩子扮演語言治療師的角色教治療師或父母如何順暢說話。當然仔細的觀察和練習,也可以讓父母來演示給孩子看,如何可以輕鬆改變用力的口吃。

任何能讓空氣順暢流過氣道的方法對流暢的說話都是有益的,例如,Conture(1990)用青蛙輕輕跳過荷葉的比喻,說明如何由一個聲音到另一個聲音。如果採用視覺的方式讓孩子看到如何呼吸、發出聲音和順暢的講話,也會有幫助。Williams(1971)使用繼續(move on)和 Conture(1990)使用改變和繼續(change and move forward),其是很好的言語提示,可用在改變口吃當下費力的言語。當然,最好的還是治療師的示範,其勝於只用口語描述(引自 Manning, 2001)。

五、認知和情感的考慮

即便年幼的孩子尚未對口吃顯現出負向的情感,但父母對口吃反應的調整也會有好的影響,例如,父母學習語言治療師的說話方式,不要使用太複雜和困難的語言,可以讓兒童說話更流暢,流暢性增加,則焦慮和恐懼也會減少。因此,治療中不僅處理兒童的情緒,也要注意父母的情緒。Logan 和 Yaruss(1999)提供一個處理年幼兒童情緒的綜合方法給語言治療師和父母。父母學會示範和聆聽,例如:父母和治療師角色扮演,練習

對孩子口吃時表現平靜、客觀和有興趣（關心）的反應，這樣他們更能瞭解一般的口吃行為和他們的孩子特別的口吃行為；能夠瞭解孩子的感受，當孩子口吃時，能平靜和公開討論孩子口吃時的反應；父母評估自己的非語言反應，他們能夠示範在口吃時用輕鬆開放的方式說話，而不是把口吃和流暢看成全有或全無；不論孩子有沒有口吃，父母較能做一個好的傾聽者和學習肯定自己的小孩。不論是會面或電話連繫的父母支持團體，都可讓父母覺得自己不是孤單無助的，他們的心情是自然而且可被接受的。

其他的方案有問題解決技巧（Gregory, 1986; Riley & Riley, 2000），教孩子如何重新評估他自己和他的語言問題，這當然包括口吃，例如之前他是如何思考和反應他的口吃，讓孩子覺得可以實驗看看是重要的，可使用理情治療法和個人建構論，讓孩子重新評估當說話時他如何做，他如何把說話想得那麼困難，及建設性想法如何用於教育、職業和社會情境，改變負向的自我敘述和對聽者的錯誤知覺。讓說話變成有趣的事，兒童得到控制的感覺，可以增進長期效果，所以處理情感和認知部分是治療中重要的任務，孩子會逐漸對壓力減敏感，而且更有抗壓性。國內已出版相當多兒童行為治療和認知行為治療的書籍，語言治療師可以做為參考，適時的將輔導技巧融入語言治療中。

Manning（2001）認為雖然有一些例外，但治療年紀較小兒童的重要原則如下：

1. 增進孩子喜歡說話的感覺。
2. 將父母納入治療方案。
3. 增進孩子對說話的信心和做為一個人的自信。
4. 在治療初期練習由簡單到複雜的語言結構。
5. 孩子成功時要提供很多回饋。
6. 做給孩子看如何輕鬆說話，讓氣流順暢流過、聲道打開、發音器官輕輕接觸。

7. 在可能範圍內，減少環境中對流暢性干擾的因素（時間壓力、說太多、語言結構太複雜）。

8. 幫助孩子對環境干擾因素減敏感。

9. 確定孩子喜歡治療的活動。

10. 使用增進流暢性的活動，如放慢說話速度、一起朗讀和一起說話。

Manning（2001）認為語言治療師還可以使用操作制約方法，流暢時給獎勵，口吃時給懲罰（比較少用），客觀看待口吃的行為，讓孩子能夠管理自己的說話系統。一般而言，口吃修正法比較沒有結構，較不重視資料蒐集，但對口吃孩子，尤其是年幼孩子的治療成功率很高。

第二節 │ **Guitar** 的學齡兒童口吃治療

Guitar（1998）認為，初始口吃者（beginning stutterer）是指 2 至 8 歲、正在就讀學前機構或小學前半階段的剛開始口吃兒童，他們口吃的核心行為（core behavior）通常是說得很快，而且出現節奏不規則的部分字的重複或單音節字的重複，聲音拉長和音調拉高。當緊張增加時，重複和拉長會變得好像被卡住（block），這些孩子的自我概念會覺得自己好像是雙重講話者（double talking），他們很少或者偶爾在意他們的口吃，也可能經驗到挫折，他們對口吃修正法（stuttering modification therapy）和流暢塑型法（fluency shaping therapy）都有很好的反應。Guitar 對這兩種治療方式的說明如下。

一、口吃修正法

Van Riper 把此時期的口吃治療稱為預防（prevention），他認為早期的

處理是避免口吃成為慢性長期的口吃，他認為此時期的重點不應該直接針對兒童，而應該是兒童與家長同時並進。Van Riper（1982）認為，口吃是說話時間性的異常（disorder of timing），對兒童口吃者而言，就是他們在說出一個字時的肌肉動作的順序和時間的適當性被破壞，這時就會出現重複和拉長。Van Riper 認為，原因可能是有機體的特質或錯誤的回饋系統或溝通和情緒的壓力造成的。他更進一步認為，兒童的動作肌肉系統的成熟與穩定不如成人，因此特別容易受到壓力影響，尤其是溝通壓力。例如：聽者不注意、說話經常被打斷、在時間壓力下說話、想要模仿言語或語言能力超過他太多的典範說話。對此階段的口吃兒童而言，治療重點在增進正常的流暢性（normal fluency）和增加孩子的溝通壓力忍受度（tolerence of communication pressure），當 Van Riper 和父母進行諮商時也直接對孩子做治療。他提出口吃兒童直接治療的臨床步驟如下：

1. 使說話變得有趣：並非所有兒童都需要此步驟，只有兒童顯出挫折和在意自己的口吃時，才需要使用這些減少負向情緒的活動。他會帶兩盒玩具，一盒給兒童，一盒自己用，這時是所謂的「獨自遊戲」（各玩各的）。開始時，他不說話也不會要孩子說話，慢慢地，他可能一邊玩一邊學動物叫或學車子的聲音，之後，他會用一個字或詞說明自己玩的東西，但不會要孩子說話。如果一切進行順利，他會突然把玩具放到孩子的玩具旁，使他們產生互動，這時他會用短的句子或片語來說明他們的活動。治療師與兒童之間有越來越多合作性的遊戲，經過幾次之後，孩子說的話越來越多。最後孩子玩得很愉快，且覺得說話是有趣的，這時請父母在單面鏡之後觀察，幾次之後，父母進入治療室共同參與活動，然後，在家可以和孩子像在治療室中一樣的互動。

2. 創造適合兒童的流暢典範：太難的言語會使孩子產生不流暢，提供簡單的言語示範，開始是單詞，然後是簡單的片語，再來是簡短的

句子，用正常的語速說話（1 分鐘約一百六十五個音節），中間可以加入許多暫停（pause）和靜默時間（silent）。Van Riper 認為兒童應置身於從容和簡單的言語示範，他希望父母也學會這種說話方式，與孩子說話時使用。

3. 統整和促進流暢性：Van Riper 認為這些初始口吃者的口語動作機轉（speech motor system）是容易出錯或不容易說得流暢的，所以需要一些活動統整或穩定他們的言語動作的流暢性，因此，他使用韻律或時間性的技術（rhythm or timing technique）。這些技巧隱藏在遊戲中讓孩子經驗言語流暢，他告訴孩子只在他們一起遊戲時才用這些技巧，例如：玩印第安人遊戲，用手掌摀嘴巴說話，開始是一個音節、一個字、片語和句子；還有使用布偶重複他們說的話，藉由讓他們重複字、片語或句子而增進他們的流暢性。

4. 增強流暢性：Van Riper 增強孩子的流暢性，但並不讓孩子知道他為什麼會被增強。例如，他會表現對孩子流暢溝通時極大的興趣，他還會使用神奇字的遊戲（Say the Magic Word），如果孩子能夠把圖畫書窗子裡的字流暢說出來，鐘聲就會響，他就可以得到一個獎品，像是花生或餅乾。流暢的字可能是從兒童流暢的話中找出來的，因此孩子並不需要知道是因為說得流暢才被增強的。

5. 對干擾流暢的因素減敏感：這時孩子已可維持幾分鐘的流暢，開始時，Van Riper 會偶爾製造一些干擾（干擾因素是藉由觀察或和父母討論得知的），如果孩子的流暢性仍可維持，他會製造多一點干擾，但如發現孩子說話開始有些猶豫或抽搐，他就會在孩子口吃之前停下來，讓孩子可以回到基本的流暢幾分鐘，之後又開始干擾他。這樣循環的實施，最開始時每次治療只會實施兩次干擾，之後逐漸增加次數，使孩子在家裡或學校都能逐漸不受干擾的影響，繼續維持流暢說話。

6. 對干擾流暢的因素反制約：目的在幫助兒童對干擾流暢性的環境，建立新的競爭的統整性反應。Van Riper 拿出一罐花生，告訴口吃兒童，當別人問問題時，他們可以得到一顆花生，但是如果他們還沒吃掉花生便回答問題，就必須放回花生，這時孩子會問許多問題，但因為太快回答問題而輸了很多花生。孩子慢慢回答問題就可以贏得很多花生，因此，孩子學到兩件事，問問題是愉快的事，但不要太快回答，以免掉入時間壓力的陷阱。慢慢地，孩子能用更適應性和統整性的方法應付干擾流暢的因素。

7. 避免口吃成為掙扎和逃避的制約刺激：Van Riper 認為避免讓孩子在口吃當下產生挫折和在意是很重要的，而兒童的口吃有時多有時少，因此，在口吃出現較頻繁時，他與孩子見面的次數會較多，希望孩子能經驗較多的流暢，他還會減少對孩子負面影響的刺激，方法叫作「再刺激」（restimulation），在孩子口吃而產生挫折或在意時，等孩子說完，他再輕鬆地重複他說的話，用平靜順暢的方式重新刺激孩子，希望減少他不愉快的經驗。

Guitar（1998）指出，除了 Van Riper 之外，還有其他使用口吃修正法的語言治療師，例如：Bloodstein、Conture、Dell、Luper 和 Mulder。所有口吃修正法都強調教導年齡較大的口吃兒童修正口吃當下的行為，但這對初始口吃者並不需要。總結而言，Van Riper 強調的是提供良好環境增進兒童流暢性，並鼓勵兒童忽視他的口吃；Dell 認為應在減少口吃症狀之前先去除負向的情緒，教導兒童用正常輕鬆的方式說話；Dell 和 Bloodstein 借用流暢塑型法，強調流暢的感覺和做個有能力的說話者；Luper 和 Mulder 建議如果間接方法無效時，教兒童用輕鬆的接觸來修正口吃當下的行為；Conture 則強調使用輕鬆口吃的方式，來修正口吃當下的行為。

二、流暢塑型法

　　Guitar（1998）認為對於初始的口吃者而言，口吃修正法和流暢塑型法的差異變少，但相似點變多。以 Onslow 在雪梨大學臨床中心實施的「麗的肯柏」方案做為流暢塑型法的代表，讓語言治療師和父母都喚起孩子對流暢和口吃的注意，要確定孩子喜歡治療，對自己的口吃不覺得尷尬或羞恥。Onslow的治療由孩子自然的對話開始，要父母增強流暢，但對口吃給予懲罰。Onslow認為口吃本質的研究還不完整，但證據顯示口吃是一種和口語動作控制有關的異常，而且他相信遺傳、環境和學習因素都會一起作用，影響口吃的不同行為。因此，訓練父母在流暢言語時給予增強（如：你剛剛說得很好，沒有口吃），但用正向和鼓勵的口氣糾正兒童的口吃（如：你剛剛口吃了，再試一次）；父母在兒童更正口吃時給予正增強，所以口吃和流暢口語都是治療的目標。他認為流暢口語是在 2 至 5 歲時學得的，這時期的口吃只是剛開始而已，他的資料顯示治療後剩餘不到 1%的口吃──包括重複和拉長，是可以接受的。Onslow 在1996年出版的《口吃的行為處理》（*Behavioral Management of Stuttering*）中強調，瞭解情緒和態度在治療中是很重要的，但還不需要特別去處理，他強調父母對口吃和流暢性反應的正向建設性和支持性行為。1994 年，他和同僚發表研究結果，認為訓練父母對口吃使用正向和非懲罰性行為，和父母的制約刺激反應（response contingent stimulation）是建構在正向和支持性的氣氛中，同時他認為兒童的態度和情緒是會影響治療結果。而在治療維持期的過程中，就是逐漸褪除系統和臨床的處理，並設定要達成的標準，治療師和父母將兒童在治療室和治療室外的口語行為加以錄影，此時，兒童還能維持最低的口吃標準（1%SS），而且父母評估的整體嚴重性也是較低的（嚴重度一或二）。Onslow的臨床步驟包括：父母和兒童每週到治療室來、語言

治療師指導父母、父母在家實際試做、父母每天對口吃及流暢的言語實施
制約反應和維持期的安排等。Onslow 使用的步驟如下：

    1. 父母的訓練：父母第一次到治療室時，決定其要在家中實施的時間
       長度和次數，對於大多數兒童每天只需實施 5 分鐘就夠了。開始時，
       訓練父母在孩子說得流暢和修正自己的口吃時給予讚美和回饋。On-
       slow 認為 2 至 3 歲的孩子給予讚美就可以了，但 4 歲以上的孩子需
       要給一些實質的回饋，例如：給貼紙，讓孩子對實施過程有美好的
       感受。開始時是在治療室訓練父母，然後父母將家中實施過程的錄
       影帶來討論，以確保父母所做的是對的。之後在家中每日實施一
       次，兒童口吃很嚴重時，則需增加次數。在家中治療進行順利時，
       可逐漸針對在家和戶外的自然對話實施及時的處理：當孩子說話順
       暢給予增強，在口吃時要求他們把字順暢的再說一遍。例如：孩子
       說話順暢時，父母說：「哇！你說得很好！都沒有口吃」，或說：
       「剛剛有口吃，對不對？再說一遍」，開始時小心使用制約刺激，
       口吃漸少就使用多一點。之後，逐漸減少到治療室的次數，而且父
       母只使用立即的回饋。

    2. 維持期：孩子在大多數情境的口吃次數都很低後，就開始進入維持
       期。標準是在治療室蒐集的兒童語言樣本口吃音節少於 1%；在戶
       外情境，則口吃每分鐘發生少於兩次，在不同情境下，父母評估的
       嚴重性在十點量尺中低於 2。可以彈性的依據不同兒童調整設定的
       標準，最後要兒童回治療室來評估，臨床回診逐漸由幾週一次到幾
       個月一次，持續治療兩年。假如在維持期孩子達不到設定的任何標
       準，則重新開始維持期的處理，而父母仍繼續在家中實施制約刺激
       反應。

  Guitar（1998）指出其他使用流暢塑型法的語言治療師，還有 Adams、
Costello、Pindzola，以及 R. Ryan 和 B. Kirk Ryan（夫妻）、Shames 和 Flor-

ance 等人，他們直接治療兒童的口語，在結構式治療情境使用操作制約幫助兒童，使說話由口吃變為流暢，之後類化到更多自然情境。Onslow 和其他人不同之處是在親子互動時，讓父母使用增強流暢和懲罰口吃的方法，但並不改變說話速率和語句長度，而其他人會使用不同的語言形式；Costello 和 Ryan 使用引出短和簡單的反應；Adams、Pindzola、Shames 和 Florance 使用示範或聽覺回饋延遲器（delayed auditory feedback, DAF）減慢說話速度；Shine 則教導兒童先用耳語，再使用慢而拉長的語言。這些都是先塑造兒童不同說話方式再改成正常說話方式，再類化至不同情境裡。

Ramig 和 Bennett（1995）提供治療師、父母、老師一些處理兒童口吃的建議，如下：

1. 對孩子和父母解釋說話的本質，提供較多的瞭解和方法，而可以控制自己的說話系統。

2. 用他們可瞭解的方式說明說話動作流暢性中斷時的行為。

3. 表演給孩子看如何改變他的行為，來調整緊張和掙扎。使用示範或反向的模仿瞭解口吃時的行為，逐漸改變這些行為，而能夠輕鬆度過口吃，但並不是要做到完全的流暢，而只是較輕鬆和順暢的說話。例如：Gregory（1989）建議在孩子經歷一個很嚴重的口吃時，要求他再說一遍，但只用一半的力氣；Conture（1990）用花園水管的比喻，也可讓孩子理解聲音阻塞就和水管阻塞一樣，結合增進流暢的動作，就可巧妙的將這兩種方式連結起來。

4. 跟著孩子的引導，可以討論對不同的人、情境的反應。老師和父母也可以這樣做：和孩子一起角色扮演被取笑時，該如何反應；參加社會和班級活動；放鬆的準備壓力情境；對時間壓力做反應；用正向自我敘述代替負向自我敘述；使用視覺化或正向的肯定。

5. 幫助孩子為復發做準備，當害怕、逃避掙扎和不流暢增多時，和孩子、父母討論自我評估的步驟和事先準備的可能反應。

6. 在實際的情境中,漸進的使用口吃修正法和流暢塑型法兩種技巧。

Guitar（1998）的學齡兒童口吃治療,採用了口吃修正法和流暢塑型法的要點,應視為一種統整式的治療方法。

第三節 │ Yairi 和 Conture 的兒童口吃治療

Yairi 和 Conture 都分別提出學齡口吃兒童的治療方法,以下分別加以介紹。

一、Yairi 的「直接治療法」

Yairi 是一位傑出的學者,雖有美國語言治療師執照,但他並不直接從事治療工作,1998 年作者選修其口吃專題研討課程,針對學齡兒童口吃治療,他提供以下的直接指導的方法,此治療方法並未在他所出版的兩本書中看到。在此作者加以翻譯,並使用適合說中文兒童的例子做為說明,此方法非常的結構化,每次治療皆由語言治療師模仿兒童說話的方式做為開始和結束。治療中間的主要活動則由練習簡單的音節,逐漸拉長說話的音節數,練習的活動也由讀出字卡到說故事和玩遊戲。此方法重視父母的參與,父母由觀察中學習語言治療師說話的方式,慢慢成為家中的治療師,協助孩子養成輕鬆緩慢的說話方式。除此之外,在治療中以不固定比率增強方式提供增強物給兒童,加強治療效果。以下分別說明各次治療的重點。

(一) 第一、二次治療 ▶▶

語言治療師和兒童交談時,示範緩慢的說話方式,1 秒鐘約說一至二個

音節，在治療開始和最後的 15 分鐘，語言治療師模仿兒童快速且口吃的說話方式，中間 10 分鐘的結構式活動中給兒童看三十張圖卡（每張圖卡中的圖畫可以一至二音節來稱呼，例如：花、樹、桌子）。治療師示範輕鬆緩慢的說話，要求兒童模仿，如果兒童做到慢而輕鬆說話，就給貼紙做為增強物。

(二) 第三、四次治療 ▶▶

如同第一和第二次，在開始約 10 分鐘，語言治療師模仿兒童快速且口吃的說話方式。之後要求兒童三十張圖卡中的十五張圖由他們自己說，當兒童無法用緩慢而輕鬆的方式說出來時，語言治療師再示範一次。最後在聊天時，語言治療師示範慢而輕鬆的說話方式，並以回聲方式模仿兒童說話快速而且口吃的樣子約 5 至 7 分鐘，治療時使用代幣制度增強慢而輕鬆的說話方式，並討論這樣說話有什麼好玩之處。當兒童無法慢而輕鬆的說，語言治療師再示範一次，用不固定比率方式給予增強物。家長由觀察鏡學得如何使用緩慢而輕鬆的說話方式，而後在家中使用，將活動進行速度放慢。

(三) 第五、六次治療 ▶▶

在開始聊天時的 8 至 10 分鐘及治療結束前的 5 分鐘，治療師模仿兒童快而口吃的說話方式，而在中間的 8 至 10 分鐘的結構式活動中，治療師示範用二至三個音節（例如：紅花、大樹、書桌、大書桌）說明圖卡，要兒童模仿，用緩慢而輕鬆方式讓兒童自己說出其中的十五張圖卡，如果兒童不會，則再示範一次。最後聊天時，治療師示範輕鬆緩慢的說話方式，也模仿兒童口吃 5 至 7 分鐘，如果兒童能使用正確方式說話，則給貼紙做為增強，並討論這種說話方式的好處，可以在家中使用。重複以上的步驟練習說二至三個字，貼紙可貼在剪貼簿上帶回家，家長透過觀察鏡觀察語言

治療師如何說話。

(四) 第七、八次治療 ▶▶

在開始聊天時的 8 至 10 分鐘及治療結束前的 5 分鐘,語言治療師模仿兒童快而口吃的說話方式,而在中間的 10 分鐘的功能性遊戲活動中(可以玩扮家家酒、煮菜或故事接龍),治療師用三至五個音節的短句示範輕鬆緩慢的說話方式,要兒童用同樣方式重複或回答,如兒童做不到,便再示範一次。再接下來,5 至 7 分鐘的自由交談時,用同樣方式說話,並以回聲模仿兒童口吃,過程中以不固定比率增強方式使用代幣,開始說圖卡上的故事。第七次讓家長進入治療室觀察,第八次要求家長參與活動。

(五) 第九、十次治療 ▶▶

在開始自由交談時的 8 至 10 分鐘及治療結束前的 5 分鐘,治療師模仿兒童快而口吃的說話方式,而在中間 10 分鐘功能性的遊戲活動中(煮菜或故事接龍),治療師用四至六個音節的短句,示範輕鬆而緩慢的說四至五段的故事(例如:從前|有一個老婆婆,住在山上,有一天,老婆婆聽到|微弱的哭聲,找啊找啊!看到一個|大桃子⋯⋯)。長句分割為數個語言單位,兒童和家長以同樣說話方式重複治療師的話,每完成一段故事,兒童和家長分別用正確方式說故事。繼續使用代幣,家長用正確說話方式(每秒鐘 1.5 個音節)問有關故事的問題,讓兒童用三至五個音節的句子來回答,如果家長和孩子沒做到,治療師再示範一次。

(六) 第十一、二治療 ▶▶

自由交談說一些平時或家中所做的活動,同樣模仿兒童快而口吃的說話方式,治療開始時是 8 至 10 分鐘,結束時是 5 分鐘。治療師示範用四至六個音節的句子說故事,要兒童用正確說話方式重複或說新故事。父母用正

確說話方式（每秒鐘兩個音節）和兒童談話，模仿兒童口吃說話方式 5 至 7 分鐘，家長和孩子討論新的說話方式有趣的地方。家長講 5 分鐘的故事（每秒鐘 1 至 1.5 個字），要兒童再講一次故事。

(七) 第十三、四次治療 ▶▶

說一些平時或家中所做的活動，同樣模仿兒童快而口吃的說話方式，治療開始時是 8 至 10 分鐘，結束時是 5 分鐘；玩遊戲（例如：大風吹，吹什麼？吹戴眼鏡的人），用正確的說話方式（每秒鐘 1 至 1.5 個字）進行遊戲；家長說 5 至 7 分鐘的故事；再玩一次遊戲。

Yairi 的方案並未出版，因此也尚未有實證研究的資料來說明其療效。Yairi 和 Seery（2010）出版的新書《口吃：基礎和臨床應用》（*Stuttering: Foundations and Clinical Applications*），列出學齡口吃兒童的治療方法，也包括增進流暢技巧法和口吃修正法。其中增進流暢技巧法的原則和上述方法類似，包括：(1)建立緩慢拉長每秒鐘一個音節的說話方式，由一個音節的字到兩個音節的字；(2)介紹溫和的起始發聲；(3)介紹發音器官的輕輕接觸；(4)結合前述三種發音方式說話；(5)拉長到三至四個字但保持緩慢的說話速度；(6)拉長到片語，但言語機轉的運動要維持前述要求；(7)拉長到句子，但每秒鐘只說兩個音節；(8)練習對話；(9)類化至不同的生活情境。因此前後兩者的精神是一致的，只是前者更為結構化。

二、Conture（1991）、Kelly 和 Conture（1991）的 「學齡兒童父母—孩子語暢團體方案」

Kelly 和 Conture（1991）的「學齡兒童父母—孩子語暢團體方案」（parent-child fluency group approach for school-age children）是父母先參加

團體,學會適當的說話方式之後,再參與兒童的治療團體。他們認為將父母帶進治療中得花費更多的時間、空間和準備的心力,且一些父母並沒有很高的參與動機,要考慮個案問題的本質和狀況,而選擇適當的步驟。

Conture(1991)也建議修正父母說話的方式,例如:放慢說話的速度、減少對孩子說話時的干擾、增加交談輪替時的時間、減少說話長度和複雜度、提供良好的語言示範使孩子容易學習。Kelly 和 Conture(1991)認為,透過在家長團體中的討論、傾聽和觀察,父母將改變對孩子語言和自己語言的態度和想法。團體具有的功能包括:(1)父母可和其他口吃兒童父母分享感受、態度和想法,不會覺得孤獨無助;(2)透過團體討論,將獲得更多客觀訊息和瞭解他們孩子的語言發展和一般的成長狀況;(3)父母瞭解一般父母關注的問題和特定父母關注的問題;(4)父母將會開始認清和修正自己的語言方式,以便幫助孩子改善語言問題。教導父母在兒童團體中,觀察孩子與治療師說話時使用的特殊語言行為,在父母瞭解治療原則後,邀請父母進入兒童團體。開始時父母對活動僅給予中性或正向評論,之後父母使用適當的語言行為(較慢的說話速率、較長的輪替時間),參與孩子的活動。

Kelly 和 Conture(1991)指出,約有 50%學前和學齡的孩子經過一到二次的治療,恢復正常,25%的兒童在經過幾次治療後復原了,但是 10%的兒童未能復原或減少口吃頻率。Kelly 和 Conture(1991)的方案強調父母的學習完成之後,再與兒童融合進行親子團體治療。

第四節 | Michael Palin 口吃兒童治療中心

位在英國倫敦的 Michael Palin 口吃兒童治療中心(The Michael Palin Center for Stammer Children)於 1993 年正式開放,它的前身是兒童口吃研

究協會（Association for Research into Stammering in Childhood, ARSC）與
Camden 和 Islington 社區健康服務信託基金會（Camden & Islington Community Health Services NHS Trust），二者合併成為後來的 Michael Palin 口吃兒童治療中心。中心的創立者是 Lena Rustin 女士，她的口吃治療經驗不只在英國，於國際上也十分有名，她希望在英國建立一個服務口吃兒童的中心，而 Travers Reid 是贊助 Rustin 女士完成夢想的人。Reid 先生是一位傑出的商人，也是前述慈善機構的創立者，本身有口吃，因為童年的口吃經驗讓他相信英國需要這樣的一個中心。

之後，Michael Palin 同意中心以他的名字命名，因為他在「一隻魚叫Wanda」（A Fish Called Wanda）的電影中扮演一位口吃者，他是以自己的父親——一位終身口吃的人為本來演出，之後他亦不斷的支持和參與中心事務，中心才有今天的規模，並持續的為來自英國各地的兒童和青少年提供專業服務，目前該中心有 13 名全職和兼職的專業語言治療師。Michael Palin 口吃兒童治療中心也和美國的口吃基金會（The Stuttering Foundation）一樣，出席並贊助每三年在牛津大學舉辦的國際語暢異常研討會，可以說是除了 ASHA 的年會之外，世界最大的語暢異常盛會。Michael Palin 口吃兒童治療中心提供：早期介入、7～14 歲、15～18 歲和成人的不同治療方案，目的在提供口吃兒童和青少年口吃者有和同儕相同的機會和相同品質的生活。以其 7～14 歲的治療方案為例，分為個別治療和 9～14 次的密集式治療二種方式。

個別治療有時會建議整個家庭來參加，每週安排一次共 6～10 次，定期審視兒童的口吃情形。治療內容會根據兒童或青少年和其家庭的需要來安排，通常包括：清楚瞭解口吃、學習建立自信、解決問題和談判的策略與技巧，以及增進流暢度的策略。而 9～14 次的密集式治療，則在每年的 4 月和 10 月各舉辦一次，通常有 8 位 7～14 歲的口吃兒童參加二週之密集課程，除了有共同活動外，兒童和父母的二個團體是同時進行的。二個團體

的目標都是對口吃有更清楚的瞭解，並瞭解口吃兒童的個別差異，以及口吃兒童在不同環境中的不同表現。期間是以結構式的課程透過團體活動、遊戲、討論、練習和娛樂時間，來增進口吃兒童的流暢度、社會溝通和問題解決技巧，最重要的是幫助口吃兒童和父母更有信心和更有效率的管理口吃問題。尤其是孩子知道他的父母真的理解口吃時，這是最有幫助的部分，父母深切瞭解兒童的需求，並且能夠提供一系列支持兒童的想法。之後，持續一年安排小組追蹤，並在需要時提供個別治療。以上資料來自 Michael Palin 口吃兒童治療中心的網站（http://www.stammeringcentre. org）。

　　由此可以看出，Michael Palin口吃兒童治療中心的口吃治療並非只專注於處理兒童的口吃症狀，父母和家人也是他們著力的部分。另外，他們的方案應用相當多心理治療的方法搭配口吃治療，例如：建立自信、問題解決和談判技巧，作者曾在英國牛津大學參加過他們舉辦的會前工作坊，以現實治療法應用於口吃兒童之治療。該中心的工作目標，包括：提供有效的治療服務、增能口吃兒童和青少年在團體中發聲、協助父母支持口吃兒童和青少年、增進語言治療師之能力提供有效的口吃治療、支持全英口吃治療服務的革新、促進公眾對口吃的覺察，以及對口吃者的影響和覺知。

　　此外，澳洲雪梨大學設立的澳洲口吃研究中心（Australian Stuttering Research Centre），已發展出有名的麗的肯伯方案（Lidcombe Program）。在 Guitar（2006）的「整合性治療方案」中已經介紹過這個以父母為治療師，利用行為治療的選擇性注意為主要技巧，應用於兒童日常生活的方案，並發展出治療手冊（http://sydney.edu.au/health-sciences/asrc/），作者認為若能對行為治療有深刻瞭解的治療師，不難發展出屬於個人風格類似的治療方案。在美國，已有多所大學建立口吃研究中心，包括作者的母校伊利諾大學香檳校區，或是周芳綺老師的母校愛荷華大學等。可惜的是，國內目前並沒有如此規模，不論是以研究或服務為主要目的之口吃中心，事實

上,我們非常需要建立一個非以營利為目的之中心,來推廣口吃的服務和研究工作。

第五節 │ 本土的經驗:楊老師口吃兒童團體

　　Manning(2001)指出,一般而言,在美國,大多數口吃的孩子是被安置在公立學校之中,往往語言治療師巡迴負責直接治療的兒童數是美國聽語學會(ASHA)建議的二到三倍,約為二十至四十人。因為缺乏時間做治療,以至於口吃兒童常與其他兒童一起接受治療,大概每二週也只有 20 至 30 分鐘,口吃兒童通常只占語言治療師負荷中的 3%至 4%,很難特別為這些孩子的特定問題或治療目標來組織治療團體,口吃兒童在學校無法得到良好的服務,因此,他建議父母到他處尋求協助。當然也有例外,有一些學校治療師利用放學或暑假提供孩子和父母良好的服務,不過,在缺乏支持的情況下,效果並不是很好,所以在自助團體中常聽到成員的挫折和生氣。Yang(2005)指出,在台灣,少有語言治療師接受過碩士層級的口吃相關課程的訓練,而一般專業團隊的語言治療師也很少在學校中提供口吃治療,口吃者難以得到良好的服務,因此,作者在國科會經費的支持下,於 2009 年 4 月至 6 月期間,規劃和嘗試進行一套適合國小中低年級口吃兒童的課程,並驗證其立即和追蹤效果,可做為將來語言治療師治療口吃兒童的參考。團體主要內容如下:
　　1. 團體目標:
　　　(1)幫助口吃兒童認識說話的器官及發音方法。
　　　(2)幫助口吃兒童覺察口吃當下發生的情形。
　　　(3)幫助口吃兒童學會輕鬆緩慢的說話方式。
　　　(4)幫助口吃兒童建立自我肯定的溝通態度。

(5)幫助口吃兒童增進溝通效能,減少溝通焦慮。

2. 實施對象:國小 2、3 年級持續口吃兒童,性別不拘。

3. 實施時間:連續十週,每週三下午 1:30 至 3:00。

4. 團體人數:成員四至五人。

5. 團體領導者:楊淑蘭。

6. 助理:修過口吃相關課程研究生一名。

7. 地點:國立屏東教育大學特教系多功能教室。

8. 團體內容:如表 8-1。

表 8-1　言語—語言導向的學齡口吃兒童治療團體

次數	主題	內容	作業
第一次	人為什麼會說話?	1. 介紹團體目標 2. 說明團體進行程序 3. 治療師和成員自我介紹和相互認識 4. 認識說話器官及原理 5. 幫自己說話打分數,團體結束後期望自己說話可以得幾分 6. 朗讀故事一篇,分享朗讀經驗 7. 告知下週團體重點及填寫回饋表	複習人為什麼會說話?
第二次	口吃時我做了什麼?	1. 複習說話器官及原理 2. 學動物叫,練習發聲 3. 我說話和別人一樣嗎?口吃時我做了什麼:主要症狀、次要症狀和情緒狀態 4. 說明回家作業:自我觀察記錄表(口吃時我做了什麼?) 5. 告知下週團體重點及填寫回饋	填寫自我觀察記錄表

（續下表）

次數	主題	內容	作業
第三次	舌頭、上下顎體操和輪替動作	1. 練習深呼吸 2. 分享口吃時的經驗（自我觀察記錄表） 3. 複習主要症狀、次要症狀和情緒狀態 4. 複習舌頭、上下顎體操和輪替動作 5. 說明回家作業（舌頭、上下顎體操和輪替動作練習） 6. 告知下週團體重點及填寫回饋表	練習舌頭、上下顎體操和輪替動作並填寫記錄表
第四次	輕輕鬆鬆來說話	1. 分享家庭作業實施情形 2. 複習舌頭、上下顎體操和輪替動作 3. 誰是慢烏龜：學習輕鬆緩慢的說話（練習二音節詞） 4. 說明家庭作業（練習輕鬆緩慢說二音節詞） 5. 練習說故事（神仙婆婆的水滴） 6. 告知下週團體重點及填寫回饋表	練習輕鬆緩慢說二音節詞
第五次	輕鬆緩慢的說故事	1. 看電影（他的臉好有趣） 2. 練習舌頭、上下顎體操和輪替動作 3. 複習輕鬆緩慢說二音節詞 4. 輕輕鬆鬆來說話：學習輕鬆緩慢的說話方式（練習三音節詞） 5. 說明家庭作業（練習輕鬆緩慢說三音節詞） 6. 練習說故事（長頸鹿理頭髮） 7. 告知下週團體重點及填寫回饋表	練習輕鬆緩慢說三音節詞
第六次	輕鬆緩慢的說故事	1. 練習舌頭、上下顎體操和輪替動作 2. 抽讀三字詞 3. 輕輕鬆鬆來說話：學習輕鬆緩慢的說話方式（練習四音節詞） 4. 說明家庭作業（練習輕鬆緩慢說四	練習輕鬆緩慢說四音節詞

（續下表）

次數	主題	內容	作業
		音節詞） 5. 複習說故事（長頸鹿理頭髮） 6. 聽故事（膽小的傑尼龜） 7. 告知下週團體重點及填寫回饋表	
第七次	輕鬆緩慢的說故事	1. 練習舌頭、上下顎體操和輪替動作 2. 抽讀四音節詞 3. 輕輕鬆鬆來說話：學習輕鬆緩慢的說話方式（練習五音節句子） 4. 說明家庭作業（練習輕鬆緩慢說五音節句子） 5. 練習分角色說故事（膽小的傑尼龜） 6. 告知下週團體重點及填寫回饋表	練習輕鬆緩慢說五音節句子
第八次	輕鬆緩慢的說一件事	1. 練習舌頭、上下顎體操和輪替動作 2. 抽讀五音節句子 3. 說一說端午節計畫 4. 輕輕鬆鬆來說話：學習輕鬆緩慢的說話方式（練習六音節句子） 5. 說明家庭作業（練習輕鬆緩慢說六音節句子） 6. 複習說故事（膽小的傑尼龜） 7. 告知下週團體重點及填寫回饋表	練習輕鬆緩慢說六音節句子
第九次	輕鬆緩慢的說一件事	1. 練習舌頭、上下顎體操和輪替動作 2. 抽讀六音節句子 3. 說一說端午節做了什麼 4. 輕輕鬆鬆來說話：學習輕鬆緩慢的說話方式（練習七音節句子） 5. 說明家庭作業（練習輕鬆緩慢說七音節句子） 6. 練習說故事（噴火龍） 7. 告知下週團體重點及填寫回饋表	練習輕鬆緩慢說七音節句子

（續下表）

次數	主題	內容	作業
第十次	輕輕鬆鬆來說話	1. 練習舌頭、上下顎體操和輪替動作 2. 溝通態度和溝通焦慮量表施測 3. 自然對話施測 4. 練習說故事（想念） 5. 輕輕鬆鬆來說話：學習輕鬆緩慢的說話方式（複習四至七音節句子） 6. 說祝福的話 7. 填寫回饋表	團體結束

　　本方案融入口腔運動做為暖身，加入語言的學習（聽故事和說故事），並配合增進口語流暢的方法，和兒童一起學習如何放慢速度。輕鬆緩慢的說話是團體的主要目標，次要目標是希望減少兒童通溝焦慮、改善溝通態度、增加溝通效能和說話的信心；因此團體目標明確，氣氛輕鬆愉快，結束時孩子們都依依不捨。兒童口吃團體非常需要家長的配合，家長不僅要能按時接送孩子，還要能陪同孩子練習回家作業，甚至改變對孩子的教養態度，以及對口吃給予包容和接納才能有好的效果。部分家長因對於課業的重視，在學習過程帶給孩子太大的壓力，以至於孩子難以用心於調整自己說話的方法，有些可惜！就作者的觀察，口吃孩子就像其他一般的孩子一樣，他們純真、幽默、好奇和樂於學習，如果時間和經費許可，建議將團體延長為十二至十四次，甚至二十次效果應更好。本方案強調在言語訓練過程加入語言訓練，如看圖說故事、注意兒童使用的辭彙和說話內容的組織，這也是認知學習的過程，隨著故事內容的複雜度和變化，兒童需要更多時間的逐步練習說話和表達。

CHAPTER 9

成人口吃治療

Stuttering Theory and Practice

　　最近作者接到一封母親為大五口吃的兒子，請求口吃治療之信件，作者回信告訴母親，成人口吃治療最安全的是，口吃者的求助動機，讓兒子主動求助吧！

第一節 | 國內成人口吃治療現況

　　Culatta 和 Goldberg（1995）指出，雖然有一部分的成人口吃者是自動前來接受治療的，但往往他們的口吃史已經過多年，在生活上已遇到困難；大多數是因為父母、師長或老闆要求他們前來接受治療，許多患者經常是活在痛苦中。因此，治療的動機、口吃史的長短和過去在說話情境中經驗的害怕與羞辱，都會影響口吃治療的成效，就如同 Sheehan（1975）所說，治療師所看到與測量得到的只是冰山的頂端，冰山的大部分是在海面之下。長期以來，成人口吃者有一套適應口吃的哲學和調適害怕、羞恥和無助的情緒適應方式，而過去他們也可能參加過不同的治療方案，但並未能成功控制他們的口吃。因此成人口吃治療的最大挑戰與兒童不同的是，他們需要在真實的生活情境中順利與他人溝通，才能得到成功的經驗。

　　Guitar（2006）說明成人口吃者在口語上常出現以下部分的或所有的不流暢行為，例如：伴隨過度緊張的部分字或單音節字的重複、緊張的拉長和停頓；出現逃避和逃離的行為，例如：開始說話時很難說出口、遲遲不說、以替代字避免口吃、迂迴地說明以避開某些字、逃避需要說話的情

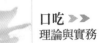

境。而且他們的自我概念中已經認定自己是一位口吃者，經常因為自己的口吃而受到挫折、感到困窘和害怕。

2008 年 2 月中旬，作者個人網站「臺灣口吃研究室」留言板，一位有署名的口吃者留言，大意是如果作者無心協助口吃者，就不需架設台灣口吃研究室網站，還表示作者在網站上的回應甚短且辭不達意，意指作者並無心幫助口吃者；而這位留言者也很憤怒地表示無人瞭解他有口吃的痛苦。當然，看到這一份留言，作者的感受是不好的，但也無可否認留言者指出作者在經營網站上的困境：網站的資訊不夠豐富、沒有太多時間立即回應口吃者的需求、作者也未能親自提供口吃者治療，加上國內少有語言治療師有信心對口吃治療能提供較佳的服務，因此，網站上所建議的語言治療師並不多。而這是作者第一次接觸到如此負向表達的成人口吃者，當然可想見留言者因口吃而受的苦有多麼大。

2009 年，又有一位成人口吃者將他到北部某大醫院求診的負向經驗，公布在「臺灣口吃研究室」的留言板，口吃者對語言治療師的期待，顯然並未獲得滿足，治療的滿意度是需要醫病雙方的努力才能成功的，難以苛責某一方，但也可以推論台灣語言治療師對成人口吃治療的訓練仍有待加強。過去幾年來，作者時常接到成人口吃者的 e-mail，通常他們會在信中描述自己的困境或問題，而作者也會根據他們的疑問來回答或提供醫療的轉介，但有不少口吃者因言語問題而衍生心理問題，並非三言兩語就可以提供問題的解決方法，這對於語言治療師是相當大的挑戰。太多求助的信件，也促使本書的誕生，目前作者遇到年紀最大且還在求助的口吃者是 51 歲，他可能在過去的生命史中，用了許多力氣和時間在和口吃搏鬥，但這可能不是單純的言語上的處理，還必須加上很多心理因素的克服。

在一次何西哲老師的演講中，他告訴作者和一群修習口吃專題研究的學生，這一輩子中最感到遺憾的是早在 1950、60 年代，有兩位口吃者因受困於口吃而自殺。因此，可知部分的口吃者因為口吃帶來的言語上的缺

陷,而陷於情緒及生活上的不適應,也就是 Manning 在 2001 年出版的書中所寫,成人的口吃可能因其他環境和個人因素,如滾雪球般造成惡性循環,成為一種殘障(handicap)。當然亦有口吃者適應得相當良好,也在自己的專業上有傑出的表現的,作者的指導教授就是其中一位,因此,若讀者有興趣到美國的口吃基金會(Stuttering Foundation)網站,也能看到他們所公布各行各業中的口吃優秀人士,希望將來台灣也能有一份這樣的名單可以鼓舞口吃者。

因此,本章特別強調針對成人口吃的特性,說明如何為成人口吃者進行治療。因作者也是一位諮商心理師,故除了一般口吃教科書裡所提供的治療方法,也會說明適合用於口吃治療的一些心理輔導方法,但這並非意味著語言治療師可取代心理師的工作,而是如 Ham(1990)所說,如果治療師瞭解更多關於人際與個人內在的知識,對於口吃治療將更能得心應手。也希望在我們的醫療機構中,對於口吃治療能採取專業團隊的治療模式,對於有嚴重的生活適應與情緒問題的口吃者,心理師與語言治療師分別負責個人的專業領域,透過協同合作幫助口吃者,相信這樣對於口吃者的療效將會是最高的。

第二節 | 口吃治療師應有的準備

Guitar(2006)的書中指出,自己認同 Rogers 案主中心治療法以「人為本」的看法,因此他提出臨床工作者應有的態度,包括同理(empathy)、溫暖(warmth)和真誠(genuineness),他也闡述了這三種工作態度的本質,作者參考 Guitar 的看法和個人做為諮商師及將近十年在國內接觸口吃者的經驗,提出在進行臨床口吃治療時,治療師應有的準備和態度。

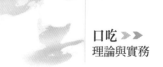

一、熟悉口吃相關知識

　　成人口吃者通常經歷過多年探索自己的口吃，甚至經過無數次的醫療尋訪（medical shopping），也累積不少有關口吃的知識，或對造成口吃有個人的看法，因此，治療師必須對口吃發生學、口吃發展和治療的理論基礎有相當的瞭解，才能使口吃者產生信任感，開啟治療的新機。其次，對於口吃者的生理與心理特質也要有深入的瞭解，在與口吃者互動時，才能引起共鳴。

二、治療師應有的態度

1. 同理：在作者與口吃者互動的經驗中，常聽到他們說，因為你不是口吃者，因此你無法瞭解口吃者的痛苦。在許多口吃者的心裡，治療師是外來者（outsider），和他們是不同國的，因而同理性的瞭解（empathic understanding）就顯得非常重要，在傾聽他們描述自己遭遇的挫折時，盡量以感同身受的語氣來表示瞭解個案的痛苦，不宜用「你老是耽溺在自己的不幸中」、「別人的障礙比你嚴重多了」的口氣回應，如此會讓口吃者認為語言治療師和一般人沒有兩樣，治療很難有好的開始。

2. 溫暖：選擇從事治療工作的專業人員，大都有一顆溫暖想要助人的心，但因個案的多樣性，每一位個案的求助動機、人格特質和家庭支持度不同，會讓治療師覺得這是一位「難纏」的個案，或是「容易配合、好治療」的個案，而加以分類。有了分別心，對於被分類為難纏的個案，治療師就比較難以發揮自己的耐心和溫暖的特質。Guitar（2006）反省自己在某一次的治療中，忘了給個案口頭鼓勵

做為增強；他認為這是表達溫暖最好的方式。

3. 真誠：Guitar（2006）認為，真誠就是治療師的誠實和自我接納。因為誠實和自我接納，治療師坦誠的表達自己的看法，不會使用防衛機轉，個案才能信任治療師，也願意真實的表達自己的挫折和害怕等真實的情緒。作者認為這是做為一位治療師最難的部分，受限許多醫療機構都有業績或擔心客訴的壓力，治療師對於自己的專業和自我的信心足夠時，才能做到真正的真誠一致。

三、不斷接受新治療方法的訓練

近幾年來，以證據為基礎導向的治療（evidence-based practice）不斷地提醒治療師，所使用的治療方法是否確實有效。作者的研究生告知：復健科的醫生質疑進行口吃治療是沒前途的（是前途還是錢途？），根據個人在國內的實務經驗，透過個案和治療師的努力，口吃治療是有成效的。因此，治療師對於國外的治療方法如何轉化為國內口吃者使用，及加入創造性的靈活運用是必要的，故對於個人專業的投入與持續接受新的口吃治療方案的訓練是重要且必需的。

以下第三節至第五節介紹口吃治療的方案，提供治療師具體實施的步驟，治療師可以根據其中的方法循序漸進，並且根據個案的個別差異加以調整。

第三節 | **Van Riper** 的口吃修正法

以下介紹 Van Riper 的口吃修正法（stuttering modification therapy）。

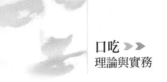

口吃 ▶▶
理論與實務

治療師需要清楚瞭解 Van Riper 如何看待口吃的發生,掌握口吃修正法所修正的內容和實施的技巧,因為口吃修正法中也強調感受和態度的改變,因此,治療師能夠熟練諮商的方法,對於成功的治療是十分重要的,以下分別加以說明。

一、口吃的原因

Van Riper(1982)認為口吃是一種時間性的異常(disorder of timing),亦即個體說話時,在適當時間內,神經肌肉動作的協調受到干擾,主要的口語特徵是重複、拉長和卡住,他認為這是個體天生的特性造成無可避免的神經動作的破壞;而口吃者的次要行為還包括對說話的感受和態度。

二、治療口語行為的目標

Van Riper 的口吃修正法包括兩個主要元素:(1)口吃者修正口吃當下發生的行為;(2)減少口吃者的害怕及避免和害怕有關的逃避行為(Guitar, 2006)。因此,語言治療師教口吃者如何把緊張、掙扎的口語動作轉變為緩慢、輕鬆不費力的方式,而新的說話方式稱為流暢的口吃(fluent stuttering)或輕鬆不費力的口吃(easy stuttering)。如何能做到流暢的口吃或輕鬆不費力的口吃,實施步驟如下。

(一)設定流暢的目標 ▶▶

不是要口吃者完全不口吃,而是學習用新的方式說話,把不流暢轉換為控制的流暢(controlled fluency)或可接受的口吃(acceptable stuttering)。

244

1. 感受和態度：口吃成人有許多因口吃產生的害怕、挫折和羞愧，因此，治療師首先要協助口吃者減少對自己口吃和他人反應的敏感性。

2. 維持步驟：口吃者必須熟練治療師所教授的方法，即便治療結束了，口吃者亦成為自己的治療師，不再害怕，保持所學。

3. 改變自我概念：改變自己對口吃的態度，告訴自己：雖然我有口吃，但大多數時間我說話是流暢的，只有偶爾說話會口吃。

(二) 臨床方法 ▶▶

Van Riper 採用的是互動式的諮商與教導（counseling/teaching mode of interaction），每次治療的目標明確，但不需結構化，治療師可以保持彈性，因此治療結構是鬆散的，沒有固定的步驟。此法重視日常真實生活情境的練習，每天規定治療室外的作業，口吃者練習之後，帶回來和治療師討論，形式上可以個別或團體方式進行，如果治療師要以團體方式進行，作者建議治療師先接受團體動力的相關訓練，比較能掌握團體的發展與進行，以免成員在團體中受到傷害。其次，相較之下此法較不重視客觀資料的蒐集，而是強調口吃者主觀感受和態度的改變。臨床實務工作的步驟如下。

1. 指認期

(1) 治療師先教口吃者認出口吃行為的主要和次要行為（口語行為和身體動作），才知道要改變什麼。

(2) 治療師可使用朗讀或自然對話情境，讓口吃者說出聲音，再與口吃者討論，或治療師模仿口吃者的口吃行為，並放入自己的言語中，請口吃者找出治療師的口吃行為，或利用視聽器材進行錄音或錄影，與口吃者一起觀看並加以指認。

(3) 治療師以溫暖和同理的態度分享口吃者的經驗，並接納其口吃，但

在過程中也要明確指出,甚至面質其逃避行為。例如:作者曾經問一位 30 多歲的口吃者:口吃是否影響他的社交生活,他的回答是沒有,但當作者進一步詢問有關他工作之外的生活時,卻發現他很少參加社交活動,也不曾與異性交往。

(4) 協助案主接納自己的口吃,與口吃共處。治療師應在開始時將治療目標說清楚,幫助口吃者逐漸改變對口吃治療的看法,治療結果並非全有或全無,而是降低口吃頻率或學會控制口吃的方式。

(5) 採用階層方式,逐漸指認出自己最容易說話到最困難說話的情境,行為學派的焦慮階層表(table of anxiety hierarchy)可幫助口吃者訂出這些產生焦慮的壓力情境,請參閱第五節。

(6) 認出口語中輕鬆不費力的口吃做為治療目標,口吃者並非每一句話都有口吃,因此,協助口吃者找出不口吃時的說話方法,輕鬆不費力的說出每一個音節。

(7) 認出逃離行為:一般而言治療室都有鏡子,可請口吃者面對鏡子說話,或播放錄影紀錄,找出口吃時眼神不與聽者接觸、眼神亂飄和低頭等動作。

(8) 認出挫折、羞愧和敵意等情緒,協助口吃者努力接受自己的口吃,排除非理性想法,此部分結合認知治療法會有較佳的效果。

(9) 情緒辨認:開始時治療師教口吃者辨認情緒,亦即在治療室指認伴隨口吃的情緒,之後治療師陪同受試者到室外的溝通情境練習,指認治療室外的情緒。

2. 減敏感期

目標:減少和口吃有關的情緒。

(1) 面對口吃:治療師要求口吃者做到自我坦露,亦即誠實告知他人自己有口吃問題,讓他人知道自己在接受口吃治療,可以由家人和朋友做起,再到陌生人。在過程中,治療師要給予鼓勵。

(2) 面對口吃主要行為：口吃時，案主會伴隨和挫折、害怕有關的情緒，口吃者必須學習容忍這些情緒，用凍結（freezing）技術幫助案主。Guitar（2006）清楚的解釋為何要使用凍結的技術：因為口吃者經歷無法控制自己的嘴巴，這是一種無助又害怕的感受，因此，必須學會忍受此時此刻的痛苦，學會不在乎它；保持平靜，反倒能感受到情況並非如自己想像那麼糟，這與行為學派的洪水法（flooding）有異曲同工之妙，在焦慮像大水鋪天蓋地而來時，個案若能戰勝焦慮或害怕，便可經驗成功。實施方法如下：

a. 當治療師做出訊號，個案須持續做出方才的重複或拉長，不可停止（很像孩子玩的一二三木頭人），重複就繼續重複，拉長就繼續拉長。

b. 開始由治療師模仿案主口吃，案主給訊號，治療師維持平靜，持續做出方才的重複或拉長，動作持續 1 至 2 秒，治療師稍後就可停止，慢慢結束剛才故意口吃的字，由壓力較小的情境練習到最有壓力的情境。

c. 之後個案將此方法使用在自己說話口吃時，重複就繼續重複，拉長就繼續拉長，卡住就繼續卡住，心情盡可能維持平靜。

d. 經過多次練習，個案可一再凍結口吃主要行為，案主就越來越能接受自己的口吃，不覺得焦慮和害怕。

(3) 聽者的反應：用偽裝的口吃（pseudo stuttering）或自願口吃（voluntary stuttering），教案主口吃但無需有過度情緒反應。

a. 故意口吃觀察聽者的反應：大多數聽者並不在意案主的口吃，雖然偶爾會有聽者出現負向反應，但案主仍要維持平靜。也是使用階層方式，開始輕鬆的假口吃，逐漸嚴重，先用不害怕的字練習，然後練習害怕的字。

b. 剛開始先由治療師示範做出假口吃，之後由案主自行做出。一樣

先在治療室練習，之後到戶外練習。

c. 治療師和口吃者分享練習的經驗，給予支持，案主對聽者的反應
逐漸較為不敏感。

3. 修正階段

目的在減輕口吃當下的嚴重程度，但在這之前，案主要能學會面對逃
避害怕的字和情境，亦即不會有逃避行為出現。以下有三項技巧必須熟
練：

(1) 取消（cancellation）：口吃者需要先知道何謂輕鬆不費力的口吃。
當口吃時，把整個字說完後，停下來幾秒，想一想剛才怎麼了，再
慎重、緩慢和輕鬆地重說一次那個字。例如，口吃者說 "B-B-Bal-
timore" ，不可因口吃只說 B-B-Balti，而放棄後面的音節，必須全
部說完。例如：我喜歡聽ㄌㄌㄌㄣ樂（暫停幾秒，思考剛剛自己做
了什麼？重新輕鬆緩慢地再說一次），音樂。
此步驟的功能在於減少當下的嚴重性，避免案主想逃避口吃，使他
們公開自己的口吃。先在治療室練習，再到其他情境練習，但大多
數案主並不喜歡在治療室外的情境練習使用「取消」。

(2) 語音拉長（pull-out）：在熟練「取消」技巧後，發生口吃時，試
著以相當順利且可以控制的延長來結束剛剛的口吃（卡住），類似
輕發聲母說完字的其餘部分，案主覺得可以自主的控制，因為口吃
時聽來都是非常用力和掙扎，如此便可減低口吃的嚴重性。例如：
我喜歡聽ㄌㄌ──ㄣ樂。

(3) 心裡有準備（preparatory sets）：在熟悉前面兩個技巧後，在口吃
之前，便要在心理準備用較輕鬆緩慢的方式，來說將要口吃的字，
因為口吃之前肌肉常是非常緊張，說出字的第一個音時，發音器官
會固著在某一個位置，因此，說話前須準備以輕鬆、緩慢、放輕發
音器官，輕輕地接觸來發聲。例如：可用自我語言提醒自己要輕鬆

說，我喜歡聽一ㄣ——樂。

熟悉三種技巧後，再以相反順序使用這三個技巧：(1)口吃前，以輕鬆有準備的方式說話；(2)若不成功，則口吃時拉長聲音；(3)再不成功，則口吃發生後暫停，再重新說一次。逐漸以新的口吃方式取代舊的說話方式，Guitar（1998）指出這也是行為塑造的過程。

4. 穩定化期

在學習三種修正技巧後，開始集中注意力，進行足夠的練習，使三個步驟慢慢自動化。其次，需要協助口吃者改變自我概念，當案主覺得可以自我管理時，治療就可以結束。當治療接近尾聲時，治療師在過程中幫助案主逐漸成為自己的治療師，案主在過程中學習為自己設計作業，治療師慢慢成為諮詢者，而且也逐漸減少與案主接觸的次數，原來每週見面，改為二週一次，再來一個月一次，二個月一次或半年追蹤一次。

口吃修正法所要修正的是口吃當下的主要行為，教導口吃者準備、拉長和取消三個技巧並加以熟練，配合對聽者的反應和自己口吃的減敏感，並改變口吃者的自我概念和逃避行為，當口吃者成為自己的治療師時就大功告成。治療師在使用本方法時，需要瞭解言語機轉、口吃發生學和諮商方法。

第四節 ｜ 流暢塑型法

Guitar（1998）指出，流暢塑型法（fluency shaping therapy）是在治療情境中建立口語的流暢性，使用增強和修正以達到最大可能的正常口語溝通，再將所學類化到日常生活情境，但和口吃修正法不同的是，較少強調面對逃避的字或情境。例如，Megan Neilson 和 Gavin Andrews 的密集流暢性訓練（intensive fluency training），認為口吃是知覺─動作過程中體質上

的異常（constitutionally based disorder of sensory-motor processing），但他們也知道成人口吃並非完全由體質異常造成，而是加上口吃者學習到的反應。因此，治療師的主要工作在訓練案主說話時，用高度意識的順暢技巧來因應基本運作過程的缺失，發展更精確的內在知覺一動作模式（引自Guitar, 1998）。流暢塑型法的主要內容如下：

1. 治療的口語行為目標：治療師教口吃者學習降低說話速度、放鬆的呼吸、輕鬆的片語起始、片語的持續、適當的片語分割和暫停、適當的語調和有效的表達技巧，以克服上述的缺陷。

2. 流暢的目標：口吃者經過勤奮的練習可達到自發性流暢，但有些人會復發或可能經驗之前對口吃發生的預期。訓練案主使用可控制的流暢，從口吃的復發恢復，或在預期口吃時使用。

3. 感受和態度：治療師讓案主在治療中感受到成功的經驗，用Erikson溝通態度量表修正版（Modified Communication Attitude for Adults）（Erikson 1969; Andrews & Cutler, 1974）和內外控量表在治療前後施測，並讓案主參加認知治療，加強自我覺知和對自己的流暢性負責。對持有強烈負向的態度或感受的口吃者，可能使治療失敗，治療師需要提供矯正服務。

4. 維持步驟：案主在治療結束後間隔一、二、三、六、十二個月進行追蹤，追蹤的方式可以進行會話及打電話錄音的評估，並安排個案參加每個月一次維持治療效果的自助團體，討論相關問題。

5. 臨床方法：以操作制約和事先設計的教學技巧，幫助個案在正常語速下，尚能保持流暢的口語，再類化至其他日常生活和工作的情境。

6. 臨床步驟：治療師在訓練案主各項技巧之前，必須先簡要介紹何謂口吃、正常口語的解剖機制和三週的治療方案內容。

一、敘述句的流暢性

口吃者先要學會能夠流暢的用每分鐘五十個音節說話,即每分鐘音節數(syllable per minute, SPM)是 50,可使用以下的方法達成此目標:

1. 速度控制:延長所說的每個音節,減慢說話速度。

2. 呼吸:用放鬆自然的呼吸取代錯誤呼吸,作者觀察部分的口吃者會在不該換氣時換氣,原因可能是為了一口氣講完,以避免口吃,但氣流量又不足,因此在不該換氣處快速換氣。

3. 輕鬆的片語起始:片語的第一個字都放輕鬆發音,輕鬆呼吸和吐氣,發音器官輕輕接觸,減低接觸的力道。根據作者經驗,治療師可以示範發音器官輕輕接觸和用力發音的不同,示範舌頭、嘴唇和聲帶的用力和放鬆。

4. 片語持續:每次呼吸並說出一個片語的字,要像是說一個單位,用連續的動作和發音器官輕鬆的接觸,字和字之間流暢的釋出,讓發音和氣流持續。

5. 分割片語和暫停:把口語切割成符合語言學定義的片語單位,而且在暫停時換氣呼吸,並在暫停時計畫要說的話。例如:「玉山是台灣最高的山脈」可以切割成「玉山　是台灣　最高的山脈」。

6. 語調:學會以上五種技巧後,學習適當的語調、韻律和音量,以加強說話的效果。

7. 表達技巧:以適當眼神看著聽話者,身體放輕鬆,使身體語言自然呈現,而非使對方感覺僵硬和緊張,口吃者可以加上手勢或肢體語言的輔助。

治療初期,案主學習治療師的發音方法,由母音、雙母音、子音與母音結合、字和簡短片語,由易而難,可用錄音帶錄下個案的練習,需要訓

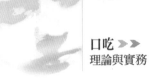

練數次，請口吃者自己聆聽是否與治療師說話的方式相同，不斷地檢討改進。片語熟練之後，可拉長至短句，再練習和治療師對話，以三音節為單位，練習換氣呼吸，這樣就不容易出現口吃了。

二、練習流暢塑型法應注意事項

1. 開始練習時，每分鐘只說五十音節，保持流暢的說話，之後每次增加十個音節加以練習，直到每分鐘可以說兩百音節，仍然保持順暢。若為團體中的速度治療，每一個案主須用規定的語速，流暢的說 7 分鐘，治療師給予回饋。若案主中途失敗則須重新計時，若多次未達成，則退回前一個語速繼續練習。

2. 用錄影帶磨練案主自我評估其流暢技巧，第一週結束時，案主須在治療室用正常速度說得很順暢。

三、轉介（Transfer）

1. 在流暢塑型法實施那一週，案主不論和朋友或家人說話時，都要使用上述技巧，案主在家若不練習，則要求將案主轉介。用 Van Riper 的取消和準備，教案主處理預期的口吃和口吃的復發，緩慢流暢的重複口吃的字。

2. 第二週治療：將流暢和正常聲音的口語類化至和家人、朋友、陌生人講話，和各種溝通情境，例如：打電話、自我介紹和購物。

3. 第三週治療：練習較困難的類化，例如：和同事、上司說話、更多內容的自我介紹、演講、打電話到電台，要求案主自我評估、問題解決和自我增強，成為自己的治療師。

四、維持

一定的間隔時間評估個案說話速度，並在團體中分享討論、鼓勵個案
參加自助團體。

Guitar（1998）將口吃修正法和流暢塑型法的主要內容加以比較，如
表 9-1。

口吃修正法和流暢塑型法的立論根據和核心內容確實有所不同，前者
強調先覺察口吃當下口吃者自己做了什麼，才能加以修正；而流暢塑型法
則在輕鬆緩慢的說話方式中達到流暢表達的目的，Guitar（2006）認為這
兩種治療法可適用於不同的口吃者，即口吃修正法適用在氣質性格為主的
患者，也就是口吃者明顯的會害怕或逃避說話；而流暢塑型法適用於言語
運動神經缺陷（neuromotor breakdown）的患者。如果既有明顯的氣質性

表 9-1　口吃修正法和流暢塑型法的比較

治療取向		
臨床要點	口吃修正法	流暢塑型法
1. 治療中的目標口語行為	口吃當下	流暢性技巧或流暢反應
2. 流暢性目標	自發性的流暢，控制的流暢，或可接受的流暢	自發性的流暢，控制的流暢
3. 感受和態度	非常注意改變感受和態度	不強調改變感受和態度
4. 維持步驟	強調維持口吃修正的技巧和對感受、態度的改變	強調維持流暢塑型的技巧
5. 臨床方法	1. 治療特徵是結構較鬆散的互動 2. 較少強調客觀資料的蒐集	1. 治療特徵是結構嚴謹的互動和規劃性的教導 2. 非常強調客觀資料的蒐集

資料來源：取自 Guitar（1998, p. 287）；經過 Lippincott Williams & Wilkins
　　　　　的授權許可。

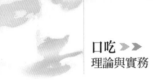

格，又有明顯的神經運動缺陷因素，就適用於整合性治療法，將兩者之特點融合加以學習。

　　針對長期口吃的青少年和成人，Guitar（2014）在其統整取向治療中，主要分為四個階段：探索口吃（exploring stuttering）、學習可控制的流暢（learning controlled fluency）、增加趨近行為（increasing approach behaviors），以及保持進步（maintaining progress）。因為這一群人的口吃歷史較久，已經產生對說話情境預期的焦慮和逃避，有些人可能選擇低於自己能力的工作，或者在工作中遭遇瓶頸而想找尋更好的職位，才想努力接受治療，而有部分的人已經把口吃內化成自己的一部分，因此流暢性目標設定為可接受的口吃（acceptable stuttering）。

　　在探索口吃階段，要先瞭解口吃，趨近和探索治療室裡的口吃和治療室外的口吃，治療師以接納同理的態度帶領口吃者探索自己的口吃症狀、感受和態度，並在流暢時給他們正增強，可以減少他們的恐懼、焦慮等負向情緒，即便口吃了，也不會像過去被聲音、詞彙和情境制約而產生緊張，此稱為反制約（counterconditioning）。另外，若輕度的害怕並沒有帶來可怕的結果，口吃者的恐懼就會慢慢消失，此稱為去制約（deconditioning）。在學習可控制的流暢階段，口吃者要學會彈性語速（原則上即是要放慢語速，以便有更多時間計劃言語和執行動作），在適當處暫停、軟起聲、輕發聲母和應用本體感覺（proprioception）（集中注意力在自己的發音器官之順暢運動，也可以使用噪音遮蔽和聽覺回饋延遲等裝置，讓口吃者感受到流暢言語時的說話方式）。在增加趨近行為階段，先在治療室將可控制的流暢取代預期的口吃，使用自願口吃（voluntary stuttering）技巧，先和治療師一起用輕鬆的重複或拉長說不害怕的詞、再練習害怕的詞，讓口吃者慢慢的使用自願口吃把詞說完，之後再練習和陌生人說話時使用輕鬆的重複或拉長說話。Guitar（2014）表示，在他進行治療時，會先示範給口吃者看，他們會發現大多數聽者是接受這樣的口吃，讓口吃者

也試著使用自願口吃，學習接受自己的口吃而不緊張、害怕和逃避；Guitar 也鼓勵口吃者開放自己的口吃，與家人、朋友和認識的人討論自己的口吃，甚至開自己口吃的玩笑，他認為當口吃者看待口吃愈輕鬆，別人也會如此。之後，練習困難的詞和在困難的情境中練習，例如：打電話和接電話時，能用可控制的流暢取代口吃。在保持進步階段，最重要的就是成為自己的治療師，設計讓自己練習說話的作業，克服困難的詞和情境，自己要為自己說話的流暢性負責，給自己建立長期的目標，讓自己持續使用可控制的流暢。

以上為經常應用於口吃成人和青少年的口吃治療方法。

第五節 │ 行為療法在成人口吃治療的應用

在第八章之學前治療中清楚的介紹了兩個使用行為理論的方案（Johnson, 1980; Onslow, Andrews, & Lincoln, 1994），即是口吃者說得流暢時給予增強，而說得不流暢時給予懲罰，也是行為治療中重要的技術。本節的重點為成人的治療，因為口吃成人常預期口吃的發生，或由負向情境經驗制約而習得焦慮，造成類似社交焦慮症的現象，而系統減敏法（systematic desensitization）過去以來一直是治療焦慮症的最佳選擇之一，以下說明其原理。

Wolpe（1958）提出相互抑（抵）制（reciprocal inhibition）的概念，是指個體在同一時間和同一空間時，只會有一種反應，即興奮和平靜不會同時存在，稱為相互抑（抵）制。他認為神經性焦慮（neurotic anxiety）是一種習得的行為，是自主交感神經系統的反應，在緊張焦慮時會有呼吸急促、血壓升高、肌肉緊張等生理現象伴隨產生，這時可以用對立的行為加以抵制，例如，學會放鬆或肯定性行為，就能降低焦慮和緊張。口吃者常

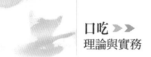

預期不流暢的發生，伴隨緊張、焦慮和挫折的情緒，也使得肌肉張力增加，僵硬而難以控制。

　　學習系統減敏法之前，個案須先學會放鬆肌肉。因此，治療師可以根據個人所擅長和個案的喜好，先教個案以下方法來達到放鬆的目的。

一、放鬆肌肉

1. 逐步放鬆（progressive relaxation）（Jacobson, 1938）。個案藉由體會肌肉緊張與放鬆的不同感受，逐漸學會放鬆肌肉。國內張老師出版社出版之放鬆錄音帶可供治療師使用，依照指導語每天練習，個案可學會快速放鬆，再使用於說話情境。

2. 自我暗示放鬆法（或催眠放鬆）：藉由指導語的引導感受緩慢的深呼吸和感受氣流經過身體的各個部位，逐漸達到放鬆的效果。東方社會常推廣的瑜伽、靜坐（meditation），皆可達到放鬆的效果。

3. 生理回饋法（electromyographic biofeedback instrumentation）：藉由儀器顯示個體放鬆與緊張狀態膚電反應之不同，使個案除了自我感受和在視覺的提示下學會放鬆肌肉。

二、系統減敏法

　　系統減敏法（systematic desensitization）是 Wolpe 在 1958 年發展出來的方法，以下說明其重點。

1. 在安適而充分放鬆的狀態下，接近所懼怕或焦慮的事物或逐漸增加案主所恐懼的刺激的強度，讓案主對懼怕或焦慮的事物敏感性逐漸減輕。

2. Wolpe 將降低焦慮刺激的敏感性分為兩種：

(1) 逐漸改變刺激的特性：例如，若害怕的刺激為紅色圓形中等大小的毛球，則治療師呈現的刺激，其形狀則由橢圓到圓；顏色由白、粉紅到紅；體積則由小逐漸加大。

(2) 逐漸改變刺激的距離：先將刺激放在距離個案較遠之處，之後慢慢靠近。

3. 實施的重點和步驟：

(1) 準備工作：

　a. 充分的放鬆訓練。

　b. 建立焦慮階層表（table of anxiety hierarchy）：根據個案的焦慮高低，即對情境的緊張或焦慮程度，將由最不緊張的焦慮刺激排列至最緊張的刺激。以 0 到 10 代表不同情境下的可能的焦慮程度，0 是完全不焦慮，10 是非常焦慮，表 9-2 是以口吃者講電話為例所建立的焦慮階層表。

(2) 想像焦慮刺激：完成焦慮階層的安排後，治療師要求個案開始閉著眼睛想像沒有焦慮的情境，維持心情的平靜，之後進入想像焦慮程度為 1 的情境（電話鈴響），一邊想像一邊放鬆，在可以維持心情放鬆平靜停留 30 秒後，繼續想像焦慮程度 2 的情境，依此類推，若在想像時個案無法維持放鬆狀態，則回到上一層次的焦慮刺激想像，一直進行到完成所有情境的想像仍可保持平靜放鬆，則再到真實情境進行實際的練習。

語言治療師若無此訓練，則需與心理師共同合作。

第六節｜認知行為學派應用於成人口吃治療

廣義的認知行為治療（cognitive behavior therapy, CBT），包括 Albert

表 9-2　口吃者接聽電話焦慮階層表

焦慮程度	情境	動作	結果
0	聽音樂	想像和放鬆	很放鬆就進入下一階段的練習，無法放鬆則繼續練習。
1	電話鈴響	想像和放鬆	很放鬆就進入下一階段的練習，無法放鬆則回到上一階段。
2	走到離電話兩公尺處	想像和放鬆	很放鬆就進入下一階段的練習，無法放鬆則回到上一階段。
3	走到電話旁	想像和放鬆	很放鬆就進入下一階段的練習，無法放鬆則回到上一階段。
4	拿起電話	想像和放鬆	很放鬆就進入下一階段的練習，無法放鬆則回到上一階段。
5	聽到對方的聲音	想像和放鬆	很放鬆就進入下一階段的練習，無法放鬆則回到上一階段。
6	開口說話，「喂」	想像和放鬆	很放鬆就進入下一階段的練習，無法放鬆則回到上一階段。
7	說「請問找誰？」	想像和放鬆	很放鬆就進入真實情境的練習，無法放鬆則回到上一階段。

Ellis 在 1957 年提出的理性情緒治療法（rational-emotional therapy），以及 Aaron Beck 在 1976 年提出的認知治療（cognitive therapy），這二種治療法後來都加上行為處理的部分，因此分別改稱為理性情緒行為治療法和認知行為治療法，表示對於行為改變的重視；另外，Meichenbaum（1983）由正向自我談話的觀點提出壓力免疫訓練（Stress Inoculation, SI），以幫助個體管理壓力、減少焦慮，也是認知行為學派中適合口吃者的治療方法，上述這三種治療方法對於伴隨有焦慮和憂鬱情緒的案主都十分有療效。而過去的許多研究都證實，口吃者雖然不能診斷為社交恐懼症患者，但整體而言他們的溝通態度和焦慮是比一般人來得負向和更高（請參閱本書第三節和第四節）。在 McAllistera、Kelmanb 和 Millard（2014）的研究

裡，有社交焦慮的參加者對於悲傷表情的臉孔有注意上的偏見，因此認知行為治療（CBT）對於有社交焦慮，甚至有悲傷無助情緒的口吃成人也是值得嘗試的治療方法，以下分別加以說明。

一、理性情緒行為治療法

在 Ellis 的理性情緒行為治療法裡，包括六大內容，簡稱 ABCDEF：A 是指發生的事件（activating event）；B 是指信念或想法（beliefs or ideas）；C 是指結果（consequences），又分為情緒結果和行為結果；D 是駁斥（dispute），找出證據推翻非理性想法（irrational beliefs）；E 是效果（effect），駁斥非理性信念之後，以新的理性信念取代，產生新的行為結果；F 是新感受（new feelings）的情緒。作者在此以口吃者常有的非理性想法：「我有口吃，所以老闆不喜歡我！」為例，說明如何使用理性情緒行為治療法。

A（發生的事件）：課長升遷不是我。

B（信念或想法）：我有口吃，所以老闆不喜歡我！

C（結果）：心情大受打擊，覺得挫折沮喪（情緒結果），口吃更嚴重（行為結果）。

D（駁斥）：歸因於口吃的單一原因是非理性想法，因為：(1)阿明也沒升課長，他沒有口吃;(2)我才來一年，阿祥比我資深;(3)老闆曾說專業能力很重要，所以不是只看有沒有口吃。

E（效果）：重拾信心，更加努力工作；聽從老闆建議，接受口吃治療。

F（新的感覺）：情緒和緩、稍微失望，不再沮喪。

作者過去曾經治療過一位女性口吃成人，因其母親不能接納案主的口吃，經常監控案主講話，因此她從小的內心深處便有一個聲音：「我有口

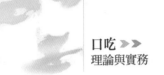

吃，很羞恥！」談到母親和口吃便難過哭泣。作者利用 Ellis 的 ABCDEF，讓案主找出證據證明口吃或有身心障礙的人便是羞恥的，並以蘇格拉底的詰問法詢問案主：「我戴眼鏡很羞恥嗎？」「我有腦性麻痺很羞恥嗎？」「有身心障礙的人都很羞恥嗎？」案主搖頭表示不會歧視有身心障礙的人，而破除自己的非理性想法，不再帶有羞恥感，勇於面對口吃，進而出外參加面試（先在治療室進行面試模擬練習），最後求職成功。對於口吃者的內心而言，常覺得口吃表示（或等同）愚笨、弱勢和無能等非理性想法，都適合使用理性情緒行為治療法。

二、認知行為治療法

澳洲雪梨大學的學者 St. Clare 等人（2009）發表了一篇有關口吃者的社交焦慮和認知偏見之論文，他們提出口吃者常有的無助益想法，教導語言治療師如何使用認知行為治療法來治療成人口吃者。他們提出口吃者常見的 58 種無助益（unhelpful thoughts）想法，例如：「因為我口吃，所以人們懷疑我的能力」；「假如一個人有口吃，人生就不可能成功」；「假如我有口吃，我就不能維持著工作」；「都是我的錯，我應該能夠控制我的口吃」；「因為我有口吃，所以我是個弱勢者」等，並編成 66 題「關於口吃的無助益想法和信念量表」（Statements in the Unhelpful Thoughts and Beliefs about Stuttering Scale, UTBAS），使用認知行為治療法幫助口吃者。他們為語言治療師設計的方案可以和口吃治療一起使用，包括：暴露（exposure）、行為實驗（behavioural experiments）、認知重組（cognitive restructuring），以及注意力訓練（attentional training）四部分，說明如下。

(一) 暴露 ▶▶

暴露之目的是讓口吃者在逐漸增加困難度的害怕情境中，練習所學的

流暢技術，提供證據打破預期的威脅性想法，例如：「每個人聽到我口吃，都會笑我」。在此階段要包含10～15個情境，請案主先建立一個害怕情境階層表，至少包括：(1)使用電話；(2)和權威者或尊敬的人說話；(3)和陌生人說話；(4)和很久沒見面的朋友說話；(5)向一群人報告。蒐集的證據是否如他們所預期的，人們會嘲笑他或掛他電話，證明會給予負向回應的聽者並不多見。

(二) 行為實驗 ▶▶

口吃者最常說的就是別人會因為我口吃而給我不好的評價。因此，在行為實驗階段，需要參與社會情境，要求口吃者使用自願口吃（voluntary stuttering）技巧，亦即表現出比平常更嚴重的口吃，此階段也是和暴露階段一樣，由最最不害怕的情境到最害怕的情境。在實驗前，治療師要求口吃者寫下預期聽者的反應1～3個，例如：「店員會笑我」、「我買書時會口吃10秒鐘」、「店員會用奇怪的眼神看著我」等。也可以請口吃者自己發明實驗，寫下預期，例如：「瑪莉不會回我的電話」，並寫出每一個預期發生情況的可能性有多高。

(三) 認知重組 ▶▶

此階段要認出和修正不理性的想法，也就是在日常情境中重新框架（reframes），要找出證據來駁斥非理性想法，例如：「如果有一個人笑你說話的樣子，不表示所有的人都會笑你」，焦慮者經常會過度誇大負向結果的可能性。口吃者的焦慮常來自他們認為結果會超過他們所能控制的部分，像是別人的意見、其他人對口吃的瞭解、在某一特定時刻他們會不會卡住說不出話來。對於這些想法，治療師要求口吃者思考不理性的想法是否會降低生產力、讓心情低落和降低行動力。其次，便是想像即便壞的結果發生，也不是世界末日，例如：「就算有人笑你，天也不會塌下來」。

上述 UTBAS 的題目可以用來作為駁斥練習的內容。

(四) 注意力訓練 ▶▶

　　以正念方法（mindfulness）來進行注意力訓練，亦即集中注意力在替代性認知目標（alternative cognitive targets）。增加口吃者控制負向社交經驗的注意力，請口吃者可閉上雙眼，以舒服的姿勢坐著，集中注意力在數息或規律的呼吸上，吸氣時數一個數字、呼氣時想像放鬆，一天練習二次、每次五分鐘。

　　St. Clare（2009）指出，這並非是一般的放鬆訓練，而是結合認知行為治療和口吃治療的方法，特別是拉長音（prolong speech），在臨床上具有效果，而所提出的無助益想法，也是經由十年的蒐集口吃者在認知行為治療中的想法，過去已有許多研究證實對於有社交焦慮的患者十分有效。作者認為，St. Clare 等人提出的認知行為治療法，保留了認知治療的精髓，找出證據證明非理性信念是否應該存在，另外加上正念療法的注意力訓練，把對口吃者不利的想法排除後，專注於全身的放鬆，應該有加成的效果，值得治療師嘗試。

三、壓力免疫訓練

　　作者根據多年的經驗認為，由 Meichenbaum（1985）提出的壓力免疫訓練（Stress-Inoculation Training, SIT）之主要目的是進行壓力管理，並非是消除壓力或完全處於沒有壓力的感受中，因此也是訓練口吃案主減低緊張焦慮的好方法。SIT 是利用個人內在語言（inner statement or self-talk）進行自我教導（self-instruction）的方法。在過程中，案主必須將負向的自我語言轉換成可以幫助個體達成目標的正向自我語言，亦即具建設性、工作和目標導向的內在語言。若要對 SIT 有更清楚的認識，請參考楊淑蘭

（1993）《競爭與卓越：A型行為組型理論及實務》一書（頁134-143）。
作者套用 SIT 的三個階段，結合口吃治療內容，說明如何以 SIT 進行口吃
治療。

(一) 第一階段：概念階段（或教育階段）▸▸

此階段又分成資料蒐集和評量技巧，主要是以教育口吃者有關口吃的
知識為主，傳達口吃相關概念和修正錯誤的知識，包括四大內容：

1. 認識口吃：說明人類如何說話、與說話有關的器官和機制、口吃的
   發生學等。
2. 口吃的壓力：在哪些情境、與哪一類聽者說話時，容易發生言語不
   流暢。
3. 口吃時的身心狀態：知覺口吃時的生理和心理激發狀態，例如：舌
   頭、頸部和臉部肌肉緊張；冒汗、發抖；心裡害怕、焦慮；對自己
   或他人生氣等。
4. 口吃可以控制：透過治療學會輕鬆的口吃或可控制的口吃等正確觀
   念，而非治癒口吃或消滅口吃。

(二) 第二階段：技能獲得與練習階段 ▸▸

1. 放鬆訓練（Relaxation）：請見上一節說明。
2. 建立焦慮階層表：如表 9-2 所示。
3. 進行系統減敏感法（Systematic desensitization）：請見上一節說
   明。
4. 學習自我教導內言：為自己寫下正向內言，並於心裡複誦。
   (1) 為壓力做準備：「擔憂無益，我要專心在要說的內容上」。
   (2) 面對和控制壓力：「緊張是提醒我去管理和控制壓力，深呼吸和
       放鬆，繼續做！」

(3) 因應被擊倒的感覺：「目前的壓力分數是 8，我要持續深呼吸和放鬆，分數降到 5 了，不要害怕，我正在控制，分數持續下降，不是完全消除焦慮，而是保持控制就好！」

(4) 增強的自我說話：「我做得很好，一次比一次進步，我真的做到了！」

(三) 第三階段：應用與持續改變階段 ▸▸

1. 誘導技巧的應用：可以先在治療室以想像進行練習，再實際應用於日常生活中的溝通情境，由易而難安排情境的練習，討論失敗與成功的原因，增加反應能力，建立自我效能。

2. 維持和類化：由成功經驗建立信心，進入高難度的情境練習，可給予家庭作業，要求口吃者獨力完成。討論可能發生的失敗和口吃復發的因應，自我修復技巧和重新訓練，結束訓練時要安排追蹤評鑑與輔導。

　　CBT 口吃治療的重點，在於針對口吃者可能會有的非理性信念或不合邏輯的負向思考模式進行駁斥和修正，進而以理性、正向和目標導向的思考方式或內在語言加以取代，因而引導出新的行為方式和新的感受。以 CBT 融入口吃治療，是 2014 年牛津語暢異常國際研討會（The 10th Oxford Dysfluency Conference, 2014）的重要主題之一，作者因身為心理諮商師，在 1990 年代進行碩士論文時，便已熟練 CBT 治療法的主要內容和技巧，並實際應用於有 A 型行為組型（Type A behavior pattern）的大學生，因此在進行成人口吃治療時，便自然而然的把這些觀念和技巧融入，語言治療師可以尋求熟悉認知行為治療的心理師一起合作。

第七節 | 楊老師口吃成人團體

作者依據流暢塑型法之主要理論，配合過去與口吃者一起克服口吃之經驗，嘗試編擬一套適用於成人口吃者的團體課程，供語言治療師使用，團體內容如下：

1. 團體目標：
    (1) 學習輕鬆緩慢的說話方式以減少不流暢情形。
    (2) 練習困難的語音以減少不流暢，增加說話信心。
    (3) 由簡單的音節開始練習，之後為片語和語句的練習，之後為自我介紹、主題演講，最後達到說話 7 分鐘不口吃。
    (4) 透過和成員一起討論分享，互相支持和學習。
2. 實施對象：聽懂國語，會寫國字，年滿 18 歲之口吃成人，學歷為國小以上，性別不拘。
3. 時間：連續十週，每週二小時 30 分鐘。
4. 團體人數：成員約為五至六人。
5. 團體領導者：修讀過口吃專題研究或接受過口吃治療訓練的語言治療師。
6. 團體副領導者：修過口吃相關課程研究生一位或其他語言治療師一位。
7. 地點：團體教室。
8. 口吃團體課程：內容如表 9-3。

表 9-3　口吃成人治療團體課程內容——以流暢塑型法為根據

次數	主題	內容	作業
第一次	認識團體目標	1. 介紹團體目標和說明團體進行程序 2. 治療師和成員自我介紹和相互認識 3. 分享對團體期望 4. 分享自己口吃情形 5. 說明困難的語音 6. 分享實驗材料對自己的困難度 7. 告知下週團體重點及填寫回饋表	記錄口吃發生頻率、症狀和情境
第二次	認識說話器官	1. 認識說話器官及說話原理 2. 認識口吃：主要症狀、次要症狀和情緒狀態 3. 領導者示範輕鬆緩慢的說話方式 4. 一起練習單音節字和雙音節詞 5. 分組練習 6. 個別演示 7. 說明回家作業（記錄口吃發生頻率及症狀）	記錄口吃發生頻率、症狀和情境 練習單音節字、雙音節詞
第三次	輕鬆緩慢的說話（片語）	1. 分享家庭作業實施情形 2. 輕鬆緩慢的說單音節字和雙音節詞 3. 一起練習三音節詞或片語 4. 分組練習 5. 個別演示 6. 說明回家作業（練習三音節片語）	練習三音節詞或片語
第四次	輕鬆緩慢的說話（成語）	1. 分享家庭作業實施情形（練習三音節詞或片語） 2. 學習輕鬆緩慢的說話方式（練習放鬆吸氣和吐氣）	練習四音節成語

（續下表）

次數	主題	內容	作業
		3. 一起練習四音節成語 4. 分組練習 5. 個別演示 6. 說明回家作業（練習四音節成語）	
第五次	輕鬆緩慢的說話（短句一）	1. 分享家庭作業實施情形（練習四音節成語） 2. 學習輕鬆緩慢的說話方式（練習放鬆吸氣和吐氣） 3. 一起練習五音節短句 4. 分組練習 5. 個別演示 6. 說明回家作業（練習五音節短句）	練習五音節短句
第六次	輕鬆緩慢的說話（短句二）	1. 分享家庭作業實施情形（練習五音節短句） 2. 分享說話困難的情境 3. 學習輕鬆緩慢的說話方式（練習放鬆吸氣和吐氣、切割句子） 4. 一起練習六音節短句 5. 分組練習 6. 個別演示 7. 說明家庭作業（練習六音節短句、準備 1 分鐘的自我介紹）	練習六音節短句、準備 1 分鐘的自我介紹
第七次	輕鬆緩慢的說話（自我介紹）	1. 分享家庭作業實施情形（練習六音節短句） 2. 學習輕鬆緩慢的說話方式（練習放鬆吸氣和吐氣、切割句子） 3. 練習自我介紹（閱讀） 4. 練習自我介紹（口說） 5. 分組練習 6. 個別演示 7. 說明家庭作業（練習自我介紹、準備 3 分鐘經驗分享）	練習自我介紹、準備 3 分鐘的經驗分享

（續下表）

次數	主題	內容	作業
第八次	輕鬆緩慢的說話（經驗分享3分鐘）	1. 分享家庭作業實施情形（練習自我介紹） 2. 練習經驗分享（閱讀） 3. 練習經驗分享（口說） 4. 分組練習 5. 個別演示 6. 說明家庭作業（練習經驗分享、準備5分鐘故事或主題演講）	練習經驗分享、準備5分鐘的故事或主題演講
第九次	輕鬆緩慢的說話（主題演講5分鐘）	1. 分享家庭作業實施情形（練習經驗分享） 2. 練習說故事或主題演講（閱讀） 3. 練習說故事或主題演講（口說） 4. 分組練習 5. 個別演示 6. 說明家庭作業（練習5分鐘故事或主題演講）	練習5分鐘的故事或主題演講
第十次	輕鬆緩慢的說話（主題演講7分鐘）	1. 分享家庭作業實施情形（練習5分鐘的故事或主題演講） 2. 練習說故事或主題演講（閱讀） 3. 練習說故事或主題演講（7分鐘口說） 4. 分組練習 5. 個別演示 6. 結束團體	後測

　　建議在使用上述的流暢塑型法時，可以同時加上自我教導的正向內言，內言的內容可以讓口吃者根據自己面對的困難情境加以修改使用，效果會更好。

　　根據作者過去與成人口吃者接觸的經驗，發現在國內的成人口吃者，有許多被口吃所困擾，或因口吃而衍生生活適應的問題，而本團體方案的設計並沒有太多時間讓個案分享或訴苦，比較是以練習口語的流暢為主，

因此在團體開始之前,治療師最好將團體目標和進行方式說明清楚,否則對於有情緒困擾的口吃者可能會覺得其需求沒有被照顧到。其次,語言治療師若自身能接受有關團體動力學或團體諮商之訓練,在進行團體時,將較能得心應手,否則最好邀請心理師合作擔任副領導者。再者,若為新手治療師,建議可將團體成員數減至二至三人,較容易掌握成員練習的過程,使每位成員都有充分練習的機會,而在團體後期,也可邀請成員不熟識者做為成員練習說話的對象。

在治療室中語言治療師容易看到口吃治療的成效,但在團體治療進行時,明顯地會看到部分個案在類化時的困難:當個案一站在團體前,面對觀眾說話,不流暢的言語又開始增多。何西哲老師在五十年前主持的口吃矯正班中,便要求口吃者站在當時的新公園(現在的二二八公園)演講,講者面前是其他的口吃者和路過好奇的民眾(見下面兩圖,何西哲老師提供),在當時可說是創舉!過去作者曾要求一位口吃者到大學裡的不同班級,進行 5 分鐘的自我介紹,並請同學給予回饋,才逐漸建立口吃者對自己說話的信心。類化工作的進行對成人口吃者的治療非常重要,絕對不能省略。

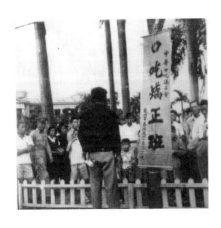 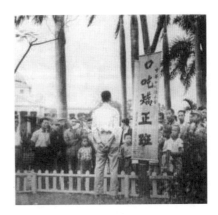

第八節 | 其他增進口吃者流暢性的方法

本節介紹 Perkins（1979）、Silverman（1996）、O'Brain、Onslow、Cream 和 Packman（2003）有關成人口吃的治療策略供語言治療師使用，最後說明有關治療口吃的藥物。

一、Perkins（1979）增加流暢性

Perkins（1979）提出以下幾項可以增加成人口吃者流暢性的方法，說明如下：

1. 輕鬆起音（easy onset）：使用類似嗓音治療中以說ㄏ /h/ 放出氣流，類似嘆氣的聲音，鼻子吸氣，嘴巴、喉部盡量放鬆，並在吐氣時說話。

2. 放慢速度說話（speak slowly）：由 1 秒鐘一個漢字（單音節），加快到 1 秒鐘 1.5 個漢字（2 秒鐘三音節），熟練之後達到 1 秒兩個漢字（兩音節）。

3. 說短句（shorten sentence）：英文因有多音節字，故吸一口氣至多說四至六個字；而中文漢字可以單音節看待，何西哲老師建議一口氣最多不說超過七個字。

4. 換氣說話（take a breath）：為了有足夠的氣流說完一句話，以免需要中途快速換氣，因此配合上述說短句，在語句結束處務必換氣。

二、Silverman（1996）增進流暢性

Silverman（1996）的書中也列出一些可以增加流暢性的方法，包括以下各項：

1. 自願的口吃（voluntary stuttering）：口吃者在不口吃時，模仿自己的口吃行為，在字的第一個聲音說出不費勁的重複，或比他們平常口吃時更費力，可增加他們對自己口吃的覺知（只要在治療室中練習），也可讓他們不害怕說話口吃（須在治療室外練習幾次）。這樣一來，某些輕度口吃者會發現，其實別人並不是那樣在意他的口吃，但要注意某些口吃者可能會在原來不口吃的字上也重複了。

2. 輕發聲母（light consonant contact）：在預期會產生口吃的聲母發音時，使接觸的部位力量減小，例如，發唇齒音ㄈ時，上齒輕咬下唇即可，減輕接觸的力量。

3. 放鬆練習（relaxation）：因為發生口吃時，常是因為之前或當下肌肉過度緊張，因此治療師須教導個案放鬆技巧。

4. 延宕聽覺回饋（delayed auditory feedback, DAF）：用延遲 250 毫秒（millisecond）說話的聲音使他們說話變慢而延長，但這樣的效果可能是暫時的，而且這種說話方式可能讓聽者覺得更不自然。國內公司曾引進美國 DAF 軟體輸入 PDA，可以隨身攜帶，數年前口吃者當場實驗，確實有減低不流暢的效果，但未有長期研究資料可供參考。

5. 放慢說話速度（rate reduction）：可減少口吃的嚴重性。

6. 固定韻律（節拍式）的說話：利用掛於耳後或眼鏡上的電子節拍器，使口吃者說話時如同聽到打拍子，以減少口吃，但沒有節拍器時效果便減少。

7. 說話時聽大聲的噪音：利用可攜式噪音器（改變基頻F0）在口吃者說話時播放，可減少不流暢頻率。

8. 減少發音時不順的氣流：教導口吃者，監控呼吸的氣流，鼓勵他們在每一次說話前讓氣流自然的進出，可使說話流暢。

9. 減少異常的呼吸：用平順的方式深呼吸，在換氣時稍做停頓，放鬆胸、頸部的呼吸。

10. 行為制約：良好行為出現時給予增強，非期望行為出現時給予懲罰。因此口吃者發生不流暢時給予懲罰（例如：電擊、噪音、口頭責備、反應代價和隔離），流暢時給予獎勵（例如：讚美、糖果、錢）；注意懲罰對於高焦慮者可能引起更多口吃。

三、Camperdown 成人口吃治療方案

O'Brain 等人（2003）提出了 Camperdown 成人口吃治療方案，之後也有許多治療效果的報告出版，請參考此團隊於 2010 年出版的治療手冊（http://sydney.edu.au/health-sciences/asrc/docs/camperdown_manual_april13.pdf）。其主要重點是口吃者說話時要使用拉長的技術，同時在建立、複習、類化和維持期使用自我監控方式，以減少治療的時間，達到自然和無口吃的言語。此方案分為四期，說明如下。

(一) 教導方案內容 ▶▶

教導口吃者學習使用拉長口語，但不像傳統的方法花時間仔細教導拉長口語、放慢說話速度、輕發聲母和維持氣流順暢等技巧，而是使用錄製好的錄影內容，由治療師示範每分鐘說 70 個音節，讓口吃者自行練習。口吃者透過治療師的協助訓練，模仿影片中的說話方式和持續練習，並以九點量尺自我評量口吃嚴重度和自然度（1 為沒有口吃，9 為極端嚴重口吃；

1 為非常自然，9 為非常不自然），在治療室中以不同方式的獨白進行練習，達到完全沒有口吃。

(二) 複習 ▶▶

在此階段要修正技巧，於治療室內練習時，逐漸加快說話速度，仍然使用自我評估方式保持流暢性和自然度，主要使用練習、嘗試和評量三個步驟。O'Brain 等人（2003）認為，此階段也可以使用電話練習，不必親自到治療室。

(三) 類化 ▶▶

每週和治療師會面，把上述技巧應用於日常生活情境。治療師和口吃者討論安排練習的情境、應用的效果，以及未來如何練習，以維持口語的流暢性和個別化問題解決。在連續三週內，口吃者要達到在治療室內和治療室外都自評嚴重度不超過 2 和自評的自然度在 3 以下之標準。

(四) 維持 ▶▶

在維持期，口吃者發展出問題解決策略，先前的流暢性和自然度水準至少要維持一年，期間仍然需要持續回診。若能達到上述標準，則回診時間由二週拉長為四週，再拉長為八週和二十四週。

該方案的特點是，目標為自然無口吃的口語，由口吃者自行監控，可以節省治療時間，也可以由一般語言治療師實施，並非專精於口吃治療的語言治療師才能進行，詳細實施步驟可以在 Google 中搜尋雪梨大學澳洲口吃研究中心（Australian Stuttering Research Center），在關鍵字搜尋「Camperdown manual」，便能找到治療手冊，並直接下載使用。

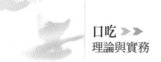

四、藥物治療

　　Yairi 和 Seely（2014）認為，全世界約有 750 萬口吃者，即便在美國每百萬人有 350 位治療師，仍然無法應付龐大的口吃人口，遑論其他可能無法有這麼多治療師的國家，還有許多口吃者無法負擔口吃治療的費用，因此藥物治療是另一種選擇，然而其風險與倫理問題卻相當多。口吃的藥物治療早在 18 世紀的德國便開始，到了 1940 年，荷蘭醫生 Hogewind 對口吃成人使用混合多種具有催眠效果的藥物（sedatives），宣稱口吃者服藥時可以說得比較流暢。到了 1950 年代，普遍認為焦慮會造成口吃，因此給口吃者服用抗焦慮的藥物 chlorpromazine，可以使肌肉放鬆也有安眠的效果，之後的報告顯示這一類藥物只能減除少量的口吃。1960 年代開始，抑制多巴胺的藥物氟哌啶醇（haloperidol）被用於口吃治療，它是一種精神科用藥，使用氟哌啶醇者認為，口吃是過多的多巴胺導致言語皮質和紋狀體的生化作用太低。1997 年，Wu 等人的研究報告指出，口吃者大腦裡的多巴胺比正常人多了許多，但之後的研究也只發現氟哌啶醇能降低少部分人的口吃且會帶來嗜睡、不自主動作和視力模糊，因此連口吃者也不想使用。另一種被選用來治療口吃的是選擇性 5-羥色胺再攝取抑制劑（selective serotonin reuptake inhibitor），它也是一種神經傳導物質，可以激發增進流暢性 5-HT 的神經接受器。使用低劑量的強力 5-羥色胺再攝取抑制劑（potent serotonin reuptake inhibitor）便能有效地阻斷多巴胺的攝取而減少口吃，因為口吃可能與強迫症（obsessive compulsive disorder）的神經機制類似，有侵入式的重複行為或思考，但這類藥物的研究太少，難以得出一個令人信服的結論。

　　Guitar（2014）指出，雖然在很久以前便開始使用藥物治療口吃，但一直缺乏嚴謹控制的實徵研究，例如：需要有二組雙盲的口吃者，一組服

藥、一組服用安慰劑,以及多面向的口吃依變項測量,直到近年來才開始有一些研究設計比較好的研究。鎮靜劑和催眠效果的藥物在1990年代開始使用,並證實可以減少口吃,氟哌啶醇可以減低會影響流暢性的多巴胺分泌的份量,是直接對口吃症狀產生作用,但會帶來多項副作用,例如:嗜睡、降低性功能、多餘的四肢動作、與動作異常有關的懷孕風險,以及遲緩型運動障礙。Guitar本人服用過氟哌啶醇,也覺得副作用讓人難以承受。

近年來,美國以 Maguire 為首的研究團隊和 Indevus 藥廠合作持續進行有關以藥物治療口吃的研究。Maguire、Yu、Franklin 和 Riley(2004)曾經進行一個雙盲有安慰劑控制的研究,是以可以抑制多巴胺的olanzapine(一種知覺失調症的精神科用藥)或是替代藥物,例如:risperodone 和pimozide,使用 5 mg 的劑量便可以顯著減少口吃(使用 SSI-3,治療師和口吃者自評的口吃為依變項),唯一副作用是體重增加,但此副作用可靠著調整飲食和運動來減少體重。Maguire 等人的研究團隊在 2010 年以 pagoclone 治療 132 位 18~65 歲在 8 歲前便有口吃的口吃者,研究發現:前八週為測試期,實驗組的口吃者每天服用二次 pagoclone,結果顯示:相較於44 位服用安慰劑的口吃者減少 5.1 %的口吃,而 88 位服用 pagoclone 的口吃者減少了 19.4 %的口吃;之後,研究持續進行一年,全部的口吃者都服用 pagoclone,共減少了 40 %的口吃,且僅有 12 %的口吃者有頭痛和疲倦的副作用。Inham(2010)批判了這個研究,認為語言樣本太少,40 %的效果也不如傳統治療。之後 Indevus 藥廠與 Endo 藥廠合併,一年後宣稱pagoclone 的效果不如預期,不再繼續研究,於是 Maguire 的研究團隊在加州大學爾灣分校另起爐灶,研究 Saphris(asenapine),另一種藥物,可治療思覺失調症和躁鬱症。

Guitar(2014)認為,雖然許多藥物的個案研究報告和大型的藥物治療,主要是抑制多巴胺的 olanzapine 和 pagoclone 都宣稱對減少口吃具有療效,但截至目前為止,藥物的療效仍然無法超越傳統的口吃治療。Yairi 和

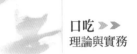

Seely（2015）則認為，目前雖然有一些研究結果報告藥物對減少口吃有幫助，但主要是重複和正常的不流暢，而藥物如何減少口吃的機制，仍然是不清楚的，雖然如此，藥物的發展對於那些無法接受言語治療的口吃者仍是值得期待的。

　　作者根據過去與成人口吃者接觸的經驗，他們經常問到：「口吃是否能夠治療？」在美國求學時，作者亦問過自己的老師（E. Yairi教授，本身也是一位口吃者）同樣問題，因此作者的回答是：目前的口吃治療並非把口吃去除，而是學會新的說話方法，減少口吃頻率，控制口吃，而成人常因心理因素而加重口吃，宜配合心理師的協助，效果將更好，當然若成人口吃者能接納自己的口吃就像接受自己的近視一樣，口吃的干擾就不至於愈滾愈大了。過去有位口吃者參加過一次口吃治療團體後，便在中國大陸開設了一家口吃治療中心，聘請大學教授和心理師提供密集住宿式的口吃治療，無效可以退費，開業兩年成績不差。作者也曾接到遠在澳洲與英國的口吃者求助，可以看出口吃治療市場的商機龐大。國內目前也有走精緻高檔路線的口吃治療方案，收費較高，但對於急需控制口吃的成人而言也許是另一種選擇。口吃發生學愈來愈清楚地指向中樞神經系統功能的異常，因此治療口吃的藥物發展或許也是值得期待的。

　　總結而言，不論治療師將口吃治療分為幾個階段，治療方案必須跟隨口吃者的需要進行調整，某些人士適合流暢塑型法，但某些人可能會受惠於口吃修正法。作者教授口吃課程超過十五年，學生們幫助過的口吃者也有數十人，當中沒有一個治療方案是完全相同，掌握重要的核心概念和技術，治療是藝術，應用是否得當，必須透過與專家督導討論與修正，才能有顯著療效。然而，有改變動機的口吃者，其進步一定多於缺乏動機者，治療的成效是口吃者與語言治療師共同建構出來的。

CHAPTER 10

重要他人與口吃者

　　口吃者主要之壓力來自社會性溝通情境,而與口吃者關係最密切的,在兒童期為父母與教師。雖然到了成人期,父母與教師的影響力已不像兒童期那麼重要,但對於害怕社交情境的口吃者,父母與教師仍是他們最密切互動的對象。在作者過去的臨床經驗中,對口吃者擁有正向態度的父母,往往較願意在口吃早期求助專業治療師,且願意配合治療活動。相反地,對口吃抱持負向想法或不接納子女口吃的父母,會帶給口吃者極大的傷害。有一位父親認為口吃的女兒接受治療後進步太少,不接納女兒的口吃,每當父親與女兒衝突時,都使得她的口吃更形惡化,幾乎無法說話而寧可用筆談;另有一位母親,每當口吃的女兒以電話與友人溝通時,便側耳傾聽監控女兒是否口吃,使得受到口吃所苦的女兒,心理的痛更甚於口吃,因而害怕與外人說話。作者在屏東地區進行研究,曾有一位媽媽寫道:請不要再寄來任何與口吃有關的資料,我不願意再看到任何有關口吃的東西;另有一位口吃小朋友的父親為神職人員,家人和老師在篩選表上都勾選孩子有口吃,但不論作者如何勸說、開導和保證,父親都不願意讓兒童接受鑑定,父親認為我的孩子品學兼優,怎麼會有口吃?這可能是家長對於研究人員缺乏安全感,擔心孩子被貼上標籤吧!

　　而教師是除了父母之外,最早發現兒童口吃的人,也是除了治療師之外,能提供協助的重要他人,但教師在過去的專業養成訓練中,鮮少有機會認識口吃。在楊淑蘭(Yang, 2009)的研究中發現,國小 1 年級的導師有一半以上在開學的第二個月便發現兒童的口吃,也可以清楚描繪口吃兒童的主要症狀、次要症狀和情緒,但卻鮮少有老師會主動求助或轉介兒童

接受治療，這與老師發現兒童有構音問題較可能要求家長帶孩子接受治療，有很大不同。

因此本章根據國內外有關的研究結果，對口吃者周遭的重要他人提供一些具體的建議，期待這些重要他人對口吃及口吃者有正確的認知，並提供更好的協助。

第一節｜家長諮商

Manning（2001）指出在 1970 到 1980 年之間，對口吃的治療都是採用間接方式，並不直接對孩子治療，而是請家中的重要他人（包括父母、祖父母和其他家庭成員和教師）改變環境。這是因為過去學者建議：不要讓孩子覺知自己的言語問題、不要讓孩子注意自己不流暢的言語、不要讓不流暢言語和負向情緒連結，這些論點因為錯誤診斷理論而盛行，特別在 1940 至 1960 年代受到歡迎。如 Bluemel（1932）所說初始口吃轉換的現象，孩子一開始時，並不覺察自己的口吃，也不會用力說話；他們要家長絕對不要使用口吃這個字，不要讓孩子覺察和口吃有關的事。Van Riper（1939）曾在書中提到：治療初始階段的口吃孩子，不必管孩子，只要治療父母和老師，因為他們認為直接治療只會使口吃惡化。Van Riper（1973）認為，兒童大多數的時間都是在學校或家裡，如果想用在治療室的一點時間就讓孩子改變，是不切實際的。他看到許多嚴重口吃兒童在改變環境和移去環境中的溝通壓力、創造增進流暢性的情境後，可以在短時間內改善口吃。而作者在與口吃成人及口吃兒童父母接觸的經驗中發現：提供家長諮商是十分重要的，父母接納兒童的口吃，願意示範輕鬆緩慢的說話方式，進而影響家人共同協助口吃兒童，效果是最好的。

Culatta 和 Goldberg（1995）認為，語言治療師諮商口吃兒童的父母時

應包括四個部分：一是提供資訊，他們認為提供正確的資訊就是最好的治療，父母的擔憂、罪惡感等情緒可能因為對說話和口吃有了正確的瞭解，態度會轉變為合作與支持。二是與父母討論他們的感受和情緒，父母的情緒可能有擔憂、自責和抱怨缺乏專業協助等等，治療師可以使用一般的諮商技術同理父母的感受，使他們得到支持，或增強他們的正向態度和行為，對於不恰當或不正確的看法也可以給予溫和的面質，重要的是在諮商過程中鼓勵家長表達自己的感受。三是改變環境，要求父母改變教養態度和對口吃的看法，治療師可以參考以下「第二節給家長的建議」。四是提供治療的策略，鼓勵家長積極參與治療的進行。他們提醒進行父母諮商時，應避免使用術語，盡量口語化，以適合父母的教育程度和社經背景。諮商時能提供書面資料或請父母用筆記下，不要只是口述，最好是實際示範給父母看。除此之外，邀請父母一起進行活動，一起實際行動；鼓勵父母和孩子一起做練習，並給予回饋，一直練習到父母不需要提示或糾正，才能達到最好的效果。

第二節 | 給家長的建議

Nippold 和 Rudzinski（1995）的文獻統整，認為過去的研究並未證實在口語行為或對待兒童的方式上，口吃兒童的父母與非口吃兒童的父母有何不同，因此，並不認為應該把治療的焦點放在改變父母或家庭。然而伍瑞瑜、楊淑蘭（2007）發現，在其研究中，約有59%的家長認為子女容易在急於表達和緊張的情境下發生口吃。楊淑蘭（2008）訪談十三位1年級口吃兒童的家長，發現：(1)就父母親的觀察來看，多於75%兒童在學齡前發生口吃；(2)兒童口吃時的主要症狀為停頓、重複、說不出來，尤其是句首；(3)父母對口吃兒童個性的看法是較偏向負面的；(4)父母認為造成口吃

的原因以兒童個性較急躁最多；(5)大多數家長認為口吃與兒童個性有關，尤其是太過急躁；(6)會主動求助的家長並不多；(7)大多數家人還是以糾正的方式，希望口吃兒童改善說話的行為；(8)約有 80%的家長擔心口吃兒童的口語行為如未能改善，會影響未來生涯發展、人際關係，甚至是自信心；(9)兒童口吃對其他家人的影響比對父母來得小；(10)大多數口吃兒童的父母樂於學習協助子女改善口吃的方法；(11)關於孩子口吃，其他家人需要的幫助較少；(12)有一半的家長願意接受團體討論方式認識口吃；(13)較多家長表示週六、日比較可能參加成長團體，但多表示願意盡量配合；(14)家長的求助對象除了專業醫師外，還會尋求教師協助；(15)父母認為口吃兒童除了口吃之外，還有其他的問題，其包括兩類：一與語言有關，如發音不正確和文法錯誤，另一類為管教問題，如兒童脾氣暴躁或對母親不尊敬；(16)其他有關父母的期待或疑惑，歸納而言，包括：父母急欲瞭解口吃的現象、發生學和治療等種種問題。作者認為以成長團體或工作坊模式，提供家長機會認識口吃和學會如何幫助口吃的孩子，是口吃兒童父母迫切需要的。

Ainsworth 和 Fraser（2003）認為，家庭成員適當的口語行為與正向溝通態度，有助於兒童言語流暢。Guitar（2006）針對各階段的口吃兒童之父母，也提出許多具體可行的方法，幫助父母面對孩子的口吃問題。作者歸納 Ainsworth 和 Fraser（2003）、LaBlance、Steckol 和 Smith（1994）、Guitar（2006）等建議家長幫助口吃兒童言語流暢的方法，及個人接觸口吃者父母的經驗，提供家長在親子互動時，可以協助口吃兒童促進口語流暢性的原則，說明如下。

一、減少壓力，緩和生活步調

現代人的生活忙碌，口吃兒童的父母也不例外，加上父母擔心孩子輸

在起跑點，因此許多口吃兒童的生活和大多數台灣兒童一樣，填滿了課後輔導和才藝學習，每天都是匆忙的趕場。加上近年來的金融海嘯，許多原來照顧孩子的母親需要出外工作，父母忙，口吃兒童也忙。因此在 2009 年作者的口吃兒童團體中，看到挪出時間來上課的口吃孩子，大多是來去匆匆。過多的生活壓力，會使兒童產生各種適應問題，更無力顧及口語的流暢性，因此盡量減少生活中與口吃有關的壓力，例如：父母說話速度過快或使用太過複雜難懂的語言、交談時間過長或過多嚴厲的指責和批評、不當的比較會使子女為引起父母注意而競爭、家庭氣氛不和諧，或父母不負責任等過多的生活壓力，可能讓兒童缺乏安全感而影響其人格發展。雖然人格與語言能力之良窳無必然之關係，但會影響兒童的語言學習與表達，父母應該努力避免給孩子太多生活壓力。

二、耐心傾聽並給予適當回應

在競爭忙碌的社會氛圍下，父母曾幾何時好好的傾聽孩子說話？或能以和緩放鬆的心態和孩子對談？因為口吃者對聽者的反應特別敏感，聽者的反應可能影響他們說話的信心，而父母更是孩子成長過程中最重要的說話典範和影響自我概念形成的重要他人。「耐心聆聽」是父母幫助口吃兒童溝通最重要的事情，不要讓孩子留下你從未傾聽或不想聽他們說話的印象，他們可能因此歸因於自己說話說得不好或父母不關心他們，也可能將這樣的想法，類化至與他人的互動關係，而缺乏與人溝通的信心。除了耐心傾聽，父母也必須學習正確的回應，孩子需要家人分享情緒、回應需求、提供訊息和支援，因此養成積極傾聽的習慣及給予孩子適當的回應，試著瞭解話語背後的想法和需要，不僅可以加強親子關係，更能增加孩子使用語言溝通的信心。

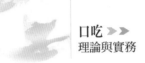

三、營造雙向溝通交流的機會，創造談話的樂趣

　　傳統的父母與孩子對話時，容易以命令或批判的方式否決孩子的意見或看法，或經常責備他們不恰當的行為，不論一般的孩子或口吃的孩子都不喜歡這樣的互動經驗。良好的溝通是彼此交換意見與想法，即便口語中偶爾出現不流暢也是可以被接納的；擁有快樂的說話經驗，是幫助孩子願意說話，不害怕口吃的最佳良方，任何減低不流暢的策略都比不上勇敢說話的信心。在作者的口吃兒童團體中，有一位可愛的口吃孩子，他幽默童真的表現，令人欣賞，但父親過度重視成績，孩子不經意提到的考試焦慮，總是讓他閃亮的眼睛頓時失去光芒。

　　父母和孩子一起遊戲、旅行或閱讀書籍等，都是親子溝通的好話題，欣賞孩子的優點，包容每個人都有的不完美，對兒童建立適當的期望，仔細聆聽並引導孩子說話，兒童說話有困難時，需要耐心等待。而且父母應建立良好的說話示範，輕鬆緩慢的說話，並製造說話的樂趣，也可藉由朗讀或講述故事給兒童聽，和孩子一起練習說故事或描述一件事情，增加其詞彙和使用語言的能力，幫助口吃兒童增進口語表達，在成功的溝通經驗中，建立信心逐漸減少不流暢。

四、注意兒童的口語和非口語行為，　以鼓勵取代責備和批評

　　父母平日觀察孩子的口語行為和身體語言，加以記錄並分析兒童如何使用語言，鼓勵他專心說話，說話時停下手邊的事。增強兒童輕鬆緩慢的說話，避免懲罰與糾正不流暢行為，父母無需刻意留給口吃兒童說話的機會，但提醒手足間養成輪流說話及不插話和搶話的習慣，在家中營造良好

的溝通氣氛，建立口吃兒童正向積極的溝通行為，讓兒童獲得成功的經驗後，再鼓勵其擴展家庭之外的交談對象。

五、管理家人和親友對口吃的反應，
積極改善兒童的溝通環境

口吃與其他各類別的障礙一樣，並非羞恥與不名譽的事，父母不應以口吃咎責彼此或兒童，也不應該因為兒童言語不流暢而終日擔憂與恐懼，父母與家人的擔憂，也會使兒童受到影響而更為焦慮與害怕說話。家庭成員應將焦點置於如何協助口吃孩子，應學習聽完口吃者所說的話，耐心包容口吃者說話的方式，避免有打斷、催促或糾正等反應，而且應該採取行動，積極尋求專業協助。

除此之外，父母更應積極改善可能惡化口吃的語言環境，在陌生場合或人物前，不要強迫兒童在毫無準備下一定要說話或表演。避免打斷兒童的談話，以較輕鬆、緩慢及簡單的方式說話，尤其當與口吃兒童溝通時，拉長句子間的暫停，長句可適時切割和停頓換氣，鼓勵家庭成員亦是如此說話；家人平時可以一起從事活動，增加兒童生活經驗與知識，以應付生活挫折與偶爾發生的不流暢經驗。

六、提供正常飲食與作息以維持兒童身體健康

每一位兒童都需要適當飲食與作息，口吃兒童自不例外，口吃兒童平日如有足夠的運動與休息，就能維持健康的身體以應付日常生活的挑戰。LaBlance、Steckol 和 Smith（1994）指出，父母應注意口吃兒童容易在假期或功課過多時，因興奮或作業太多而睡眠不足，影響其言語流暢性。基本生理需求及安全需求得以滿足，口吃兒童才可能關心自己的不流暢，學

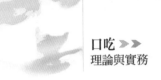

習控制不流暢。

七、主動尋求專業協助並配合治療流程

　　若兒童已確定有口吃情形，父母應至住家附近醫療院所的復健科或耳鼻喉科，或至相關大學聽語中心求助，提供兒童口語行為資料給語言治療師，做為擬定治療計畫之參考，並配合治療計畫的實施，遵照語言治療師建議，平日注意記錄兒童口吃的變化情形，與語言治療師討論自己的疑惑，並和兒童討論在治療中所學，應用於日常生活，鼓勵家人和親友配合緩慢輕鬆說話，如此才能有良好的治療效果，切忌自行在網路上尋求偏方，不僅可能花費錢財，且對口吃並無幫助，也會把對口吃的焦慮傳染給兒童。

　　作者在一次系出遊時，看到系上一位幾近全盲的學生在同學牽扶下，跟著大夥走到靠海的岩石邊戲水，心中很是吃驚，便問他為何敢這樣做？他說，父母從小把他當成一般的孩子養育，因此他並不會因為視障而有特權，因而養成他凡事小心探索的習慣，連學校的戲劇比賽也參了一腳。口吃的父母也應如是看待，孩子除了口語的障礙，其他的教養方式應該和一般孩子一樣。

第三節 | 對教師的建議

　　大多數的兒童在 3 歲之後會進入學校系統，一直到大學甚至研究所，這二十幾年的時間，有一半以上是和學校教師在一起，在第六章第五節學校適應中，提到從不主動與老師互動的研究生，因為小時候在課堂講話被老師責備「口吃還愛講話」，自此在他的學習生涯裡，不曾主動和老師說

話，可見教師的一句話對學生的影響力有多大。而作者在高屏地區提供語言障礙諮詢和口吃相關研究，發現很少有教師主動轉介口吃學生，覺得十分可惜，但教師對構音異常兒童的轉介或諮詢卻是十分踴躍，原因可能是教師對於構音問題較為瞭解。然而教師是除了父母之外，在個體成長過程中最有機會發現和幫助口吃學生的重要他人，教師在協助口吃學生的發現、輔導和轉介上，扮演著極為重要的角色。以下是Conture（1990）寫給學校教師，建議他們在面對口吃學生時的注意事項。

1. 對待口吃的孩子要和對待其他的孩子一樣。
2. 口吃的孩子無需特殊的幫助：溝通時無需糾正其發音或語言的使用，但拼錯字、發錯音或文法課時文法錯誤，要像教導其他孩子一樣教他。
3. 強調正向，減少負向：說得好時多給孩子表現的機會，孩子說得不好時，少叫他回答或參與使用口語的活動。
4. 多給他機會和團體一起說話、唱歌或閱讀。
5. 假如發現口吃孩子被捉弄，當他不在教室時，教育其他的孩子。

作者根據在國內從事十年口吃研究之經驗，希望學校教師除了遵照上述的原則外，能積極幫助口吃兒童建立自信心與自尊心，並改善語暢異常的問題。教師在教學過程中可以做到以下事項。

一、積極關心與觀察兒童的口語表達是否流暢

老師應瞭解口吃的主要和次要特徵，如果對口吃不瞭解，可以詢問特教老師、上網搜尋資料或參加研習活動，當懷疑兒童有口吃時，應主動觀察記錄，並以溫和支持的態度告知父母或監護人，討論其在家是否也發現兒童說話不流暢的情形，若是，則提供轉介資訊，鼓勵家長求診，同時提供家長如何處理兒童口吃當下的方法。假如口吃兒童已在接受治療，則老

師應遵照語言治療師的指導，配合輕鬆緩慢的說話方式，增進口吃兒童的言語流暢性，更不可以嘲諷方式取笑口吃兒童的說話，在其說話時或表達方式不妥時，給予適當的輔導。

二、注意口吃學生的學校適應情形

教師教學時，應注意口吃學生的語文學習及和同學互動情形，老師應時常觀察口吃學生的溝通態度與溝通焦慮，尤其是重度口吃者，可能同時伴隨語言問題。除此之外，小學中、高年級以後，口吃學生很容易遭受班上同學的嘲弄，因此教師可在私下瞭解同學對口吃兒童說話的反應，並在口吃兒童不在教室時解釋口吃的可能成因，提供一般兒童口吃的相關資料，設計班級活動，使一般兒童能認識口吃和用適當的溝通態度與口吃同學互動，幫助口吃學生適應學校生活並有良好的同儕關係。

三、營造耐心傾聽的溝通環境

時間壓力會造成所有說話者言語不流暢的情形，尤其是對於口吃者更會帶來緊張和壓力，建立一個輕鬆且從容不迫的語言學習環境是必要的。教師在發現學生發生口吃時，應表現願意耐心傾聽的態度，告訴口吃學生：「老師在聽，慢慢說沒關係」，Ainsworth 和 Fraser（2003）提醒老師：告訴學生「想清楚再說」、「不要緊張」等話語，對口吃學生的說話並無幫助。發生口吃事件並非學生自願，教師耐心等待的態度也會影響其他學生，因為口吃學生的不流暢情形會隨著其生理狀況和溝通情境而有變化，因此教師可觀察學生說話較流暢的日子（good day），多請他發表，而較不流暢的日子（bad day），不刻意要求他說話，這樣可以減少口吃帶來的挫折。

四、給予成功說話的機會並示範良好的言語行為

說話需要時間組織思考、選擇語彙與文法,尤其是對於年齡較小或重度口吃的學生更需要說話前的準備,因此老師應避免在毫無心理準備下,要求口吃學生做口頭發表或在短的時間內快速說完,而應給予充分時間和心理上的準備以便說話或表演,口吃學生和同學一起朗讀、一起回答問題,可以減少不流暢的發生。平時教師應示範及鼓勵同學輕鬆緩慢的說話,不要隨意打斷口吃學生的陳述或接續其未說完的話。當口吃學生說話時,老師應顯現傾聽的態度和保持眼神的接觸,聆聽其說話內容,盡可能忽略口語中的不流暢,並適時的給予回應,口吃學生會覺得和教師交談愉快沒有壓力,這些正向和成功的說話經驗,將會支持他們與人溝通的信心。

第四節 │ 給語言治療師的建議

不論國內外的研究結果都發現,口吃者在溝通情境中的焦慮較一般人為高,而國外學者發現口吃者若有較高的焦慮或較差的溝通態度,治療的效果也較差(Kraaimaat, Janssen, & Brutten, 1988; Guitar & Bass, 1978)。在口吃治療過程中,焦慮的處理是影響治療成效的重要因素(Kraaimaat, Vanryckeghem, & Van Dam-Baggen, 2002)。曾鳳菊和楊淑蘭(2005)發現,減少成人口吃者的不流暢頻率,比改善內隱變項(如內外控信念和溝通態度)來得容易。伍瑞瑜和楊淑蘭(2007)也發現,國內口吃兒童的溝通態度比一般兒童差,其溝通焦慮也比一般兒童高,即便接受過治療之口吃兒童,亦未顯著改善其溝通態度與溝通焦慮。因此,語言治療師在進行口吃

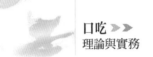

治療時，除了改善口吃者口語上的不流暢外，協助個案的溝通態度、溝通
焦慮和自我概念的進步也是非常重要的。

　　許丹瓊和楊淑蘭（2006）研究發現，語言治療師普遍對口吃治療技巧
和成效具有相當高的信心，對口吃病源學亦普遍有良好的認知。但作者卻
很少聽聞口吃者表示在國內有哪一位治療師能夠提供較佳的治療服務，這
有可能是目前國內能以口吃治療為重點的治療師仍少，口吃者本身傾向不
信任醫療系統的治療，加上偶爾有口吃者的不良治療經驗在網路流傳，更
讓口吃者只願藏身網路世界裡而裹足不前。在許丹瓊、楊淑蘭（2006）的
研究裡，有超過半數的語言治療師認為口吃者容易緊張、害羞，治療師如
何看待口吃者將會直接影響雙方的互動，在實際治療中，語言治療師即使
有再正確的知識，仍不免流露出對口吃者的刻板印象，將口吃者都視為同
一群體，而不能因個別差異調整治療計畫，便難以達到良好的治療成效。
因此，作者對於語言治療師有很高的期許，這也是寫作本書的目的之一，
希望國內有多一點的語言治療師願意將重點放在口吃治療，打出名號，使
口吃者勇於走出自己的世界，接受語言治療師的幫忙，使自己有更好的發
展。以下是對語言治療師的提醒。

一、進修口吃專業知識，保持客觀同理的態度

　　在許丹瓊和楊淑蘭（2006）研究中發現，有超過 30%的語言治療師認
為，緊張及父母的教育態度是造成子女口吃的主要因素，而且贊成的比例
甚至高於一般民眾，雖然兩者未達顯著差異，可以看出國內部分語言治療
師對口吃發生學的錯誤觀念。目前國內的語言治療師皆已通過國家考試取
得執照，其專業訓練由專科至碩士皆有，但國內專業的口吃師資太少，因
此治療師即便接受完整的課程訓練，也不一定嫻熟於口吃治療，因此透過
口吃相關的研討會活動和短期課程，學習口吃正確知識是有必要的。此

外，面對口吃者，語言治療師應摒除個人主觀看法，提醒自己每位口吃者都是獨立的個體，以專業客觀和同理溫暖的態度及方式幫助口吃者，固然案主本身具備改變的動機很重要，但治療師若是能鼓舞案主的士氣，鼓勵案主和治療師合作，配合治療師的技巧和用心，案主便能於治療中看到自己的改變。在十多年的教學生涯中，學生往往在5～6次的治療中，案主便可以發現口吃減少了，要持續的進步和維持治療效果，則更需要治療師與案主的同心協力，就如電影「王者之聲」中，國王的口吃並未完全消除，但卻能發表激勵人心的演講。若在進行治療過程中，治療師覺得個人能力或專業不足時，也應諮詢口吃專家，尋求指導，或經口吃者之同意，適當的轉介其他同業。

二、評量口吃者的溝通態度、溝通焦慮與生活適應

　　口吃者常關注自己無法流暢的說話，卻不容易覺察個人的溝通態度、溝通焦慮和自我概念對溝通效能之影響，這些因素甚至影響了口吃者的生活品質和治療的成效，因此語言治療師務必將內隱變項包含在口吃評估之中，並把口吃者視為困難的溝通情境放入治療計畫之中，由治療室的練習逐漸要求模擬真實情境，最後進入實際演練，才是完整的治療。若在治療室內的不流暢已減少至可被接受的標準，但口吃者仍不敢與陌生人溝通或無法參加工作面試，仍然不能視為成功的治療。

三、充實個人有關諮商輔導之知能與技巧

　　語言治療師的工作不免要與人互動，而且要鼓舞在生命歷程受挫的口吃者，因此學習越多幫助個案改變的輔導知能與技巧，則越能得心應手。治療師如能學習人格心理學或諮商理論與技巧，例如系統減敏感法、行為

改變技術和認知治療,甚至團體動力學和家族治療等,對於成為一位稱職的口吃治療師會有相當大的幫助,因此藉由參與相關的研討會或工作坊來充實助人知識與技巧是必要的。

四、協助口吃者的家人扮演語言治療師的角色

如個案為口吃兒童,語言治療師除了直接對兒童進行治療,也應重視對父母的諮商與教育,給予父母心理支持,使他們不覺得孤單無助,並教導他們成為好的傾聽者和說話的典範。此外,提供口吃相關資料或建議閱讀書籍或觀看影帶,以減少父母的錯誤觀念、擔心與焦慮,進而由父母影響其他家人,告知對待口吃兒童的正確態度與方法,甚至父母在家中扮演語言治療師的角色,協助孩子改善口吃問題,若父母在兒童幼年就能接納其口吃,兒童也會學習父母,接納自己的口吃,學會與口吃共存,父母在成長過程中更能鼓勵口吃者面對困難,而不會成為惡化口吃的環境因素。

五、將流暢技巧類化至真實生活情境,
　　教導避免口吃復發的方法

口吃治療的最終目的必然是讓個案能面對治療前無法順利溝通的情境,因此流暢技巧的類化,是最困難且需要反覆練習與討論的部分。治療師應該與個案在實際溝通情境中練習,如果無法做到,也應該要求個案將流暢技巧的類化以錄音或錄影方式帶回治療室,做為治療中討論的素材。最後語言治療師應教導個案如何預防口吃復發,若在個案復發之後無法自行控制,仍須接受其回診,持續接受治療。因此治療計畫中將復發的可能性先與個案討論,鼓勵其努力克服最困難的情境,衝破難關之後,口吃者的信心更強,因復發而需要再度求助的可能性也會因此減少。

　　如果父母、教師與語言治療師能充分配合,將可提供口吃者正向的溝通環境和良好的溝通互動,協助口吃者改善言語流暢度及溝通態度、減少溝通焦慮,增加生活適應,如此口吃者仍然會有亮麗成功的人生。

參考文獻

中文部分

伍瑞瑜、楊淑蘭（2007）。國小口吃兒童與一般兒童溝通態度、溝通焦慮與學校適應之比較研究。特殊教育研究學刊，32（1），93-120。

何西哲（1991）。口吃治療（五刷）。台北：作者自印。

吳裕益、侯雅齡（2000）。國小兒童自我概念量表。台北：中國行為科學社。

林欣瑜、楊淑蘭（2007）。不同說話情境對成人口吃者焦慮之影響。中華民國聽力語言學會 95 年度年會暨學術研討會手冊，頁 30。

林寶貴、林美秀（1994）。學齡兒童語言障礙評量表。台北：國立台灣師範大學特殊教育研究所。

邱珍琬（譯）（2002）。現象學派。載於張鳳燕、楊妙芬、邱珍琬、蔡素紋（譯）（2002），R. M. Liebert & L. L. Liebert（著）（1991），人格心理學：策略與議題（*Personality: Strategies and Issues*），頁 519-564。台北：五南。

周芳綺（2017）。氣質和情緒因子對兒童口吃的影響。台灣聽力語言學會雜誌，36，1-14。

高玉蘭、楊淑蘭（2009）。口吃兒童語言能力之研究：以標準化工具為例。中華民國聽力語言學會 97 年度年會暨學術研討會論文手冊，頁 21。

高玉蘭、楊淑蘭（2010）。口吃兒童語言能力之研究：以語言樣本分析為例。中華民國聽力語言學會 98 年度年會暨學術研討會論文手冊，頁 18。

高淑真（譯）（1994）。遊戲治療：建立關係的藝術。台北：桂冠

張春興（2000）。張氏心理學辭典。台北：東華書局。

許丹瓊、楊淑蘭（2006）。語言治療師與一般民眾對口吃態度之調查研究。中華
　　民國聽力語言學會94年度年會暨學術研討會論文手冊，頁42。

修慧蘭、鄭玄藏、余振民、王淳弘（2017）。諮商與心理治療：理論與實務（四
　　版）（Theory and Practice of Counseling and Psychology）。G. Corey（2016）
　　原著。台北：雙葉書廊。

郭為藩（1987）。兒童自我態度問卷。台北：心理。

郭為藩（1996）。自我心理學。台北：師大書苑。

陳緯玲、楊淑蘭（2012）。口吃兒童音韻能力與構音能力之研究。特殊教育研究
　　學刊，**37**（3），59-88。

陳靜芳（2001）。國中生英語學習經驗、英語焦慮與英語文理解能力之關係。高
　　雄：國立高雄師範大學教育學系碩士班碩士論文（未出版）。

陸莉、劉鴻香（1984）。修訂畢保德圖畫詞彙測驗。台北：心理。

曾進興（2000）。唐氏症兒童溝通問題與對策。特教園丁，**15**（4），21-31。

曾鳳菊、楊淑蘭（2005）。整合取向治療模式對成人口吃者療效之研究。台灣復
　　健醫誌，**33**（3），137-147。

黃堅厚（2003）。人格心理學。台北：心理。

楊淑蘭（1993）。競爭與卓越：A型行為組型理論與實務。台北：天馬。

楊淑蘭（1999）。幼兒口吃與父母參與。載於曾進興（編），語言病理學第三卷，
　　頁152-195。台北：心理。

楊淑蘭（2001a）。口吃發生學。屏師特殊教育，創刊號，2-15。

楊淑蘭（2001b）。口吃和非口吃者不流暢發生的位置和詞類的關係之研究，中華
　　民國聽力語言學會雜誌，**15**，8-9。

楊淑蘭（2002）。SLD的由來？載於特殊教育論文集（四），頁218-236。屏東：
　　國立屏東師範學院特殊教育中心。

楊淑蘭（2002a）。口吃診斷與評估。載於2002言語、語言與聽力評估研討會手
　　冊。高雄：國立高雄師範大學。

楊淑蘭（2002b）。首語難發：從心理語言學觀點看口吃發生的起始效應。中華民

國聽力語言學會雜誌，**16**，1-20。

楊淑蘭（2002c）。口吃的自發性恢復（spontaneous recovery）。屏師特殊教育，**2**，40-45。

楊淑蘭（2003）。口吃的診斷與評估。載於特殊教育論文集（五），頁 111-160。屏東：國立屏東師範學院特殊教育中心。

楊淑蘭（2008）。重要他人對兒童口吃之態度：以父母為例。中華民國聽力語言學會 96 年度年會暨學術研討會論文手冊，頁 22。

楊淑蘭（2010）。迅吃：有學習困難的語言障礙。特殊教育季刊，**114**，1-9。

楊淑蘭（2014）。口吃相關議題之網路口碑分析。特殊教育學報，**40**，35-62。

楊淑蘭（2015）。溝通與溝通障礙：理論與實務。台北：心理。

楊淑蘭（2017）。口吃成人工作適應之研究。特教發展期刊。（審查中）

楊淑蘭、周芳綺（2004）。修訂中文口吃嚴重程度評估工具：兒童版。台北：心理。

楊淑蘭、周芳綺（2008）。修訂中文兒童口吃嚴重度評估工具。測驗學刊，**55**(1)，61-88。

楊淑蘭、莊淳斐（2011）。修訂口吃嚴重度評估工具：成人版。台北：心理。

楊淑蘭、莊淳斐（2012）。修訂中文成人口吃嚴重度評估工具。測驗學刊，**59**（4），641-666。

蔡瓊瑜、楊淑蘭、楊妙芬（2008）。國小口吃兒童自我概念之探討。載於特殊教育論文集（十），頁 177- 208。屏東：國立屏東教育大學特殊教育中心。

鄭翠娟（1993）。高、低焦慮兒童認知與適應行為之評估研究。嘉義師院學報，**7**，19-76。

鍾思嘉、龍長風（1984）。修訂情境與特質焦慮量表之研究。測驗年刊，**31**，27-36。

英文部分

Adams, M. R. (1990). The demand and capacity model I: Theoretical elaboration. *Journal of Fluency Disorders*, *15*, 135-141.

Ainsworth, S. H., & Fraser-Gruss, J. (1981). *If your child stutters: A guide for parents*. Memphis: Stuttering Foundation of USA.

Ainsworth, S. H., & Fraser, J. (2003). *If your child stutters: A guide for parents* (6th ed). Memphis, TN: Stuttering Foundation of America.

Ambrose, N. G., & Yairi, E. (1995). The role of repetition units in differential diagnosis of early childhood incipient stuttering. *American Journal of Speech-Language Pathology*, *4*, 82-88.

Ambrose, N. G., & Yairi, E. (1999). Normative disfluency data of early childhood stuttering. *Journal of Speech-Language and Hearing Research*, *42*, 895-909.

Ambrose, N. G., Yairi, E., & Cox, N. J. (1993). Genetic factors in childhood stuttering. *Journal of Speech and Hearing Research*, *36*, 701-706.

Ambrose, N. G., Cox, N. J., & Yairi, E. (1997). The genetic basis of persistence and recovery in stuttering. *Journal of Speech, Language, and Hearing Research*, *40*, 567-580.

Ambrose, N. G., Yairi, E., Loucks, T. M., Seery, C. H., & Throneburg, R. (2015). Relation of motor, linguistic, and temperament factors in epidemiologic subtypes of persistent and recovered stuttering: Initial finding. *Journal of Fluency Disorders*, *45*, 12-26.

American Psychiatric Association [APA] (2013). *Diagnostic and statistical manual of mental disorders* (5th ed.) (DSM-5). Arlington, VA: Author.

American Speech-Language-Hearing Association (2004). http://www.asha.org/public/speech/disorders/stuttering.htm.

American Speech-Language-Hearing Association (2010). http://www.asha.org/public/speech/disorders/stuttering.htm.

American Speech-Language-Hearing Association [ASHA] (2017). *Speech, language, and swallowing*. Retrieved from http://www.asha.org/public/speech/

Amir, O., & Yairi, E. (2002). The effect of temporal manipulation on the perception of disfluency as normal or stuttering. *Journal of Communication Disorders*, *35*, 63-82.

Anderson, J., & Conture, E. (2000). Language abilities of children who stutter: A preliminary study. *Journal of Fluency Disorders*, *25*, 283-304.

Andrea, L. L. (1998). *Language Proficiency of Young Children at Stuttering Recovery.* Unpublished master's thesis, University of Illinois, Urbana-Champaign, Illinois, IL.

Andrews, G. (1984). The epidemiology of stuttering. In R. F. Curee & W. H. Perkins (Eds.), *The Nature and Treatment of Stuttering: A New Direction* (pp. 1-12). San Diego, CA: College-Hill.

Andrews, G., & Craig, A.(1988). Prediction of outcome after treatment for stuttering. *British Journal of Disorders of Psychiatry*, *153*, 236-240.

Andrews, G., Craig, A., Feyer, A. M., Hoddinott, S., Howie, P., & Neilson, M. (1983). Stuttering: A review of research findings and theories circa 1982. *Journal of Speech and Hearing Disorders*, *48*, 226-246.

Andrews, G., & Cutler, J. (1974). Stuttering therapy: The relation between changes in symptom level and attitudes. *Journal of Speech and Hearing Disorders*, *39*, 312-319.

Andrews, G., & Harris, M. (1964). *The Syndromes of Stuttering*. London: William Heinemann Medical Books.

Andronico, M., & Blake, I. (1971). The application of filial therapy to young child with stuttering problems. *Journal of Speech and Hearing Disorders*, *36*, 377-381.

Australian Stuttering Research Centre (2017). Retrieved from http://sydney.edu.au/health-sciences/asrc/

Au-Yeung, J., Howell, P., & Pilgrim, L. (1998). Phonological words and stuttering on function words. *Journal of Speech and Hearing Research*, *41*, 1019-1030.

Bajaj, A. Hodson, B., & Westby C. (2005). Communicative ability conceptions among children who stutter and their fluent peers: A qualitative exploration. *Journal of Fluency Disorders*, *30*, 41-64.

Battle, J. (1992). *Culture-free and Self-esteem Inventories* (2nd ed.). Austin, Texas: Pro-ed.

Baum, S., & Owen, S.V. (1988). High ability/learning disabled students: How are they different? *Gifted Child Quarterly, 32,* 321-326.

Beidel, D. C. (1989). Assessing anxious emotion: A review of psychophysiological assessment in children. *Clinical Psychology Review, 9,* 717-736.

Beidel, D. C., Borden, J. W., Turner, S. M., & Jacob, R. G., (1989). The social phobia and anxiety inventory: Concurrent validity with a clinic sample. *Behavior Research Therapy, 27,* 573-576.

Bernardini, S., Vanryckeghem, M., Brutten, G., Cocco, L., & Zmarich, C. (2009). Communication attitude of Italian children who do and do not stutter. *Journal of Communication Disorders, 42*(2), 155-161.

Bernstein, N. E. (1981). Are these constraints on childhood disfluency? *Journal of Disfluency Disorders, 6,* 341- 350.

Bernstein Ratner, N. (1992). Measurable outcomes of instructions to modify normal parent-child verbal interactions: Implications for indirect stuttering therapy. *Journal of Speech and Hearing Research, 35,* 14-20.

Bernstein Ratner, N. (1995). Language complexity and stuttering in children. *Topics in Language Disorders, 15*(3), 32-47.

Bernstein Ratner, N. (1997). Stuttering: A psycholinguistic perspective. In R. F. Curlee and G. M. Siegel (Eds.), *Nature and Treatment of Stuttering: New Directions* (pp. 99-127). Needham Height: Allyn & Bacon.

Bernstein Ratner, N., & Benitez, M. (1985). Linguistic analysis of a bilingual stutterer. *Journal of Disfluency Disorders, 14,* 238-250.

Bernstein Ratner, N., & Silverman, S. (2000). Parental perceptions of children's communicative development of stuttering onset. *Journal of Speech, Language, and Hearing Research, 43,* 1252-1653.

Blood, G., Blood, I., Bennett, S., Simpson, K. C., & Susman, E. J. (1994). Subjective anxiety measurements and cortisol responses in adults who stutter. *Journal of Speech and Hearing Research, 37,* 760-768.

Blood, G., Blood, I., Tellis, G., & Gabel, R. (2001). Communication apprehension and self-perceived communication competence in adolescents who stutter. *Journal of Fluency Disorders, 26,* 161-178.

Blood, G., Blood, I., Tellis, G., & Gabel, R. (2003). A preliminary study of self-esteem, stigma, and disclosure in adolescents who stutter. *Journal of Fluency Disorders, 28,* 143-159.

Bloodstein, O. (1958). Stuttering as a anticipatory struggle reaction. In Eisenson, J. (Ed.), *Stuttering: A Symposium* (pp. 1-69). New York: Harper & Row.

Bloodstein, O. (1960a). The development of stuttering: I. Changes in nine basic feature. *Journal of Speech Disorder, 25,* 219-237.

Bloodstein, O. (1960b). The development of stuttering: II. Developmental phases. *Journal of Speech Disorder, 25,* 366-376.

Bloodstein, O. (1974). The rules of early stuttering. *Journal of Speech and Hearing Disorders, 39,* 379-394.

Bloodstein, O. (1975). Stuttering as tension and fragmentation. In Eisenson, J. (Ed.), *Stuttering: A Second Symposium* (pp. 1-95). New York: Harper & Row.

Bloodstein, O. (1981). *A Handbook on Stuttering* (3rd ed.). Chicago, IL: National Easter Seals Society.

Bloodstein, O. (1987). *A Handbook on Stuttering* (4th ed.). Chicago, IL: National Easter Seals Society.

Bloodstein, O. (1995). *A Handbook on Stuttering* (5th ed.). San Diego, CA: Singular Publishing Group.

Bloodstein, O., & Bernstein Ratner, N. (2008). *A Handbook of Stuttering* (6th ed.). Delmar Thomson Learning.

Bloodstein, O., & Gantwerk, B. F. (1967). Grammatical function in relation to stuttering in young children. *Journal of Speech and Hearing Research, 10,* 786-789.

Bloodstein, O., & Grossman, M. (1981). Early stuttering: Some aspects of their form and distribution. *Journal of Speech and Hearing Research, 55,* 298-302.

Bluemel, C. (1932). Primary and secondary stammering. *Quarterly Journal of Speech, 18,* 187-200.

Bluemel, C. (1957). *The Riddle of Stuttering.* Danville, IL: Interstate Publishing Company.

Botterill, W., Kelman, E., & Rustin, L. (1991). Parents and their preschool stuttering child. In L. Rustin (Ed.), *Parents, Families, and the Stuttering Child* (pp. 59-71). Great Britain, Kibworth: Far Communication.

Brandt, D. E., & Wilde, G. J. S. (1977). A technique for controlling speech disfluencies induced by delayed auditory feedback. *Journal of Fluency Disorders, 2,* 149-156.

Branscom, M., Hughes, J., & Oxtoby, E. (1955). Studies of nonfluency in the speech of preschool. In W. Johnson & R. Leutenegger (Eds.), *Stuttering in Children and Adults*: Thirty years of reseach at the University of Iowa (pp. 157-180). Minneapolis: University of Minnesota Press.

Bray, M. A., Kehle, T. J., Lawless, K. A., & Theodore, L. A. (2003). The relationship of self-efficacy and depression to stuttering. *American Journal of Speech-Language Pathology, 12,* 425-431.

Bricker-Katz, G., Lincoln, M., & Cumming, S. (2013). Stuttering and work life: An interpretative phenomenological analysis. *Journal of Fluency Disorders.* Retrieved October 25th, 2013, from http://dx.doi.org/10.1016/j.jfludis.2013.08.001

Brocklehurst, P. H., & Corley, M. (2011). Investigating the inner speech of people who stutter: Evidence for (and against) the covert repair hypothesis. *Communication Disorder, 44*(2), 246-260.

Brown, S. F. (1937). The influence of grammatical function on the incidence of stuttering. *Journal of Speech Disorders, 3,* 223-230.

Brown, S. F. (1938a). Stuttering with relation to word accent and word position. *Journal of Abnormal and Social Psychology, 33,* 112-120.

Brown, S. F. (1938b). A further study of stuttering in relation to various speech sounds.

Quarterly Journal of Speech, 24, 390-397.

Brown, S. F. (1938c). The theoretical importance of certain factors influencing the incidence of stuttering. *Journal of Speech Disorders, 3*, 223-230.

Brown, S. F. (1945). The locus of stuttering in the speech sequence. *Journal of Speech Disorders, 10*, 181-192.

Brutten, E. J., & Shoemaker, D. J. (1967). *The Modification of Stuttering*. Englewood Cliff, N. J. : Prentice-Hall.

Brutten, G., & Dunham, S. (1989). The communication attitude test: A normative study of grade school children. *Journal of Fluency Disorders, 14*, 371-377.

Buck, J. N. (1948). The house-tree-person technique: A qualitative scoring manual. *Journal of Clinical Psychology, 4*, 317-396.

Chang, S.-E., & Zhu, D. C. (2013). Neural network connectivity differences in children who stutter. *Brain, 136*(12), 3709-3726.

Cheng, C. C. (1988). Communication-based Chinese discourse grammar. *International Chinese Magazine, 1*, 6-13.

Cheng, C. C. (1998). Quantification for understanding language cognition. In B. K. T'sou, T. B. Y. Lai, S. W. K. Chan, & W. S.-Y. Wang. (Eds.), *Quantitative and Computational Studies on the Chinese Language* (pp. 15-30). Hong Kong: Language Information Science Research Center.

Clark, H. H., & Clark, E. V. (1977). *Psychology and Language: An Introduction to Psycholinguistics*. New York: Academic Press.

Cohen, R. J., Swerdlik, M. E., & Phillips, S. M. (1996). *Psychological Testing and Assessment: An Introduction to Testing and Measurement* (3rd ed.). Mountain View: Mayfield.

Connor, K. M., Davidson, J. R., Churchill, L. E., Sherwood, A., Foa, E., & Weisler, R. H. (2000). Psychometric properties of the Social Phobia Inventory (SPIN). New self-rating scale. *The British Journal of Psychiatry: The Journal of Mental Science, 176*,

379-386.

Conture, E. G. (1982). *Stuttering* (1st ed.). Englewood Cliffs, NJ: Prentice Hall.

Conture, E. G. (1990). *Stuttering* (2nd ed.). Englewood Cliffs, NJ: Prentice Hall.

Conture, E. G. (1991). Young stutterers' speech production: A critical review. In H. F. M. Peters, W. Hulstijn, & C. W. Starkweather (Eds.), *Speech Motor Control and Stuttering* (pp. 365-384). New York: Elsevier.

Conture, E. G. (2001). *Stuttering: Its Nature, Diagnosis, and Treatment*. Boston: Allyn & Bacon.

Conture, E. G., & Caruso, A. J. (1987). Assessment and diagnosis of childhood dysfluency. In L. Rustin, H. Purser, & D. Rowley (Eds.), *Progress in the Treatment of Fluency Disorders* (pp. 57-82). New Jersey: Whurr Publishers Ltd.

Conture, E. G., Kelly, E. M., & Walden, T. A. (2013). Temperament, speech and language: An Overview. *Journal Communication Disorder*, *46*(2), 125-142.

Conway, J., & Quarrington, B. (1963). Position effect in the stuttering of contextually organized verbal material. *Journal of Abnormal and Social Psychology*, *67*, 299-303.

Cooper, E. B. (1972). Recovery from stuttering in a junior and senior high school population. *Journal of Speech and Hearing Research*, *15*, 632-638.

Cooper, E. B. (1976). *Personalized Fluency Control Therapy*. Learning Concepts, Austin, TX.

Cooper, E. B. (1979). Intervention procedures for the young stutterers. In H. H. Gregory (Ed.), *Controversies about Stuttering Therapy* (pp. 63-96). Baltimore: University Park Press.

Cooper, E. B. (1990). *Understanding Stuttering: Information for Parents* (revised edition). Chicago: National Easter Seal Society.

Cooper, E. B. (1993). Chronic perseverative stuttering syndrome: A harmful or helpful construct? *American Journal of Speech-Language Pathology*, *September*, 11-15.

Cooper, E., & Cooper, C. (1985). *Cooper Personalized Fluency Control Therapy* (revised). Allen, TX: DLM Teaching Resources.

Cooper, E., & Cooper, C. (1996). Clinician attitudes toward stuttering: Two decades of change. *Journal of Fluency Disorders*, *21*, 119-135.

Cooper, E. B., & Thompson, M. P. (1971). Accuracy of stutterer perception following self-observation through video recordings. *Journal of Communication Disorders*, *4* (2), 119-125.

Costello, J. (1981). Pretreatment assessment of stuttering in young children. *Communicative Disorders: An Audio Journal for Continuing Education*. Cassets tape, no.6.

Costello, J. (1983). Current behavioral treatment for children. In D. Prins & R. Ingham (Eds.), *The Treatment of Stuttering in Early Childhood: Method and Issues* (pp. 69-112). San Diego, CA: College Hill Press.

Costello, J. M., & Ingham, R. J. (1984). Assessment strategies for stuttering. In R. F. Curlee & W. H. Perkins (Eds.), *Nature and Treatment of Stuttering*: *New directions* (pp. 330-333). San Diego: College-Hill Press.

Cox, N., & Yairi, E. (2000). *Genetics of Stuttering: Insights and Recent Advance*. Paper presented at the Annual Meeting of the American Speech-Language-Hearing Association, Washington, D. C.

Craig, A. (1990). An investigation into the relationship between anxiety and stuttering. *Journal of Speech and Hearing Disorder*, *55*, 290-294.

Craig, A. (2007). *Evidence-based Practice in the Treatment of Adolescent and Adult Stuttering: What Do We Know and What Works?* In ASHA 2007 Convention Fluency Division Seminar.

Craig, A., & Calvert, P. (1991). Following up on treated stutterers: Studies of perception of fluency and job status. *Journal of Speech and Hearing Research*, *34*, 279-284.

Craig, A., Hancock, K., Tran, Y., & Craig, M. (2003). Anxiety levels in people who stutter: A randomized population study. *Journal of Speech, Language, and Hearing Research*, *46*, 1197-1206.

Craig, A., Hancock, K., Tran, Y., Craig, M., & Peters, K. (2002). Epidemiology of stuttering in the communication across the entire life span. *Journal of Speech Language Hearing Research, 45,* 1097-1105.

Craig, A., Tran, Y., & Craig, M. (2003). Stereotypes towards stuttering for those who have never had direct contact with people who stutter: A randomized and stratified study. *Perceptual and Motor Skills, 79,* 235-245.

Crowe, T. A., & Cooper, E. B. (1977). Parental attitudes toward and knowledge of stuttering. *Journal of Communication Disorders, 10*(4), 343-357.

Culatta, R., & Goldberg, S. A. (1995). *Stuttering Therapy: A Integrated Approach to Theory and Practice.* Needham Height: Allyn & Bacon.

Culton, G. L. (1986). Speech disorders among college freshman: A 13-year survey. *Journal of Speech and Hearing Disorders, 51,* 3-7.

Curlee, R. F. (1981). Observer agreement on disfluency and stuttering. *Journal of Speech and Hearing Research, 24,* 595-600.

Daly, D., Riley, J., & Riley, G.(2000). *Speed Motor Exercise.* Austin, TX: Pro-Ed.

Darley, F. (1955). The relationship of parental attitudes and adjustment to the development of stuttering. In W. Johnson & R. Leutenegger (Eds.), *Stuttering in Children and Adults* (pp. 74-153). Minneapolis: University of Minnesota Press.

Davis, D. (1939). The relation of repetitions in the speech of young children to certain measures of language maturity and situational factors: Part I. *Journal of Speech Disorders, 4,* 303-318.

De Nil, L., & Brutten, G.(1986). Stutterers and nonstutterers: A preliminary investigation of children's speech-associated attitudes. *Tijfdschrift voor Logopedie en Audiologie, 16,* 85-92.

De Nil, L., & Brutten, G. (1990). Speech-associated attitudes: Stuttering, voice disordered, articulation disordered and normal speaking children. *Journal of Fluency Disorders, 15,* 127-134.

De Nil, L., & Brutten, G. (1991). Speech-associated attitude of stuttering and nonstutter-ing children. *Journal of Speech and Hearing Research, 34*, 60-66.

DeJoy, D. (1975). *An Investigation of the Frequency of Nine Individual Types of Disflu-ency and Total Disfluency in Relationship to Age and Syntactic Maturity in Non-stuttering Males, Three and One Half Years of Age to Five Years of Age.* Unpublished doctoral dissertation, Northwestern University.

Devore, J. E., Nadur, M.S., & Manning, W. H. (1984). Projective drawings and children who stutter. *Journal of Fluency Disorders, 9*, 217-226.

Dickson, S. (1971). Incipient stuttering and spontaneous remission of stuttered speech. *Journal of Communication Disorders, 4*, 99-110.

DiLollo, A., Manning, W. H., & Neimeyer, R. A. (2003). Cognitive anxiety as a function of speaker role for fluent speaker and person who stutter. *Journal of Fluency Disor-ders, 28*(3), 167-185.

Dorsey, M., & Guenther, R. K. (2000). Attitudes of professors and students toward col-lege students who stutter. *Journal of Fluency Disorders, 25*, 77-83.

Egland, G. O. (1938). *An Analysis of Repetitions and Prolongations in the Speech of Yo-ung Children.* Unpublished M. A. thesis, University of Iowa.

Eisenson, J. (1937). A note on the perseverating tendency in stutterers. *Journal of Genetic Psychology, 50*, 195-198.

Eisenson, J., & Pastel, E. (1936). A study of the perseverating tendency in stutterers. *Quarterly Journal of Speech, 22*, 626-631.

Eisenson, J., & Winslow, C. (1938). The perseveratin tendency in stutterers in a percep-tual function. *Journal of Speech Disorders, 3*, 195-198.

Erickson, R. (1969). Assessing communication attitudes among stutterers. *Journal of Speech and Hearing Research, 12*, 711-724.

Ezrati-Vinacour, R., & Levin, I. (2004). The relationship between anxiety and stuttering: A multidimensional approach. *Journal of Fluency Disorders, 29*, 135-148.

Fairbank, G. (1954). Systematic research in experimental phonetics: 1. A theory of speech mechanism as a servosystem. *Journal of Speech and Hearing Disorders*, *19*, 133-139.

Fairbank, G., & Guttman, N. (1958). Effect of delayed auditory feedback upon articulation. *Journal of Speech and Hearing Disorders*, *1*, 12-22.

Felsenfeld, S. (2002). Finding susceptibility genes for developmental disorders of speech: The long and winding road. *Journal of Communication Disorders*, *35*, 329-345.

Fern, E. F. (2001). *Advanced Focus Group Research*. Thousand Oaks: Sage.

Feund, H. (1996). *Psychopathology and the Problem of Stuttering*. Springfield, Ill.: Charles C. Thomas.

Fiedler, F. E., & Wepman, J. M. (1951). An exploratory investigation of the self-concept of stutterers. *Journal of Speech-Hear Disorders*, *16*, 110-114.

Finn, P., Ingham, R., Ambrose, N., & Yairi, E. (1997). Children recover from stuttering without formal therapy: Perceptual assessment of speech normalcy. *Journal of Speech, Language, and Hearing Research*, *40*, 867-876.

Finn, P., Ingham, R., Yairi, E., & Ambrose, N. (1994). Unassisted recovery from stuttering in preschool children: A perceptual study. A paper presented to the convention of the American Speech-Language-Hearing Association, New Orleans. Abstract published in *ASHA*, *36*, 52.

Flangan, B., Goldiamond, I., & Azrin, N. (1958). Operant stuttering: The control of stuttering behavior though response-contingent consequences. *Journal of Experimental Annual Behavior*, *1*, 173-177.

Fowlie, G. M., & Cooper, E. B. (1978). Traits attributed to stuttering and nonstuttering children by their mothers. *Journal of Fluency Disorders*, *3*, 233-246.

Fox, P., Ingham, R. J., Ingham, R. C., Hirsch, T. B., Downs, J. H., Martin, C., et al., (1996). A PET study of the neural systems of stuttering. *Nature*, *382*, 158-162.

Fox, P., Ingham, R. J., Ingham, R. C., Zamarripa, F., Xiong, J. H., & Lancaster, J. L.

(2000). Brain correlates of stuttering and syllable production: A PET performance-correlation analysis. *Brain, 123*, 1985-2004.

Franck, A. L., Jackson, R. A., Pimentel, J. T., & Greenwood, G. S. (2003). School-age children's perceptions of a person who stutters. *Journal of Fluency Disorders, 28*(1), 1-15.

Fransella, F. (1968). Self concepts and the stutterer. *Brit. J. Psych., 114*, 1531-1535.

Froeschels, E. (1921). A study of the symptomatology of stuttering. *Monatschrift fuer Orenheil, 55*, 1109-1112.

Froeschels, E. (1943). Pathology and therapy of stuttering. *Nervous Child, 2*, 148-161.

Fromkin, V. A., & Bernstein Ratner, N. (1998). Speech Production. In J. B. Gleason & N. Bernstein Ratner (Eds), *Psycholinguistics* (2nd ed.) (pp. 309-346). Fort Worth: Harcourt Brace College Publisher.

Gaines, N. D., Runyan, C. M., & Meyers, S. C. (1991). A comparison of young stutterers' fluent versus stuttered utterances on measures of length and complexity. *Journal of Speech and Hearing Research, 34*, 37-42.

Geschwind, N., & Galaburda, A. M. (1985). Cerebral lateralization: Biological mechanisms, associations, and pathology: I. A hypothesis and a program for research. *Archives of Neurology, 42*, 429-459.

Gildston, P. (1967). Stutterers' self-acceptance and perceived parental acceptance. *Journal of Abnormal Psychology, 72*, 59-64.

Ginsberg, A. P. (2000). Shame, self-consciousness and locus of control in people who stutter. *Journal of Genetic Psychology, 16*(4), 388-399.

Glasner, P. J. (1949). Personality characteristics and emotional problems in stutterers under the age of five. *Journal of Speech and Hearing Disorders, 14*, 135-138.

Glauber, I. P. (1982). *Stuttering: A Psychoanalytic Understanding.* New York: Human Science Press.

Goldberg, S. A. (1981). *Behavior-Cognitive Stuttering Therapy (BCST): The Rapid De-*

velopment of Fluent Speech. San Francisco: IntelliGroup Publisher.

Gottwald, S. R., & Starkweather, C. W. (1995). Fluency intervention for preschoolers and their families in the public schools. *Language, Speech and Hearing Services in Schools, 26*, 117-126.

Green, T. (1998). The reactions of elementary school children who stutter to social speech interactions. *Logopedics Phoniatrics Vocology, 23*, 3-10.

Green, T. (1999). The relationship of self-conception to perceived stuttering severity in children and adults who stutter. *Journal of Fluency Disorders, 24*(4), 281-292.

Gregory, H. H. (1973). Modeling procedure in the treatment of primary school age children who stutter. *Journal of Fluency Disorders, 1*, 58-63.

Gregory, H. H. (1986). Environmental manipulation and family counseling. In G. H. Shames & H. Rubin (Eds.), *Stuttering: Then and Now* (pp. 273-291). Columbus: Bell & Howell.

Gregory, H. H. (1989). *Stuttering Therapy: A Workshop for Specialists*. Unpublished manuscript. Evanston, IL: Northwestern University and Stuttering Foundation of America.

Guerney, B., Jr. (1964). Filial therapy: Description and rational. *Journal of Consulting and Clinical Psychology, 28*, 303-310.

Guitar, B. (1984). Indirect treatment of childhood stuttering. In J. M. Costello (Eds.), *Speech Disorders in Children: Recent Advances* (pp. 291-311). San Diego: College-Hill Press.

Guitar, B. (1997). Therapy for children's stuttering and emotions. In R. F. Curlee & G. M. Siegel (Eds.), *Nature and Treatment of Stuttering: New Direction* (2nd ed.) (pp. 280-291). Boston: Allyn & Bacon.

Guitar, B. (1998). *Stuttering: An Integrated Approach to Its Nature and Treatment* (2nd ed). Baltimore: Lippincott Williams & Wilkins.

Guitar, B. (2006). *Stuttering: An Integrated Approach to Its Nature and Treatment* (3rd ed). Baltimore: Lippincott Williams & Wilkins.

Guitar, B. (2014). *Stuttering: An integrated approach to its nature and treatment* (4th ed.). Baltimore, MD: Lippincott Williams & Wilkins.

Guitar, B., & Bass, C. (1978). Stuttering therapy: The relation between attitude change and long-term outcome. *Journal of Speech and Hearing Disorders, 43,* 392-499.

Guitar, B., & Grims, S. (1977). *Developing a Scale to Assess Communication Attitudes in Children Who Stutter.* Poster session presented at the American Speech-Language-Hearing Association Convention, Atlanta, Georgia, November.

Ham, R. E. (1990). *Therapy of Stuttering: Preschool through Adolescence.* Englewood Cliffs, NJ: Prentice Hall.

Han, H. R. (2009). Measuring anxiety in children: A methodological review of the literatures. *Asian Nursing Research, 13*(2), 48-62.

Healey, E. C. (1991). Assessment review: Stuttering severity instrument for children and adults. *Journal of Fluency Disorders, 16,* 309-316.

Helmreich, H. G., & Bloodstein, O. (1973). The grammatical factor in childhood disfluency in relation to continuity hypothesis. *Journal of Speech and Hearing Research, 16,* 731-738.

Hill, H. E. (1954). An experimental study of disorganization of speech and manual response in normal subjects. *Journal of Speech and Hearing Disorders, 19,* 295-305.

Howell, P., Au-Yeung, J., & Sackin, S. (1999). Exchange of stuttering from function to content words with age. *Journal of Speech and Hearing Research, 42,* 345-354.

Howie, P. M. (1981). Concordance for stuttering in monozygotic and dizygotic twin pairs. *Journal of Speech and Hearing Research, 24,* 317-321.

Hubbard, C., & Yairi, E. (1988). Clustering of disfluencies in the speech of stuttering and nonstuttering preschool children. *Journal of Speech and Hearing Research, 31,* 228-233.

Hurst, M. I., & Cooper, E. B. (1983a). Employer attitude toward stuttering. *Journal of*

Fluency Disorders, 8, 11-12.

Hurst, M. I., & Cooper, E. B. (1983b). Vocational rehabilation counselors' attitude toward stuttering. *Journal of Fluency Disorders, 8*, 13-27.

Ingham, J. R., & Bothe, A. K. (2001). Recovery from early stuttering: A additional issuse within the Onslow & Packman-Yairi & Ambrose (1999) exchange. *Journal of Spee-ch, Language, and Hearing Research, 44*, 862-867.

Ingham, R. J. (1981). *Stuttering Therapy Manual: Hierarchy Control Schedule*. Sydney, Australia: Cumberland College of Health Sciences.

Ingham, R. J. (2001). Brain image studies of developmental stuttering. *Journal of Com-munication Disorders, 34*, 493-516.

Ingham, R. J. (2003). Brain imaging of stuttering: Some reflection on current and future developments. *Journal of Fluency Disorders, 28*, 411-420.

Ingham, R. J., Fox, P. T., Ingham, J. C., & Zamarripa, F. (2000). Is overt stuttered speech a prerequisite for the neural activations associated with chronic developmental stu-ttering? *Brain and Language, 75*, 163-194.

Ingham, R. J., Fox, P. T., Ingham, J. C., Xiong, J., Zamarripa, F., Hardies, L. J., et al. (2004). Brain correlates of stuttering and syllable production: Gender comparison and replication. *Journal of Speech, Language, and Hearing Research, 47*, 321-341.

Jacobson, E. (1938). *Progressive Relaxation*. Chicago: University of Chicago Press.

Jayaram, M. (1984). Distribution of stuttering in sentences: Relationship to sentence len-gth and clause position. *Journal of Speech and Hearing Research, 27*, 338-341.

Johnson, L. J. (1980). Facilitating parental involvement in therapy of the disfluent child. In W. H. Perkins (Ed.), *Strategies in Stuttering Therapy* (pp. 29-40). New York: Thieme-Stra-tton.

Johnson, L. J. (1984). Facilitating parental involvement in therapy of the preschool dis-fluent child. In W. H. Perkins (Ed.), *Stuttering Disorders* (pp. 301-310). New York: Thieme-Stra-tton.

Johnson, W. (1932). The influence of stuttering on personality. *University of Iowa Studies in Child Welfare, 5*, 140.

Johnson, W. (1938). The role of evaluation in stuttering behavior. *Journal of Speech Disorders, 3*, 85-89.

Johnson, W. (1942). A study of the onset and development of stuttering. *Journal of Speech Disorders, 7*, 251-257.

Johnson, W. (1946). *People in Quandaries*. New York: Harper & Brothers.

Johnson, W. (1959). *Toward Understanding Stuttering*. Chicago: The National Society for Crippled Children and Adults.

Johnson, W. (1961a). Counseling parents about the problem called stuttering or stammering. *Speech Pathology and Therapy*. England.

Johnson, W. (1961b). *Stuttering and What You Could Do About It*. Minneapolis: University of Minnesota.

Johnson, W. (1949). An open letter to the mother of a stuttering child. *Journal of Speech Disorders, 14*, 3-8.

Johnson, W., & Brown, S. F. (1935). Stuttering in relation to various speech sounds. *Quarterly Journal of Speech, 21*, 481-496.

Johnson, W., & Knott, J. R. (1936). The moment of stuttering. *Journal of Genetic Psychology, 48*, 475-479.

Johnson, W., Young, M. A., Sachs, J. L., & Bedell, G. N. (1959). Effects of hyperventilation and tatany on speech fluency of stutterers and nonstutterers. *Journal of Speech and Hearing Research, 2*, 203-215.

Jones, R. M., Fox, R. A., & Jacewicz, E. (2012). The effects of concurrent cognitive load on phonological processing in adults who stutter. *Journal of Speech, Language, and Hearing Research, 55*, 1862-1875. doi: 10.1044/1092-4388(2012/12-0014)

Kadi-Hanifi, K., & Howell, P. (1992). Syntactic analysis of the spontaneous speech of normally fluent and stuttering children. *Journal of Fluency Disorders, 17*, 157-170.

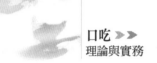

Kalinowski, J., Lerman, J. W., & Watt, J. (1987). A preliminary examination of the per-
ceptions of self and others in stutterers and nonstutterers. *Journal of fluency disor-
ders*, *12*(5), 317-331.

Kalinowski, J., Stuart, A., & Armson, J. (1996). Perceptions of stutterers and nonstutter-
ers during speaking and nonspeaking situations. *American Journal of Speech-Lan-
guage Pathology*, *5*, 61-67.

Kell, C. A., Neumann, K., Kriegstein, K., Posenenske, C., Gudenberg, A. W., Euler, H.,
& Giraud, A. L. (2009). How the brain repair stuttering? *Brain*, *1132*, 2747-2760.

Kelly, E. M., & Conture, E. G. (1991). Intervention with school-age stutterers: A parent-
child fluency group approach. *Seminars in Speech and Language*, *12*(4), 309-322.
New York: Thieme Medical Publishers.

Kelman, E., & Nicholas, A. (2008). *Practical Intervention for Early Childhood Stammer-
ing: Palin PCI Approach*. Milton Keynes, UK: Speechmark Publishing Ltd.

Kidd, K. K., Kidd, J. R., & Records, M. (1978). The possible causes of the sex ratio in
stuttering and its implications. *Journal of Fluency Disorders*, *3*, 13-23.

Klassen, T. R. (2001). Perception of people who stutter: Re-assessing the negative stereo-
type. *Perception and Motor Skills*, *92*, 551-559.

Klein, J. F., & Hood, S. B. (2004). The impact of stuttering on employment opportunities
and job performance. *Journal of Fluency Disorders*, *29*(4), 255-273.

Kolk, H. H. J., & Postma, A. (1997). Stuttering as a covert repair phenomenon. In R. Cur-
lee & G. Siegel (Eds.), *Nature and Treatment of Stuttering: New Directions* (2nd ed)
(pp. 182-203). Boston: Allyn and Bacon.

Kraaimaat, F. W., Janssen, P., & Brutten, G. J. (1988). The relationship between stutterers'
congnitive and autonomic anxiety and therapy outcome. *Journal of Fluency Disor-
ders*, *13*, 107-113.

Kraaimaat, F. W., Vanryckeghem, M., & Van Dam-Baggen, R. (2002). Stuttering and so-
cial anxiety. *Journal of Fluency Disorders*, *27*(4), 319-331.

LaBlance, G. R., Steckol, K. F., & Smith, V. L. (1994). Stuttering: The role of the classroom teacher. *Teaching Exceptional Children, 26*(2), 10-12.

Lake, T. P., Blanchet, P. G., Radloff, T. L., & Klonsky, B. G. (2009). Undergraduate and graduate students' perceptions of an instructor who stutters. *Communication Science and Disorders, 36*, 26-35.

Landera, M. A. (2004). *The Self Perceptions of Adolescents Who Stutter.* Unpublished master's thesis, Florida State University.

Lass, N. J., Ruscello, D. M., Pannbacker, M. D., Schmitt, J. F., & Everly-Myers, D. S. (1989). Speech-language pathologists' perceptions of child and adult male and female stutters. *Journal of Fluency Disorders, 14*, 127-134.

Lass, N. J., Ruscello, D. M., Schmitt, J. F., Pannbacker, M. D., Orlando, M. B., Dean, K. A., Ruziska, J. C., & Bradshaw, K. H. (1992). Teachers' perceptions of stutterers. *Language, Speech, and Hearing Services in the Schools, 23*(1), 78-81.

Lee, B. S. (1950a). Some effect of side-tone delay. *Journal of Acoustic, Social, American, 22*, 639-640.

Lee, B. S. (1950b). Effect of Speech delayed speech feedback. *Journal of Acoustic, Social, American, 22*, 824-826.

Lee, B. S. (1951). Artificial stutter. *Journal of Speech and Hearing Disorders, 16*, 53-55.

Leith, W. (1984). *Handbook of Stuttering Therapy for the School Clinician.* San Diego: College-Hill Press.

Lekman, J. F., & Cohen, D. J. (1988). An evaluation of the Autism Behavior Checklist. *Journal of Autism and Developmental Disorders, 18*, 81-97.

Levelt, W. J. M. (1989). *Speaking: From Intention to Articulation.* Cambridge, MA: MIT Press.

Levis, B., Ricci, D., Lukong, J., & Drayna, D. (2004). Genetic linkage studies in a large African kindred. *American Journal of Human Genetics, 75*, S2026.

Lewis, C., Packman, A., Onslow, M., Simpson, J. M., & Jones, M. (2008). A phase II trial

口吃 ▶▶
理論與實務

of telehealth delivery of the Lidcombe Program of early stuttering intervention. *American Journal of Speech Language Pathology*, *17*(2), 139-149.

Lewis, D., & Sherman, D. (1951). Measuring the severity of stuttering. *Journal of Speech and Hearing Disorders*, *16*, 320-326.

Lewis, K. E. (1997). Research on communication attitude and stuttering in adults: A critical analysis. *Journal of Developmental and Physical Disabilities*, *9*(1), 47-58.

Li, C. N., & Thompson, S. A. (1981). *Mandarin Chinese: A functional reference grammar*. Berkeley and Los Angeles: University of California Press.

Liebowitz, M. R. (1987). Social phobia. *Mod Probl Pharmacopsychiatry*, *22*, 141-173.

Lincoln, M., Onslow, M., Lewis, C., & Wilson, L. (1996). A clinical trail of an operant treatment for school-age children who stutter. *American Journal of Speech-Language Pathology*, *5*, 73-85.

Lingwall, J. B., & Bergstrand, G. G. (1979). *Perceptual Boundaries for Judgment of "Normal" "Abnormal" Prolongation*. Poster session presented at the annual conterence of ASHA, San Diego, CA.

Logan, K. J., & Conture, E. G. (1995). Length, grammatical complexity, and rate differences in stuttered and fluent conversational utterances of children who stutter. *Journal of Fluency Disorder*, *20*, 35-61.

Logan, K. J., & Yaruss, J. S. (1999). Helping parents address attitudinal and emotional factors with young children who stutter. *Contemporary Issues in Communication Science and Disorders*, *26*, 69-81.

Luper, H., & Mulder, R. (1964). *Stuttering Therapy for Children*. Englewood Cliffs: Prentice Hall.

Maguire, G., Franklin, D. L., Vatakis, N. G., Morgenshtern, E., Denko, T., Yaruss, J. S. et al., (2010). Exploratory randomized clinical study of Pagoclone in persistent developmental stuttering: The examining Pagoclone for persistent developmental stuttering study. *Journal of Clinical Psychopharmacology*, *30*(1), 48-56.

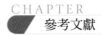
Maguire, G., Yu, B. P., Franklin, D. L., & Riley, G. D. (2004). Alleviating stuttering with pharmacological intervention. *Expert Opinion in Pharmacology*, *5*, 1565-1571.

Mahr, G. C., & Torosian, T. (1999). Anxiety and social phobia in stuttering. *Journal of Fluency Disorders*, *24*, 119-126.

Manning, W. H. (1994). *The SEA-Scale: Self-efficacy Scaling for Adolescents Who Stutter*. Paper presented to the annual meeting of the American Speech-Language-Hearing Association.

Manning, W. H. (1996). *Clinical Decision Making in the Diagnosis and Treatment of Fluency of Disorders*. New York: Delmar Publishers.

Manning, W. H. (2001). *Clinical Decision Making in Fluency Disorders* (2nd ed). San Diego: Singular Thomson Learning.

Manning, W. H. (2004). How can you understand? You don't stutter!? *Contemporary Issues in Communicative Disorders and Sciences*, *31*, 58-68.

Manning, W. H. (2009). *Clinical Decision Making in Fluency Disorders* (3rd ed). San Diego: Singular Thomson Learning.

Martin, F. N., Hawkins, R. R., et al. (1962). The non-essentiality of the carrier phrase in phonetically-ballanced (PB) word testing. *Journal of Auditory Research*, *2*, 319-322.

Martin, R. R. & Haroldson, S. K. (1981). Stuttering identification: Standard definition and moment of stuttering. *Journal of Speech and Hearing Research*, *24*, 59-63.

McAllister, R. G., Kelman, E., & Millard, S. (2015). Anxiety and cognitive bias in children and young people who stutter. *Procedia: Social and Behavioral Sciences*, *193*, 183-191.

McCauley, R. J. (1996). Familiar strangers: Criterion-referenced measures in communication disorders. *Language, Speech, and Hearing Services in Schools*, *27*(2), 122-131.

McCroskey, J. C. (1970). Measures of communication-bound anxiety. *Speech Monographs, 37* (August), 269-277.

McDearmon, J. (1968). Primary stuttering at the onset of stuttering: A reexamination of data. *Journal of Speech and Hearing Research, 11*, 631-637.

Messenger, M., Onslow, M., Packman, A., & Menzies, R. (2004). Social anxiety in stuttering: Measuring negative social expectancies. *Journal of Fluency Disorders, 29* (3), 201-212.

Meyers, S. (1986). Qualitative and quantitative differences and patterns of variability in disfluencies emitted by preschool stutters and nonstutterers during didactic conversations. *Journal of Fluency Disorders, 1*, 293-706.

Michael Palin Centre (2017). Retrieved from http://www.stammeringcentre.org/mpc-home

Miller, S., & Watson, B. C. (1992). The relationship between communication attitude, anxiety, and depression in stutterers and nonstutterers. *Journal of Speech and Hearing Research, 35*(4), 789-798.

Murphy, A., & Fitzsimons, R. (1960). *Stuttering and Personality Dynamics*. New York: Ronald.

Mysak, E. D. (1960). Servo theory and stuttering. *Journal of Speech and Hearing Disorders, 25*, 188-195.

Mysak, E. D. (1966). *Speech Pathology and Feedback Theory*. Springfield, IL: Charles C. Thomas.

Needly, J. N. (1961). A study of speech behaviors of stutters and nonstutters under normal and delayed auditory feedback. *Journal of Speech and Hearing Disorders, Monograph Supplement, 7*, 63-82.

Newell, R. (1996). Development in behavior therapy. In W. Dryden (Ed.), *Developments in Psychotherapy: Historical Perspective* (pp. 167-187). Thousand Oaks: Sage Publications.

Nippold, M. A. & Rudzinski, M. (1995). Parents' speech and children stuttering: A critique of the literature. *Journal of Speech and Hearing Research, 38*, 978-989.

O'Brain, S., Onslow, M., Cream, A., & Packman, A. (2003). The Camperdown program: Outcome of a new prolonged speech treatment model. *Journal of Speech, Language, and Hearing Research, 46*, 933-946.

O'Brain, S., Onslow, M., Cream, A., & Packman, A. (2010). *The Camperdown program for stuttering: Treatment manual.* Retrieved from http://sydney.edu.au/health-sciences/asrc/docs/camperdown_manual_april13.pdf

O'Dell, S. (1974). Training parents in behavior modification. *Psychological Bulletin, 81* (7), 418-433.

Ojemann, R. H. (1931). Studies in sidedness: III. Relation of handedness to speech. *Journal of Educational Psychology, 22*, 120-126.

Onslow, M. (1996). *Behavioral Management of Stuttering.* San Diego: Singular Publishing Group, Inc.

Onslow, M., Andrews, C., & Lincoln, M. (1994). A control / experimental trail of an operant treatment for early stuttering. *Journal of Speech and Hearing Research, 37*, 1244-1259.

Onslow, M., Gardner, K., Bryant, K. M., Stuckings, C. L., & Knight, T. (1992). Stuttered and speech events in early childhood: The validity of a behavioral data language. *Journal of Speech and Hearing Research, 35*, 79-87.

Onslow, M., & Packman, A. (1999). *The Handbook of Early Stuttering Intervention.* San Diego, CA: Singular Publishing.

Ornstein, A. F., & Manning, M. H. (1985). Self-efficacy scaling by adult stutterers. *Journal of Communication Disorders, 18*(4), 313-320.

Perkins, W. H. (1979). From psychoanalysis to discoordination. In H. H. Gregory (Ed.), *Controversies about Stuttering Therapy* (pp. 97-127). Baltimore: University Park Press.

Perkins, W. H. (1992). Fluency controls and automatic fluency. *American Journal of Speech-Language Pathology, 1*(2), 9-10.

Perkins, W. H., Kent, R. D., & Curlee, R. F. (1991). A theory of neurolinguistic function. *Journal of Speech and Hearing Research, 4,* 734-752.

Perls, F. (1969). *Gestalt Therapy Verbatim.* Toronto: Bantam.

Peters, H. F. M., & Hulstijn, W. (1984). Stuttering and anxiety: The difference between stutterers and nonstutterers in verbal apprehension and physiologic arousal during the anticipation of speech and non-speech tasks. *Journal of Fluency Disorders, 9,* 67-84.

Peters, T. J., & Guitar, B. (1991). *Stuttering: An Integrated Approach to Its Nature and Treatment.* Baltimore: Williams & Wilkins.

Porfert, A. R., & Rosenfield, D. B. (1978). Prevalence of stuttering. *Journal of Neurology, Neurosurgery, and Psychiatry, 41,* 954-956.

Postma, A., & Kolk, H. (1990). Speech errors, disfluencies and self-repairs in stutterers under two accuracy conditions. *Journal of Fluency Disorders, 15,* 291-303.

Postma, A., & Kolk, H. (1993). The covert repair hypothesis: Prearticulatory repair in normal and stuttered disfluencies. *Journal of Speech and Hearing Research, 36,* 472-487.

Prins, D., Hubbard, C. P., & Krause, M. (1991). Syllabic stress and occurrence of stuttering. *Journal of Speech and Hearing Research, 34,* 1011-1016.

Pukacova, M. (1973). Psychological characteristics of stuttering children. *Psychologie a Patopsychologia Dietala (Checho-Slovakia), 8,* 233-238.

Putney, W. W. (1955). *Characteristics of Creative Drawings for Stutters.* Unpublished doctoral dissertation, The Pennsylvania State University.

Quarrington, B. (1965). Stuttering as a function of the information value and sentence position of words. *Journal of Abnormal Psychology, 70,* 221-224.

Quarrington, B., Conway, J., & Siegel, N. (1962). An experimental study of some properties of stuttered words. *Journal of Speech and Hearing Research, 5,* 387-394.

Ragsdale, J. D., & Ashby, J. K. (1982). Speech-language pathologists' connotations of

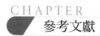

stuttering. *Journal of Speech and Hearing Research, 25,* 75-80.

Rahman, P. (1956). *The Self-concept and Ideal Self-concept of Stutterers as Compared to Nonstutterers.* Unpublished master's thesis, Brooklyn College, Brooklyn, N.Y.

Ramig, P. R., & Bennett, E. M. (1995). Working with 7- to 12- year-old children who stutter: Ideas for intervention in the public schools. *Language, Speech, and Hearing Services in Schools, 26,* 138-150.

Ratner, N. B. (1993). Parents, children, and stuttering. *Seminars in Speech and Language, 14,* 238-250.

Ratner, N. B., & Silverman, S. (2000). Parental perceptions of children's communicative development at stuttering onset. *Journal of Speech, Language, and Hearing Research, 43,* 1252-1263.

Riaz, N., Steinberg, S., Ahmad, J., Pluzhnikov, A., Riazuddin, S., Cox, N.J., et al. (2005). Genomewide significant linkage to stuttering on chromosome 12. *American Journal of Human Genetics, 76,* 647-651.

Riley, G. (1972). A stuttering severity instrument for children and adults. *Journal of Speech and Hearing Disorder, 37,* 314-322.

Riley, G. (1981). *Stuttering Prediction Instrument for Young Children* (rev. ed.). Austin, Tx: Pro-Ed.

Riley, G. (1994). *Stuttering Severity Instrument for Children and Adults-Third Edition* (SSI-3). Austin, Tx: Pro-Ed.

Riley, G. (2009). *Stuttering Severity Instrument for Children and Adults-Fourth Edition* (SSI-4). Austin, Tx: Pro-Ed.

Riley, G., & Riley, J. (2000). A revised component model for diagnosing and treating children who stutter. *Contemporary Issues in Communication Sciences and Disorders, 27,* 188-199.

Rogers, C. (1942). *Counseling and Psychology.* Boston: Houghton Mifflin.

Rogers, C. (1951). *Client-Centered Therapy.* Boston: Houghton Mifflin.

Ruscello, D. M., Lass, N. J., Schmitt, J. F., & Pannbacker, M. D. (1994). Special educators' perceptions of stutterers. *Journal of Fluency Disorders*, *19*, 125-132.

Rustin, L. (1987). The treatment of childhood disfluency through active parental involvement. In L. Rustin, H. Purser, & D. Rowley (Eds.), *Progress in the Treatment of Fluency Disorders* (pp. 166-180). London: Taylor & Francis.

Rustin, L., Botterill, W., & Kelman, E. (1996). *Assessment and Therapy for Young Dysfluent Children*. London: Whurr.

Ryan, B. (1990). Development of stuttering, a longitudinal study, report 4. A paper presented at the convention of the American Speech-Language-Hearing Association, Seattle. Abstract published in *ASHA*, *32*, 144.

Samson, C. L., & Cooper, E. B. (1980). Motor perseverative behavior in adult stutterers and nonstutterers. *Journal of Fluency Disorders*, *5*(4), 359-372.

Sander, E. (1959). Counseling parent of stuttering children. *Journal of Speech and Hearing Disorders*, *24*, 262-271.

Sander, E. (1961). Reliability of the Iowa Speech Disfluency Test. *Journal of Speech and Hearing Disorders Monograph Supplement*, *7*, 21-30.

Sander, E. (1963). Frequency of syllable repetition and "stutterer" judgments. *Journal of Speech Hearing Disorders*, *28*, 19-30.

Satir, V. (1967). *Conjoint Family Therapy: A Guide to Theory and Technique*. Palo Alto, CA: Science and Behavior Books, Inc.

Schuell, H. (1946). Sex differences in relation to stuttering. *Journal of Speech and Hearing Disorders*, *11*, 277-298.

Schuell, H. (1949). Working with parents of stuttering children. *Journal of Speech and Hearing Disorders*, *14*, 251-254.

Seider, R. A., Gladstein, K. L., & Kidd, K. K. (1983). Recovery and persistence of stuttering among relatives of stutterers. *Journal of Speech and Hearing Disorders*, *48*, 402-409.

Shames, G. H., & Sherrick, C. E. Jr. (1963). A discussion of nonfluency and stuttering as operant behavior. *Journal of Speech and Hearing Disorders, 28*, 3-18.

Shapiro, D. A. (1999). *Stuttering Intervention: A Collaborative Journey to Fluency Freedom.* Austin, TX: Pro-Ed.

Sheehan, J. G. (1953). Theory and treatment of stuttering as an approach-avoidance conflict. *Journal of Psychology, 36*, 27-49.

Sheehan, J. G. (1958). Conflict theory of stuttering. In J. Eisenson (Ed.), *Stuttering: A Symposium* (pp. 121-166). New York: Harper & Row.

Sheehan, J. G. (1970). *Stuttering: Research and Therapy.* New York: Harper & Row.

Sheehan, J. G. (1974). Stuttering behavior: A phonetic analysis. *Journal of Communication Diosrders, 7*, 193-212.

Sheehan, J. G. (1975). Conflict theory and avoidance-reduction therapy. In J. Eisenson (Ed), *Stuttering: A Second Symptom* (pp. 97-198). New York: Harper & Row.

Sheehan, J. G. (1982). *Stuttering: Research and Therapy.* New York: Harper & Row.

Sheehan, J. G., & Lyon, M. A. (1974). Role Perception in Stuttering. *Journal of Fluency Disorders, 7*(2), 113-125.

Sheen, J. G., & Martyn, M. M. (1970). Spontaneous recovery from stuttering. *Journal of Speech and Hearing Research, 13*, 279-289.

Sherman, D. (1952). Clinical and experimental use of the Iowa scale of severity of stuttering. *Journal of Speech and Hearing Disorder, 17*, 316-320.

Sherman, D. (1955). Reliability and utility of individual ratings of severity of audible characteristics of stuttering. *Journal of Speech and Hearing Disorder, 20*, 11-16.

Shugart, Y. Y., Mundorff, J., Kilshaw, J., Doheny, K., Doan, B., Wanyee, J., et al. (2004). Results of a genome-wide linkage scan for stuttering. *American Journal of Medical Genetics A, 124*, 133-135.

Shumak, I. C. (1955). A speech situation rating sheet for stutters. In W. Johnson (Ed.), *Stuttering in Children and Adults: Thirty Years of Research at the University of Iowa* (pp. 341-347). Minneapolis: University of Minnesota Press.

Silverman, E. (1972). Generality of disfluency data collected from preschoolers. *Journal of Speech and Hearing Research, 6,* 576-583.

Silverman, F. H. (1974). Disfluency behavior of elementary-school stutterers and nonstutters. *Language, Speech, and Hearing Services in Schools, 5,* 3.

Silverman F. H. (1980). The stuttering problem profile: A task that assists both client and clinician in defining therapy goals. *Journal of Speech and Hearing Disorders, 45,* 119-123.

Silverman, F. H. (1996). *Stuttering and Other Fluency Disorders* (2nd ed). Boston: Allyn & Bacon.

Silverman, F. H. (2004). *Stuttering and Other Fluency Disorders* (3rd ed). Needham Height: Allyn & Bacon.

Smith, A., & Kelly, E. (1997). A dynamic multifactorial model. In R. F. Curlee & G. M. Siegel (Eds.), *Nature and Treatment of Stuttering: New Directions* (2nd ed.) (pp. 204-217). Needham Height: Allyn & Bacon.

Spielberger, C. D. (1974). Case seminar on group mental health consultation. *Professional Psychology, 5,* 303-308.

St. Clare, T., Menzies, R. G., Onslow, M., Packman, A., Thompson, R., & Block, S. (2009). Unhelpful thoughts and beliefs linked to social anxiety in stuttering: Development of a measure. *International Journal of Language and Communication Disorders, 44*(3), 338-351.

Spielberger, C. D., Gorsuch, R. L., & Lushene, R. D. (1970). *Manual for the State-Trait Anxiety Inventory.* Palo Alto, CA: Consulting Psychologists Press.

St. Clare, T., Menzies, R., Onslow, G. M., Packman, A., Thompson, R., & Block, S. (2009). Unhelpful thoughts and beliefs linked to social anxiety in stuttering: Development of a measure. *International Journal of Language & Communication Disorders, 44,* 338-351.

Starkweather, C. W. (1987). *Fluency and Stuttering*. Englewood Cliff, NJ: Prentice-Hall.

Starkweather, C. W. (1997). Therapy for younger children. In R. F. Curlee & G. M. Siegel (Eds.), *Nature and Treatment of Stuttering: New Directions* (pp. 257-279). Needham Height: Allyn & Bacon.

Starkweather, C. W., & Gottwald, S. R. (1990). The demand and capacities model II: Clinical implications. *Journal of Fluency Disorders*, *15*, 143-157.

Suresh, R., Roe, C., Pluzhnikov, A., Wittke-Thompson, J., C-Y Ng, M., Cook, E., Lundstrom, C., Garsten, M., Ezrati, R., Yairi, E., Ambrose, N., & Cox, N. (2006). New complexities in the genetics of stuttering: Significant sex-specific linkage signals. *American Journal of Human Genetics*, *78*, 554-563.

Sylvester, M. (2016). *Perceptions of employers and rehabilitation counselors toward hiring individuals who stutter*. A unpublished dissertation of Auburn University, Auburn, AL.

Taylor, G. (1937). *An observational study of the nature of stuttering at its onset*. Unpublished master's thesis, University of Iowa, Iowa City, IA.

Taylor, G. (1937). *An Observational Study of the Nature of Stuttering at Its Onset*. Unpublished master's thesis, University of Iowa.

Taylor, I. K. (1966a). The properties of stuttered words. *Journal of Verbal Learning and Verbal Behavior*, *5*, 112-118.

Taylor, I. K. (1966a). The properties of stuttered words. *Journal of Verbal Learning and Verbal Behavior*, *5*, 112-118.

Taylor, I. K. (1966b). What words are stuttered? *Psychological Bulletin*, *65*, 233-242. The Diagnosis of Social Phobia. Retrieved September 20, 2009, from http://specialtopics/diagnosisofsocialphobia.htm

Taylor, I. K. (1966b). What words are stuttered? *Psychological Bulletin*, *65*, 233-242.

The Diagnosis of Social Phobia. Retrieved 09/20/2009/from http://www.hayatnafs.com/specialtopics/diagnosisofsocialphobia.htm

Throneburg, R., & Yairi, E. (1994). Temporal dynamics of repetitions during the early stage of childhood stuttering: An acoustic study. *Journal of Speech and Hearing Research*, *37*, 1067-1075.

Throneburg, R., & Yairi, E. (1994). Temporal dynamics of repetitions during the early stage of childhood stuttering: An acoustic study. *Journal of Speech and Hearing Research*, *37*, 1067-1075.

Travis, L. E. (1931). *Speech Pathology*. New York, NY: Appleton-Century.

Travis, L. E. (1931). *Speech Pathology*. New York: Appleton-Century.

Turnbaugh, K. R., & Guitar, B. E. (1981). Short-term intensive stuttering treatment in a public school setting. *Language, Speech, and Hearing Services in Schools*, *12*, 107-114.

Turnbaugh, K. R., & Guitar, B. E. (1981). Short-term intensive stuttering treatment in a public school setting. *Language, Speech, and Hearing Services in Schools*, *12*, 107-114.

Turnbaugh, K. R., Guitar, B. E., & Hoffman, P. R. (1979). Speech clinicians' attribution of personality traits as a function of stuttering severity. *Journal of Speech and Hearing Research*, *22*, 37-45.

Turnbaugh, K. R., Guitar, B. E., & Hoffman, P. R. (1979). Speech clinicians' attribution of personality traits as a function of stuttering severity. *Journal of Speech and Hearing Research*, *22*, 37-45.

Van Dam-Baggen, R., & Kraaimaat, F. W. (1987). *Handleiding Inventarisatielijst Omgaan met Anderen* (Manual of the Inventory of Interpersonal Situations). Amsterdam/ Lisse: Swets en Zeitlinger.

Van Riper, C. (1937). The preparatory set in stuttering. *Journal of Speech Disorders*, *2*, 149-154.

Van Riper, C. (1939). *Speech Correction: Principles and Methods*. New York: Prentice Hall.

Van Riper, C. (1954). *Speech Correction: Principle and Methods* (5th ed.). Englewood Cliffs, NJ.: Prentice-Hall.

Van Riper, C. (1971). *The Nature of Stuttering.* Englewood Cliffs, NJ: Prentice-Hall.

Van Riper, C. (1973). The Treatment of Stuttering. Englewood Cliffs, NJ: Prentice-Hall.

Van Riper, C. (1982). *The Nature of Stuttering* (2nd ed.). Englewood Cliff, NJ: Prentice-Hall.

VanDam-Baggen, R., & Kraaimaat, F. W. (1987). *Handleiding Invent arisatielijst Omgaanmet Anderen* (Manual of the Inventory of Interpersonal Situations). Amsterdam/Lisse: Swetsen Zeitlinger.

VanRiper, C. (1937). The preparatory set in stuttering. *Journal of Speech Disorders*, *2*, 149-154.

VanRiper, C. (1939). *Speech correction: Principles and methods.* New York, NY: Prentice-Hall.

Vanryckeghem, M. (1995). The Communication Attitude Test: A concordancy investigation of stuttering and nonstuttering children and their parents. *Journal of Fluency Disorders*, *20*, 191-203.

Vanryckeghem, M., & Brutten, G. J. (1992). A Communication Attitude Test: A test-retest reliability investigation. *Journal of Fluency Disorders*, *17*, 109-118.

Vanryckeghem, M., & Brutten, G. J. (1996). The relationship between communication attitude and fluency failure of stuttering and nonstuttering children. *Journal of Fluency Disorders*, *21*(2), 109-118.

Vanryckeghem, M., & Brutten, G. J. (1997). The speech-associated attitude of children who do and do not stutter and the differential effect of age. *American Journal of Speech-Language Patholoey*, *6*, 67-73.

Vanryckeghem, M., Brutten, G. J., & Hernandez, L. (2005). The Kiddy CAT: A normative investigation of stuttering and nonstuttering preschoolers' speech-associated attitude. *Journal of Fluency Disorders*, *30*(4), 307-318.

Vanryckeghem, M., Hylebos, C., Brutten, G. J., & Peleman, M. (2001). The relationship between communication attitude and emotion of children who stutter. *Journal of Fluency Disorders, 26*, 1-15.

Viswanath, N., Lee, H., & Chakraborty, R. (2004). Evidence for a major gene influence on persistent developmental stuttering. *Human Biology, 76*, 401-12.

Wagovich, S. A., & Bernstein Ratner, N. (2007). Frequency of verb use in young children who stutter. *Journal of Fluency Disorders, 32*, 79-94.

Wall, M. J., Starkweather, C. W., & Cairns, H. S. (1981). Syntactic influences on stuttering in young child stutterers. *Journal of Fluency Disorders, 6*, 283-298.

Wallen, V. (1960). A Q-technique study of the self-concepts of adolescent stutterers and nonstutterers (Abstract). *Speech Monographs, 27,* 257-258.

Watkins, R. V., Yairi, E., & Ambrose, N. G. (1999). Early childhood stuttering III: Initial status of expressive language abilities. *Journal of Speech, Language and Hearing Research, 42, 1*125-1135.

Watkins, R. V., & Yairi, E. (1997). Language production abilities of children whose stuttering persisted or recovered. *Journal of Speech, Language, and Hearing Research, 40*, 385-399.

Watkins, R. V., Yairi, E., Ambrose, N. G., Evans, K., DeThorne, L., & Mullen, C. (2000). *Grammatical Influences on Stuttering in Young Child.* Paper presented at the convention of the American Speech-Language-Hearing Association, Washington, DC.

Watson, B. C., & Freeman, F. J. (1997). Contributions of brain imaging. In R. F. Curlee & G. M. Siegel (Eds.), *Nature and Treatment of Stuttering: New Directions* (2nd ed.) (pp. 143-165). Needham Height: Allyn & Bacon.

Watson, J. B. (1988). A comparison of stutterers' and nonstutterers' affective, cognitive, and behavioral self-reports. *Journal of Speech and Hearing Research, 31*, 377-385.

Weber-Fox, C. (2001). Neural systems for sentence processing in stuttering. *Journal of Speech Language and Hearing Research, 44*, 814-825.

Weber-Fox, C., Spencer, R., Cuadrado, E., & Smith, A. (2003). Development of neural processes mediating rhyme judgments: Phonological and orthographic interactions. *Journal of Developmental Psychobiology, 43*(2), 128-145.

Weber-Fox, C., Spencer, R., Cuadrado, E., & Smith, A. (2008). Atypical neural functions underlying phonological processing and silent rehearsal in children who stutter. *Developmental Sciences, 11*(2), 321-337. doi:10.1111/j.1467-7687.2008.00678.x.

Weber-Fox, C., Spencer, R., Spruill, J. E. III, & Smith, A. (2004). Phonological processing in adults who stutter: Electrophysiological and behavioral evidence. *Journal of Speech, Language, and Hearing Research, 47*, 1244-1258.

Weber-Fox, C., Spruill, J. E. III, Spencer, R., & Smith, A. (2004). *Neurophysiological indices of phonological processing in children who stutter*. Philadelphia, PA: American Speech, Language, & Hearing Association.

Weishaar, M. E. (1996). Development in cognitive therapy, 1960-95. In W. Dryden (Ed.), *Developments in Psychotherapy: Historical Perspective* (pp. 188-212). Thousand Oaks: Sage Publications.

Weiss, A. L., & Zebrowski, P. (1992). Disfluencies in the conversations of young children who stutter: Some answers about questions. *Journal of Speech and Hearing Research, 35*, 1230-1238.

Wells, G. B. (1987). *Stuttering Treatment: A Comprehensive Clinical Guide*. NJ: Prentice Hall.

Wendahl, R. W., & Cole, J. (1961). Identification of stuttering relatively fluent speech. *Journal of Speech and Hearing Research, 4*, 281-286.

Wenker, R. B., Wegener, J. G., & Hart, K. J. (1996). The impact of presentation mode and disfluency on judgments about speakers. *Journal of Fluency Disorders, 21*, 147-159.

West, R. (1958). An agnostic's speculations about stuttering. In J. Eisenson (Ed.), *Stuttering: A Symposium* (pp. 169-222). New York: Harper & Brothers.

Wexler, K. (1982). Developmental disfluency in 2-, 4-, and 6-year-old boys in neutral and

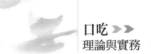
stress situations. *Journal of Speech and Hearing Research, 1*, 124-131.

White, P. A., & Collins, S. R. C. (1984). Stereotype formation by inference: A possible explanation for the "stutterer" stereotype. *Journal of Speech and Hearing Research, 27*, 567-570.

Wiener, N. (1948). *Cybernetics*. New York: Wiley.

Williams, D. E., & Kent, L. (1958). Listener evaluations of speech interruptions. *Journal of Speech and Hearing Research, 1*, 124-131.

Williams, D. E., Daley, F. L., & Spriesterbach, D. C. (1978). Appraisal of rate and fluency. In F. L. Daley, & D. C. Spriesterbach (Eds.), *Diagnostic Method in Speech Pathology* (2nd ed.) (pp. 256-283). New York: Haper & Row.

Williams, D. E., Silverman, F. H., & Kools, J. A. (1969). Disfluency behavior of elementary school stutterers and nonstutterers: Loci of instances of disfluency. *Journal of Speech and Hearing Research, 12*, 308-318.

Williams, D. E. (1971). Stuttering therapy for children. In L. E. Travis (Ed.), *Handbook of Speech Pathology* (pp. 1073-1093). New York: Appleton-Century-Crofts.

Williams, D. E., Melrose, B. M., & Woods, C. L. (1969). The relationship between stuttering and academic achievement in children. *Journal of Communication Disorders, 2*, 87-98.

Wingate, M. E. (1964). Recovery from stuttering. *Journal of Speech and Hearing Disorder, 29*, 312-321.

Wingate, M. E. (1977). Criteria for stuttering. *Journal of Speech and Hearing Research, 20*, 596-607.

Wingate, M. E. (1979). The first three words. *Journal of Speech and Hearing Research, 22*, 604-612.

Wingate, M. E. (1982). Early position and stuttering occurrence. *Journal of Fluency Disorders, 7*, 243-258.

Wingate, M. E. (1988). *The Structure of Stuttering: A Psycholinguistic Approach*. New

York: Spring-Verlag.

Wingate, M. E. (2002). *Foundations of Stuttering*. San Diego: Academic Press.

Wischner, G. J. (1947). *Stuttering Behavior and Learning: A Program of Research*. Unpublished doctoral dissertation, University of Iowa, Iowa City, Iowa.

Wischner, G. J. (1950). Stuttering behavior and learning: A preliminary theoretical formulation. *Journal of Speech and Hearing Disorders, 15*, 324-325.

Wischner, G. J. (1952). An experimental approach to expectancy and anxiety in stuttering behavior. *Journal of Speech and Hearing Disorders, 17*, 139-154.

Wolpe, J. (1958). *Psychotherapy by Reciprocal Inhibition*. Stanford, CA: Stanford University Press.

Wood, K. (1948). The parents' role in the clinical program. *Journal of Speech and Hearing Disorders, 13*, 209-210.

Woods, C. L. (1974). Social position and speaking competence of stuttering and normally fluent boys. *Journal of Speech and Hearing Research, 17*, 740-747.

Woods, C. L., & Williams, D. E . (1971). Speech clinicians' conceptions of boys and men who stutter. *The Journal of Speech and Hearing Disorders, 36*, 225-234.

Woods, C. L., & Williams, D. E. (1976). Traits attributed to stuttering and normally fluent males. *Journal of Speech and Hearing Research, 19*, 267-278.

Woolf, G. (1967). The assessment of stuttering as struggle, avoidance and expectancy. *British Journal of Disorders of Communication, 2*, 158-177.

Wu, J., Maguire, G., Riley, G., Lee, A., Keater, D., Tang, C. et al. (1997). Increased dopamine activity associate with stuttering. *Neuroreport, 8*, 767-770.

Yairi, E. (1974). *Personal Observations of the Onset of Stuttering and Its Early Stage: A Case Report*. Unpublished.

Yairi, E. (1981). Disfluencies of normally speaking two-year-old-children. *Journal of Speech and Hearing Research, 24*, 490-495.

Yairi, E. (1982). Longitudinal studies of disfluencies in two-year-old-children. *Journal of*

Speech and Hearing Research, 25, 155-160.

Yairi, E. (1983). The onset of stuttering in two-year-old-children: A preliminary report. *Journal of Speech and Hearing Disorders, 48*, 171-178.

Yairi, E. (1996). Applications of disfluencies in measurements of stuttering. *Journal of Speech and Hearing Research, 39*, 402-403.

Yairi, E. (1997a). Disfluency characteristics of childhood stuttering. In R. F. Curlee & G. M. Siegel (Eds.), *Nature and Treatment of Stuttering: New Directions* (2nd ed.) (pp. 49-78). Needham Height: Allyn & Bacon.

Yairi, E. (1997b). Home environment and parent-child interaction in childhood stuttering. In R. F. Curlee & G. M. Siegel (Eds.), *Nature and Treatment of Stuttering: New Direction* (2nd ed.) (pp. 49-78). Naedham Heights: Allyn & Bacon.

Yairi, E. (1998). *The Direct Therapy for School-age Children*. The handout of the seminar on stuttering, University of Illinois at champaign-Urbana.

Yairi, E. (2008). Genetics of stuttering: New developments. Retrieved 04/03/2009/from http://www.stutteringhelp.org/default.aspx? tabindex=492&tabid=502

Yairi, E., & Ambrose, N. G. (1992a). A longtudinal study of stuttering in children: A preliminary report. *Journal of Speech and Hearing Research, 35*, 755-760.

Yairi, E., & Ambrose, N. G. (1992b). Onset of stuttering in preschool children: Select factors. *Journal of Speech and Hearing Research, 35*, 782-788.

Yairi, E., & Ambrose, N. G. (1996). *Disfluent Speech in Early Childhood Stuttering*. An unpublished report. Stuttering Research Project, University of Illinois at Champaign-Urbana.

Yairi, E., & Ambrose, N. G. (1999a). Early child stuttering I: Persistence and recovery rates. *Journal of Speech, Language, and Hearing Research, 42*, 1097-1112.

Yairi, E., & Ambrose, N. G. (1999b). Spontaneous recovery and clinical trails research in early childhood stuttering: A response to Onslow and Packman (1999). *Journal of Speech and Hearing Research, 42*, 402-409.

Yairi, E., Ambrose, N. G., & Cox, N. (1996). Genetics of stuttering: A critical review. *Journal of Speech and Hearing Research, 39*, 771-784.

Yairi, E., & Ambrose, N. G. (2005). *Early Childhood Stuttering: For Clinicians by Clinicians*. Austin, TX: Pro-Ed.

Yairi, E., Ambrose, N. G., & Niermann, R. (1993). The early month of stuttering: A developmental study. *Journal of Speech and Hearing Research, 36*, 521-528.

Yairi, E., Ambrose, N. G., Paden, E. P., & Throneburg, R. N. (1996). Predictive factors of persistence and recovery: Pathways of childhood stuttering. *Journal of Communication Disorders, 29*, 51-57.

Yairi, E., & Clifton, N. (1972). Disfluent speech behavior of preschool children, high-school seniors, and geriatric persons. *Journal of Speech and Hearing Research, 15*, 714-719.

Yairi, E., & Jennings, S. (1974). Relationship between the disfluent speech behavior of normal speaking preschool boys and their parents. *Journal of Speech and Hearing Research, 17*, 94-98.

Yairi, E., & Lewis, B. (1984). Disfluencies at the onset of stuttering. *Journal of Speech and Hearing Research, 27*, 154-159.

Yairi, E., & Seery, C. H. (2010). *Stuttering: Foundations and clinical applications*. Upper Saddle River: Pearson.

Yairi, E., & Seery, C. H. (2015). *Stuttering: Foundations and clinical applications* (2nd ed.). Boston, MA: Pearson.

Yairi, E., & Williams, D. E. (1970). Speech clinicians' stereotypes of elementary school boys who stutter. *Journal of Communication Disorders, 3*, 161-170.

Yang, S. L. (2000). *The Disfluency Loci of Stuttering and Nonstuttering Mandarin Speaking Preschool Children and Adults*. Unpublished doctoral dissertation, University of Illinois, Urbana-Champaign, Illinois.

Yang, S. L. (2005). Stuttering research and treatment around the word: Taiwan. In *The*

ASHA Leader (October 18).

Yang, S. L. (2007). *The Rate of Spontaneous Recovery in Stuttering Preschool Children Who Speak Mandarin*. Paper presented at the First China International Conference on Speech Therapy, Beijing, China.

Yang, S. L. (2009). *Teachers' Attitudes and Beliefs toward Mandarin-speaking Stuttering Children*. Poster session presented at the 2009 Convention of Oregon Speech-Language-Hearing Association.

Yang, S. L., & Chuang, C. F. (2010). *Development of The Communication Anxiety Inventory for Adults Who Speak Mandarin*. Poster session presented at the 2010 BC Association of Speech/Language Pathologists & Audiologists Conference. At BC, Canada.

Yeakle, M. K., & Cooper, E. B. (1986). Teacher perceptions of stuttering. *Journal of Fluency Disorders*, *11*(4), 345-359.

Young, M. A. (1961). Predicting ratings of severity of stuttering. *Journal of Speech and Hearing Disorders*, Monograph supplement, *7*, 31-54.

Yovetich, W. S., Leschied, A. W., & Flicht, J. (2000). Self-esteem of school-age children who stutter. *Journal of Fluency Disorders*, *25*(2), 143-153.

Zebrowski, P. M. (1991). Duration of speech disfluencies of beginning stutterers. *Journal of Speech and Hearing Research*, *34*, 483-491.

Zebrowski, P. M., & Schum, R. L. (1993). Counseling parents of children who stutter. *American Speech-Language-Hearing Association*, *2*, 65-73.

Zelen, S. L., Sheehan, J. G., & Bugental, J. F. T. (1954). Self perceptions in stuttering. *Journal of Clinical Psychology*, *10*, 70-72.

Zimmerman, G. (1984). Articulatory dynamics of stutterers. In R. F. Curlee & W. H. Perkins (Eds.), *Nature and Treatment of Stuttering: New Directions* (pp. 131-147). San Diego: College-Hill Press.

Zwitman, D. (1978). *The Disfluent Child*. Baltimore: University Park Press.

附錄

附錄一：成人口吃個案基本資料

一、個案資料

姓名：＿＿＿＿＿＿＿＿＿＿＿　性別：＿＿＿＿＿　個案編號：＿＿＿＿＿＿

出生年月日：＿＿＿＿年＿＿＿＿月＿＿＿＿日（目前滿＿＿＿歲＿＿＿個月）

電話：（日）＿＿＿＿＿＿＿＿＿＿＿（夜）＿＿＿＿＿＿＿＿＿＿＿

　　　（手機）＿＿＿＿＿＿＿＿＿＿

Email：＿＿＿＿＿＿＿＿＿＿＿＿＿＿＿＿

住址：＿＿＿＿＿＿＿＿＿＿＿＿＿＿＿＿＿＿＿＿＿＿＿＿＿＿＿＿

1. 出生史：□正常　□異常　如：□黃疸　□其他＿＿＿＿＿＿（請說明）

2. 發展史：□正常　□異常　如：□發展遲緩　□其他＿＿＿＿（請說明）

3. 慣用手：□右手　□左手　□雙手

4. 家中主要慣用語：□國語　□台語　□客語　□其他＿＿＿＿（請填寫）

5. 教育程度：□研究所碩士（含以上）　□大專院校　□高中或高職

　　　　　　□國中　□小學畢業　□小學以下

　　　　　　若為學生請填寫：　　　學校　　　科系　　　年級

6. 婚姻狀況：□未婚　□已婚　□離婚或分居　□喪偶

7. 在家庭中排行第＿＿＿＿，有＿＿＿個哥哥、＿＿＿個姊姊、＿＿＿個弟弟、＿＿＿個妹妹

8. 個人或家庭月收入：□20 萬以上　　□10-20 萬　　□5-10 萬　　□5 萬以下

9. 您是否曾經或正在進行口吃的矯正？□無　　□有（若填「有」請填下兩題）

　　曾於何處接受治療？1._____　2._____　3._____　4._____

　　治療時間維持多久？_____年_____月，_____週_____次

10. 除了口吃的問題外，您是否有其他語言／言語問題？□無　　□有

　　如有，請描述：_____

11. 醫療史（請填寫重大疾病）：_____

　　　_____

二、個案的口吃問題

1. 如果將口吃的嚴重程度分為 7 個等級，您覺得您的口吃目前可能位於哪一個等級？

　（請圈選一個數字）

　沒有口吃　　　　輕微口吃　　　　中度口吃　　　　嚴重口吃　非常嚴重

　　0　　　1　　　2　　　3　　　4　　　5　　　6　　　7

2. 您大部分口吃發生的位置是在　□剛開始說話時　□句中　□其他___

　　_____（請說明）

3. 您口吃的情況是：□越來越輕微　□越來越嚴重　□時好時壞　□維持

　　不變　□其他（請說明：_____）

4. 你口吃開始於_____歲_____個月時

5. 誰最先注意到您口吃的問題？_____

6. 剛開始口吃時您說話的主要特徵是_____

　　_____（如不清楚可詢問家人）

7. 在什麼樣的情況下您開始口吃？＿＿＿＿＿＿＿＿＿＿＿＿＿＿＿＿

8. 大約平均說多少個字時，您會出現口吃？＿＿＿＿＿＿＿＿＿＿＿＿

9. 當要開始說話而說不出來時，您的口吃會不會加劇？＿＿＿＿＿＿

10. 當剛開始說話發生口吃時，您是否會使用一些逃避的方法，請說明：
＿＿＿＿＿＿＿＿＿＿＿＿＿＿＿＿＿＿＿＿＿＿＿＿＿＿＿＿＿＿＿＿

11. 請描述您目前的口吃有哪些特徵？
＿＿＿＿＿＿＿＿＿＿＿＿＿＿＿＿＿＿＿＿＿＿＿＿＿＿＿＿＿＿＿＿

12. 在何種情境下，您的口吃會顯得特別嚴重？
＿＿＿＿＿＿＿＿＿＿＿＿＿＿＿＿＿＿＿＿＿＿＿＿＿＿＿＿＿＿＿＿

13. 您覺得造成口吃的原因是什麼？
＿＿＿＿＿＿＿＿＿＿＿＿＿＿＿＿＿＿＿＿＿＿＿＿＿＿＿＿＿＿＿＿

14. 您最容易口吃的情境有哪些？
＿＿＿＿＿＿＿＿＿＿＿＿＿＿＿＿＿＿＿＿＿＿＿＿＿＿＿＿＿＿＿＿

15. 您最不容易口吃的情境有哪些？
＿＿＿＿＿＿＿＿＿＿＿＿＿＿＿＿＿＿＿＿＿＿＿＿＿＿＿＿＿＿＿＿

16. 哪些字或音您較容易口吃？
＿＿＿＿＿＿＿＿＿＿＿＿＿＿＿＿＿＿＿＿＿＿＿＿＿＿＿＿＿＿＿＿

17. 在四個聲調中（一、二、三、四聲），哪一個聲調您較容易口吃？
＿＿＿＿＿＿＿＿＿＿＿＿＿＿＿＿＿＿＿＿＿＿＿＿＿＿＿＿＿＿＿＿

18. 口吃是否對您的工作／人際／學業，造成困擾？（如有請說明）
＿＿＿＿＿＿＿＿＿＿＿＿＿＿＿＿＿＿＿＿＿＿＿＿＿＿＿＿＿＿＿＿
＿＿＿＿＿＿＿＿＿＿＿＿＿＿＿＿＿＿＿＿＿＿＿＿＿＿＿＿＿＿＿＿
＿＿＿＿＿＿＿＿＿＿＿＿＿＿＿＿＿＿＿＿＿＿＿＿＿＿＿＿＿＿＿＿

三、家族病史

家中成員或是親戚是否有口吃或是其他與語言相關的疾病或問題？
□無　□有（勾選「有」請填下表）

與個案關係（稱謂）	年齡	相關問題或疾病	做過哪些治療

填寫者簽名＿＿＿＿＿＿填寫日期＿＿＿＿年＿＿＿＿月＿＿＿＿日

附錄二：兒童口吃個案基本資料調查表

一、兒童部分

(一) 背景資料

姓名：_____　性別：_____

就讀：_____國小_____年級或_____幼稚園（托兒所）_____班
　　　□未就學

出生年月日：_____年_____月_____日（目前滿_____歲_____個月）

家中電話：（日）_____（夜）_____

住址：_____

主要語言：□國語　□台語　□客語　□原住民語
　　　　　□其他_____（請說明）

主要照顧者：□爸爸　□媽媽　□祖父母或外祖父母　□保母
　　　　　　□其他_____（請說明）
　　　　　　手機：_____Email：_____

(二) 發展與疾病史

1. 出生史：□正常　□異常　如：□黃疸
　　□其他_____（請說明）

2. 發展史：□正常　□異常　如：□發展遲緩
　　□其他_____（請說明）

3. 慣用手：□右手　□左手　□雙手

4. 兒童的重大疾病：□無　□經常感冒　□重大疾病_____（請說明）

5. 兒童是否有身心障礙：□無　□有，身心障礙類型：_____
　　障礙程度：_____度

6. 兒童的學業成績：□優秀　□普通　□不佳　請說明：＿＿＿＿＿＿＿＿

二、家長及照顧者部分

父親姓名：＿＿＿＿＿＿＿＿　年齡：＿＿歲　職業：＿＿＿＿＿＿＿＿

教育程度：□研究所　□大專院校　□高中職　□國中　□小學畢業
　　　　　□小學以下

母親姓名：＿＿＿＿＿＿＿＿　年齡：＿＿歲　職業：＿＿＿＿＿＿＿＿

教育程度：□研究所　□大專院校　□高中職　□國中　□小學畢業
　　　　　□小學以下

家庭收入：□20,000 以下　□20,001~40,000　□40,001~60,000
　　　　　□60,000 以上

三、個案的口吃問題

1. 如果將口吃的嚴重程度分為 7 個等級，您覺得兒童的口吃可能位於哪一
   個等級？（請圈選一個數字）

沒有口吃　　　　輕微口吃　　　　中度口吃　　　嚴重口吃 非常嚴重

```
    ├────┼────┼────┼────┼────┼────┼────┤
    0    1    2    3    4    5    6    7
```

2. 兒童大部分口吃的位置是在　□剛開始說話時　□句中
   □其他＿＿＿＿＿＿＿＿＿＿＿＿＿＿＿＿＿＿＿＿＿＿（請說明）

3. 兒童口吃的情況是：□越來越輕微　□越來越嚴重　□時好時壞
   □維持不變　□其他（請說明：＿＿＿＿＿＿＿＿＿＿＿＿）

4. 兒童口吃開始於＿＿＿＿＿＿歲＿＿＿＿＿＿個月時

5. 誰最先注意到兒童口吃的問題？＿＿＿＿＿＿＿＿＿＿＿＿＿＿＿

6. 剛開始口吃時兒童說話的主要特徵是＿＿＿＿＿＿＿＿＿＿＿＿＿

（如不清楚可詢問家人）

7. 兒童在什麼樣的情況下開始口吃？＿＿＿＿＿＿＿＿＿＿＿＿＿＿

8. 兒童大約平均說多少個字時會出現口吃？＿＿＿＿＿＿＿＿＿＿＿

9. 當要開始說話而說不出來時，口吃會不會加劇？＿＿＿＿＿＿＿＿

10. 當剛開始說話發生口吃時，兒童是否會使用一些逃避的方法？請說明：

＿＿＿＿＿＿＿＿＿＿＿＿＿＿＿＿＿＿＿＿＿＿＿＿＿＿＿＿＿＿＿

11. 請描述兒童目前的口吃有哪些特徵？

＿＿＿＿＿＿＿＿＿＿＿＿＿＿＿＿＿＿＿＿＿＿＿＿＿＿＿＿＿＿＿

12. 在何種情境下，兒童的口吃會顯得特別嚴重？

＿＿＿＿＿＿＿＿＿＿＿＿＿＿＿＿＿＿＿＿＿＿＿＿＿＿＿＿＿＿＿

13. 您覺得造成兒童口吃的原因是什麼？

＿＿＿＿＿＿＿＿＿＿＿＿＿＿＿＿＿＿＿＿＿＿＿＿＿＿＿＿＿＿＿

14. 兒童最容易口吃的情境有哪些？

＿＿＿＿＿＿＿＿＿＿＿＿＿＿＿＿＿＿＿＿＿＿＿＿＿＿＿＿＿＿＿

15. 兒童最不容易口吃的情境有哪些？

＿＿＿＿＿＿＿＿＿＿＿＿＿＿＿＿＿＿＿＿＿＿＿＿＿＿＿＿＿＿＿

16. 哪些字或音兒童較容易口吃？

＿＿＿＿＿＿＿＿＿＿＿＿＿＿＿＿＿＿＿＿＿＿＿＿＿＿＿＿＿＿＿

17. 在四個聲調中（一、二、三、四聲），哪一個聲調兒童較容易口吃？

＿＿＿＿＿＿＿＿＿＿＿＿＿＿＿＿＿＿＿＿＿＿＿＿＿＿＿＿＿＿＿

18. 兒童口吃是否對他（她）的人際或學業造成困擾？（如有請說明）

＿＿＿＿＿＿＿＿＿＿＿＿＿＿＿＿＿＿＿＿＿＿＿＿＿＿＿＿＿＿＿

＿＿＿＿＿＿＿＿＿＿＿＿＿＿＿＿＿＿＿＿＿＿＿＿＿＿＿＿＿＿＿

＿＿＿＿＿＿＿＿＿＿＿＿＿＿＿＿＿＿＿＿＿＿＿＿＿＿＿＿＿＿＿

四、家族病史

家中成員或是親戚是否有口吃或是其他與語言相關的疾病或問題？
□無　□有（勾選「有」請填下表）

與個案關係（稱謂）	年齡	相關問題或疾病	做過哪些治療

　　　　填寫者簽名_____與兒童的關係_____填寫日期___年___月___日

附錄三：修訂中文口吃嚴重度評估工具──兒童版評分表

（楊淑蘭、周芳綺，2004）

姓名：	性別：□男　　□女
年級：　　　　　年級	
學校：	出生：　　　年　　　月　　　日
年紀：　　歲　　個月	
測試者：	施測日期：　　　年　　　月　　　日
學前　　　　　學齡	
會閱讀　或　不會閱讀	

口吃頻率

可閱讀者				不會閱讀者		頻率分數
1.說話樣本		2.閱讀樣本		3.說話		（1和2或只有3）
百分比	分數	百分比	分數	百分比	分數	
1	2	1	2	1	4	
2	3	2	4	2	6	
3	4	3-4	5	3	8	
4-5	5	5-7	6	4-5	10	
6-7	6	8-12	7	6-7	12	
8-11	7	13-20	8	8-11	14	
12-21	8	21以上	9	12-21	16	
22以上	9			22以上	18	

持續時間（duration）（計算至 0.1 秒）

三個最長受阻的平均時間 （the average length of the three longest stuttering events）	分數	持續時間分數
瞬間（少於 0.5 秒）	2	
半秒鐘（0.5-0.9 秒）	4	
1 秒鐘（1.0-1.9 秒）	6	
2 秒鐘（2.0-2.9 秒）	8	
3 秒鐘（3.0-4.9 秒）	10	
5 秒鐘（5.0-9.9 秒）	12	
10 秒鐘（10.0-29.9 秒）	14	
30 秒鐘（30.0-59.9 秒）	16	
1 分鐘（60 秒或更多）	18	

身體伴隨動作

0=沒有　1=除非注意找否則不會注意到 2=一般觀察者很少能注意到　3=令人分心　4=非常令人分心 5=嚴重且看起來很痛苦							生理動作 分數
令人分心的聲音	呼吸聲、口哨聲、喘氣聲、吹氣聲、敲東西聲	1	2	3	4	5	
臉上的怪異表情	下巴扭曲、舌頭突出、唇緊閉、下巴肌肉緊張	1	2	3	4	5	
頭部動作	向後、向前、轉一邊、沒有眼神交會、左顧右盼	1	2	3	4	5	
四肢動作	手臂和手的動作、手碰臉和身體軀幹的動作、腳打拍子或移動	1	2	3	4	5	

總分

頻率、時間、動作三者相加	頻率＿＿＿＿＋時長＿＿＿＿＋身體伴隨動作＿＿＿＿ ＝＿＿＿＿　　　百分等級：＿＿＿＿　嚴重度：＿＿＿＿

得出總分後則對照常模，可得到百分等級和嚴重性的評定。

附錄四：修訂中文口吃嚴重度評估工具：成人版評分表

（楊淑蘭、莊淳斐，2011）

基本資料				
姓名：		性別：□男　□女		
出生：　　年　　月　　日		年紀：　　歲　　個月		
□會閱讀　□不會閱讀				
施測者：		施測日期：　　年　　月　　日		

口吃頻率				
可閱讀者				頻率分數
1.說話樣本		2.閱讀樣本		（1 和 2）
口吃音節百分比	分數	口吃音節百分比	分數	
1	2	1	2	
2	4	2	3	
3-4	5	3	4	
5-7	6	4-5	5	
8-12	7	6-7	6	
13-20	8	8-11	7	
21 以上	9	12-21	8	
		22 以上	9	

持續時間		
三個最長口吃事件的平均時間，計算至0.1秒		分數
非常短暫（0.5秒或更少）		2
半秒（0.5-0.9秒）		4
1秒（1.0-1.9秒）		6
2秒（2.0-2.9秒）		8
3秒（3.0-4.9秒）		10
5秒（5.0-9.9秒）		12
10秒（10.0-29.9秒）		14
30秒（30.0-59.9秒）		16
1分鐘（60秒或更多）		18
分數		

身體伴隨動作								
0=沒有 1=除非注意找否則不會注意到 2=一般觀察者很少能注意到 3=令人分心 4=非常令人分心 5=嚴重且看起來很痛苦	令人分心的聲音	呼吸聲、口哨聲、喘氣聲、吹氣聲、敲東西聲	1	2	3	4	5	
	臉上的怪異表情	下巴扭曲、舌頭突出、唇緊閉、下巴肌肉緊張	1	2	3	4	5	
	頭部動作	向後、向前、轉一邊、沒有眼神交會、左顧右盼	1	2	3	4	5	
	四肢動作	手臂和手的動作、手碰臉和身體軀幹的動作、腳打拍子或移動	1	2	3	4	5	
分數								

總分	頻率（　）+時長（　）+動作（　）=（　）百分等級＿＿嚴重性＿＿
自然度	口語高度自然　　　　　　　　　　　　　　　　口語高度不自然 1　　2　　3　　4　　5　　6　　7　　8　　9

附錄五：伊利諾大學臨床口吃嚴重度評分表

姓名_____日期_____第____次治療　評定者_____

1. 評分表格中以 0 到 6 表示，圈出每100個音節中，口吃式的不流暢（SLD，包括：聲母或韻母的重複、單音節字重複、阻斷或拉長）的次數。
2. 標出 5 個明顯和嚴重口吃的平均持續時間，可以用重複單位（repetition unit）（例如：我—我—我……重複 2 次、和—和—和—和……重複 3 次），或拉長（prolongation）來計算。
3. 對不流暢的緊張程度評分。
4. 對第二症狀給予分數。

SLD	分數	持續時間或重複次數		分數	緊張	分數
0-3	0	沒有	1	0	沒有	0
3-5	1	非常短，接近沒有	1+	1	沒有到輕微	1
5-7	2	<0.5 秒	1.5	2	輕微	2
7-10	3	<1 秒	2	3	輕微到中度	3
10-15	4	<1.5 秒	3	4	中度	4
15-20	5	<2 秒	4	5	中度到嚴重	5
>20	6	2-3 秒	>4	6	非常嚴重	6

第二症狀

0.25	非常少、輕微、不常出現、除非特別尋找否則不會注意到
0.33	輕微、少、和偶爾，不太會被注意到
0.50	中度、少、有時候、會注意到
0.66	中度、一些和／或經常、明顯
0.75	嚴重、許多和／或經常、令人分心
1.00	嚴重、許多和經常、嚴重和看起來是痛苦的

（SLD 分數＋持續時間分數＋緊張的分數）除以 3 ＝_____
(_____ ＋ _____ ＋ _____) / 3 ＝_____
額外的第二症狀分數
嚴重性總分
評語：

資料來源：取自 Yairi & Ambrose (2005), p. 32；經過 Pro-ed 的授權許可。

345

附錄六：兒童溝通態度量表

學校名稱：＿＿＿＿＿＿市＿＿＿＿＿＿國小

年級：□一 □二 □三 □四 □五 □六

姓名：＿＿＿＿＿＿＿＿＿ 性別：□男 □女

填表日期：＿＿＿年＿＿＿月＿＿＿日

✐ 填答說明：

各位小朋友：

下面這些問題並不是考試，只是想瞭解你平常說話的經驗及感受，沒有「對」與「錯」的分別。請你在每一題目的兩個答案中，按照你自己真實的想法和感受去選答，如果敘述和你的情況一樣，請在「是」的□內打「✓」，如果不一樣，請在「不是」的□內打「✓」。

如果你對哪一題的意思不大清楚，可以舉手問我，每一題都要作答，謝謝你的合作！

是 不是

□ □ 1. 我講話講得不好。

□ □ 2. 對我來說，在教室上課時問老師問題是容易的事。

□ □ 3. 當我在說話時，有些話會卡在我的嘴巴裡，說不出來。

□ □ 4. 其他人會擔心我說話的方式。

□ □ 5. 比起大多數的小朋友，要在教室中上台報告，對我來說比較困難。

□ □ 6. 同學認為我說話很無聊。

□ □ 7. 我喜歡我說話的方式。

□ □ 8. 我的父母喜歡我說話的方式。

□ □ 9. 我覺得與大部分的人說話是容易的事。

□ □ 10. 大部分時間我說話說得很好。

□ □ 11. 對我來說，和別人說話是一件困難的事。

是　不是

☐　☐　12. 我不會擔心我說話的方式。

☐　☐　13. 我覺得說話是困難的。

☐　☐　14. 我想說的話很容易就說出來。

☐　☐　15. 我和陌生人說話是一件困難的事。

☐　☐　16. 有些同學取笑我說話的方式。

☐　☐　17. 說話對我來說很容易。

☐　☐　18. 告訴別人我的名字是一件困難的事。

☐　☐　19. 我很難說出某些話，例如：恐龍。

☐　☐　20. 和大部分的人說話，我可以說得很好。

☐　☐　21. 有時候我說話會有困難。

☐　☐　22. 我喜歡說話。

☐　☐　23. 我說話說得不好。

☐　☐　24. 我害怕當我說話時，沒有辦法把話說出來。

☐　☐　25. 我不擔心講電話，因為我可以說得很好。

☐　☐　26. 其他人好像不喜歡我說話的方式。

☐　☐　27. 我讓其他人代替我說話。

☐　☐　28. 在教室中自己大聲唸課文，我覺得是件容易的事。

謝謝你的作答！

請再檢查一下看看是否有遺漏喔！

附錄七：兒童溝通焦慮（說話情況）量表

學校名稱：_____ 市_____ 國小

年級：□一　□二　□三　□四　□五　□六

姓名：_____　性別：□男　□女

填表日期：_____ 年_____ 月_____ 日

✐ 填答說明：

各位小朋友：

　　下面這些問題並不是考試，這些問題只是想瞭解你平常說話的經驗及感受，沒有「對」與「錯」的分別。請你在每一題目的兩個答案中，按照你自己真實的想法和感受去選答，如果這些問題的敘述和你的情況一樣，請在「是」的□內打「✓」，如果不一樣，請在「不是」的□內打「✓」。

　　如果你對哪一題的意思不太清楚，可以舉手問我，每一題都要作答，謝謝你的合作！

是　不是

□　□　1. 當要我做自我介紹時，我就想去上廁所。

□　□　2. 當我跟同學或老師說話時，我會一直眨眼睛。

□　□　3. 當我要大聲說話時，我常緊張得手心發汗。

□　□　4. 當我要向老師打招呼時，常常感覺呼吸困難。

□　□　5. 上課中，當我被老師叫到，站起來說話時，我會很緊張。

□　□　6. 當我上台說話時，我會臉紅。

□　□　7. 在上課中問老師問題時，我會覺得自己的臉感覺緊緊的。

□　□　8. 當我告訴別人我的名字時，我會顯出很有信心的樣子。

□　□　9. 當我和認識的同學說完話後，常為我說話的樣子感到難過。

□　□　10. 當我在小組討論中說話時，會怕其他同學笑我說得不好。

□　□　11. 我喜歡打電話跟同學聊天。

是 不是

☐ ☐ 12. 當我知道要輪流說話時，我的心情就開始不好。

☐ ☐ 13. 當我和班上新同學或新老師說話時，我會覺得很快樂。

☐ ☐ 14. 我擔心老師對我上台說話的樣子感到失望。

☐ ☐ 15. 老師要我自己一個人唸課文時，我會有害怕的感覺。

謝謝你的作答！

請再檢查一下看看是否有遺漏喔！

附錄八：教師評定兒童溝通焦慮（說話情況）量表

學校名稱：＿＿＿＿＿國小　年級：□一 □二 □三 □四 □五 □六
教師姓名：＿＿＿＿＿　填表日期：＿＿＿年＿＿＿月＿＿＿日

填答說明：

敬愛的老師您好：
　　這份量表的目的在於瞭解國小兒童說話的情形。以下問題只是想瞭解＿＿＿＿小朋友平常說話的情況，並沒有「對」與「錯」的分別。請您依照平日的觀察，如果這些問題的敘述和他的情況一樣，請勾選「完全符合」；如果大部分相同時，就勾選「大部分符合」；如果少部分相同時，就勾選「少部分符合」；如果完全不相同時，就勾選「完全不符合」。請記得每一題都要作答，而且每一題只能勾選一個答案。

	完全符合	大部分符合	少部分符合	完全不符合
1. 當要他做自我介紹時，他常會要求去上廁所。	□	□	□	□
2. 當他跟同學或老師說話時，他會一直眨眼睛。	□	□	□	□
3. 當要他大聲說話時，他常顯得緊張。	□	□	□	□
4. 當他向我打招呼時，他會有呼吸困難的現象。	□	□	□	□
5. 上課中他被我叫到，站起來說話時，他會顯得很緊張。	□	□	□	□
6. 當他上台說話時，他會臉紅。	□	□	□	□
7. 在上課中他問我問題時，他的臉部表情不自然。	□	□	□	□
8. 當他告訴別人他的名字時，他會顯出很有信心的樣子。	□	□	□	□
9. 當他和認識的同學說完話後，常為他說話的樣子感到難過。	□	□	□	□
10. 當他在小組討論中說話時，會害怕其他同學笑他說得不好。	□	□	□	□

	完全符合	大部分符合	少部分符合	完全不符合
11. 他喜歡打電話跟同學聊天。	□	□	□	□
12. 當他知道要輪流說話時，他的心情就開始不好。	□	□	□	□
13. 當他和班上新同學或新老師說話時，他常感到輕鬆愉快。	□	□	□	□
14. 他擔心我對他上台說話的樣子感到失望。	□	□	□	□
15. 當我要他自己一個人唸課文時，他會顯出害怕的樣子。	□	□	□	□

謝 謝 您 的 作 答 ！

附錄九：成人溝通焦慮（溝通情況）量表

姓名：_____　性別：_____　填表日期：____年____月____日

> 您好：
> 　　首先很謝謝您撥冗填寫這份量表，以下的問題是想瞭解您平常說話的狀況，請您在每一個題目的四個選項中，選擇最符合您情況的答案，例如：「當我在發表意見時，我會感到心跳加速」，如果是沒有發生此情況請在「不會」的 □ 打勾，如果有時發生請在「偶爾」的 □ 打勾，常常發生請在「經常」的 □ 打勾，每次都會發生請在「總是」的 □ 打勾。如果您對題目的意思不清楚，可以舉手發問，請每一題都作答。

	不會	偶爾	經常	總是
1. 當快輪到我說話時，我的呼吸會變得急促。	□	□	□	□
2. 當我在別人面前大聲朗讀文章時，我會緊張到手心冒汗。	□	□	□	□
3. 當我加入別人的談話時，我會心跳加速。	□	□	□	□
4. 當我和別人說話時，我的臉部肌肉是緊繃的。	□	□	□	□
5. 當我在陌生人面前說話時，我會一直眨眼睛。	□	□	□	□
6. 當我上台演講時，我會緊張得全身發抖。	□	□	□	□
7. 當我向櫃台人員詢問資訊時，我會感到緊張。	□	□	□	□
8. 當我和權威人士說話時（例如：上司、老師等），我會感到臉部肌肉僵硬。	□	□	□	□
9. 當我在團體中發表意見時，我有害怕的感覺。	□	□	□	□
10. 當我參加聯誼活動時，我覺得輕鬆自在。	□	□	□	□
11. 當我必須和陌生人說話時，我會感到焦慮。	□	□	□	□
12. 進行口頭報告比寫書面報告給我的壓力更大。	□	□	□	□
13. 當在會議中發表意見時，我會感到焦慮。	□	□	□	□
14. 我喜歡和朋友討論有趣的話題。	□	□	□	□

　　　　　　　　　　　　　　　不會　偶爾　經常　總是

15. 因為害怕說話，即便有不同意見時，我也不會

　　說出來。 ……………………………………… □　　□　　□　　□

16. 我盡量不在公眾場合說話。 ………………… □　　□　　□　　□

17. 當在面試時，我覺得輕鬆自在。 …………… □　　□　　□　　□

18. 我盡量不參與別人的討論。 ………………… □　　□　　□　　□

19. 我盡量不參加需要發表意見的聚會。 ……… □　　□　　□　　□

20. 我很喜歡跟朋友聊天。 ……………………… □　　□　　□　　□

21. 我盡量不開口問路。 ………………………… □　　□　　□　　□

22. 我不會選擇從事需要常常和人溝通的工作。 □　　□　　□　　□

23. 當我做自我介紹時，我感覺很放鬆。 ……… □　　□　　□　　□

謝謝您的作答！

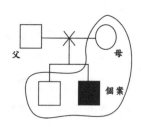

附錄十：學齡口吃兒童個案治療報告

語言治療師：余玻莉
督　　　導：楊淑蘭

壹、個案資料

姓名：王小華（化名）　　　性別：男
年齡：8 歲 11 個月
就讀學校：南部某國小三年級（暑假後升小四）
常用語言：國語
家中成員：媽媽、哥哥和個案（父母離異）

貳、個案發展史

1. 據個案母親描述個案為自然產足月生，出生時體重 2,900 公克，健康情
   形良好，無產科合併症。約 1 歲 1 個月開始會叫「爸爸」、「媽媽」。

2. 約 2 歲時父母為離婚之事經常有爭執，母親後來搬回娘家，待個案 4 歲
   後才把孩子帶回，約在 4 歲時個案開始出現說話結巴，此時個案已有口
   吃現象。母親描述 4 歲前就曾聽過奶奶提醒個案要好好講話，所以家長
   表示無法確定實際發生口吃的年齡，但懷疑發生口吃的年齡有可能更
   早。母親認為孩子發生口吃的原因可能是想得多又急著表達。

3. 個案幼年時常處於長輩爭吵中，目前為單親家庭，主要互動者為媽媽和
   哥哥，媽媽認為家中的爭吵可能影響孩子的說話。

4. 個案成長過程無特殊疾病，之前未接受任何關於口吃的診斷和處理。

5. 個案目前就讀國小特殊才藝班，成績不錯，喜歡打桌球、設計和組裝小
   東西。個案平時喜歡跟別人玩，想法獨特，但做事容易分心。

參、診斷結果

　　臨床診斷使用的工具包括：語言障礙評量表、修訂畢保德圖畫詞彙測驗、認知綜合測驗之語言測驗、中文閱讀理解測驗、兒童語言問題調查表、SLD、修訂中文口吃嚴重度評估工具（兒童版）（SSI-3）等評量工具。綜合上述各語言測驗之評估結果，發現：個案的表現皆高於平均值，與同年齡兒童相較皆優於同儕的表現，顯示個案的語言、認知、理解、表達能力皆有不錯的發展。

　　有關口吃部分，依 Yairi 之伊利諾口吃診斷方法評估診斷結果，個案之口吃指數為 3.50≧3，加權計分之口吃指數為 10.56≧4。其數值皆大於決斷值，判定個案有口吃問題，且加權後顯得更嚴重。個案的第二症狀表現出緊張，但不會分散觀察者的注意力，大多數的不流暢不會長於 1 秒，沒有讓人分心的動作。個案之口吃最常發生於句首第一個字，最常出現拉長語音，其次為整個字之重複（如：打—打—一百—打—打——一百個就換人），說話時會有抓自己手和頭，不斷更換坐姿或有搓手情形。對照七點量尺個案口吃程度為輕微到中度，此結果與母親事前在七點量尺所勾選的 3 分相當符合（僅相差 0.5）。母親對個案口吃的評估：

【口吃七點量尺】

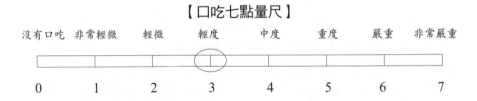

沒有口吃	非常輕微	輕微	輕度	中度	重度	嚴重	非常嚴重
0	1	2	3	4	5	6	7

肆、個案口吃的可能原因

1. 家族史：媽媽表示自己小時候有類似的情況好幾年，目前說話沒有問題，其餘家人並無口吃及語障問題。

2. 個案母親說話速度相當快，且與個案互動時會有插話、阻斷現象，整體
   而言，母親覺得孩子最大的障礙是孩子想要表達的很多，卻礙於常有重
   複的字而說得不流利，以至於影響他表達的意願和信心。

伍、治療目標

1. 重新建立個案正確之說話方式——慢而輕鬆之說話方式。
2. 藉由增強個案之其他優點能力提升其信心。
3. 協助母親減緩說話速度，建立良好之說話典範。
4. 改善家庭環境中對口吃負面之情緒及言論，減少對口吃有害因素。
5. 建立母親行為管理之能力，藉由增強孩子正向行為，以改善口吃。
6. 學校老師及同儕能接納個案口吃及知道如何幫助個案。

陸、治療計畫

   採折衷式直接治療法，依 Johnson 理論、Rogers 以案主為中心取向理
論、Gregory（1986）及 Yairi（1998）等為主要治療參考理論。所訂定之
計畫如下：

1. 教導個案學習慢而輕鬆之說話方式：利用放鬆技巧及配合 Yairi 之治療
   方案對個案進行直接治療六次。
2. 心理諮商方式：增強個案之長處（識字量多可自行閱讀很多故事書；非
   常喜歡設計、組裝小東西而增加信心），並與個案討論其對口吃之看
   法。
3. 每次治療前後皆與母親進行晤談，討論治療過程中語言治療師所觀察到
   個案的表現，及解釋所練習之技巧，讓母親可在家裡提供個案協助。
4. 鼓勵母親加入口吃治療方案。
5. 提供學校老師有關「教師該如何幫助口吃的孩子」以及提供「家長如何
   協助口吃的孩子」之衛教單張給家長。

6. 安排兩次的同儕接納課程，教導同儕對口吃之正確觀念及如何與個案相處，並協助個案在班級能運用新學會的說話方式與同儕互動。

柒、治療流程

	治療地點	國小輔導室
第一次	依據理論	1. 依據 Johnson 理論，改變父母對口吃之負向態度、想法和行為。 2. 依 1950 年 Rogers 以案主為中心取向理論，其相信真誠與尊重才能幫助個案發揮潛力、改變行為。 3. 依 Gregory（1986）建議，記錄不同情境之口吃情形可做為諮商之材料。 4. 依 Wells（1987）指出，孩子之正向行為出現時，父母應立即給予鼓勵。 5. 依 Linda Johnson（1980）所建議，認為好的溝通技巧可有效降低口吃發生。
	治療內容	一、家長諮商 1. 對個案母親解釋評估診斷結果及治療計畫。 2. 提供家長有關口吃之資訊（正常與異常之不流暢）；提供口吃的相關資料閱讀。 3. 建議母親避免打斷孩子說話，即使孩子口吃了，也能扮演一個良好聽眾。 4. 與個案及母親晤談時，提供接納、同理及瞭解之態度。 5. 教導並示範使用正向之溝通技巧如：反映、延伸、開放式問題及主動傾聽。 6. 給母親「父母該如何幫助口吃的孩子」之衛教單張，以協助母親瞭解正確處理孩子說話不流暢的情形。 7. 與母親討論今日治療進行的情況。 二、個案治療 1. 打拍子訓練，控制說話速度。 2. 教導個案從錄影帶辨識異常之不流暢情形。 3. 與個案討論其對於自己說話方式的看法。

（續下表）

	治療反應	1. 個案母親表示願配合語言治療師之口吃治療方案執行相關事項。 2. 個案及母親能從錄影帶中辨識出異常之不流暢情形。 3. 母親在家會配合使用「增強系統制度」和使用正向之溝通技巧。 4. 個案對於自己目前的說話方式覺得還好，但是會害怕同學笑他。
第二次	治療地點	國小輔導室
	依據理論	1. 依社會學習理論——父母是孩子語言行為之模範，因此父母應該使用良好之言語行為。 2. 依 Conture（1990）給教師之建議內容，希望學校環境也能提供對孩子口吃有正向幫助之策略。 3. 利用放鬆活動，降低個案治療時之焦慮及減低說話不流暢現象。
	治療內容	1. 與母親討論一週內孩子口吃現象及家庭作業執行情形。 2. 示範輕鬆緩慢之說話方式（約 1 秒鐘一至二個漢字）與快速說話方式，讓個案辨識。 3. 鬆弛活動： 　(1) 於治療前 5 分鐘播放輕鬆冥想音樂，教導閉眼隨語言治療師口述放鬆冥想。 　(2) 教導及示範頭部、聳肩及腰部運動。 　(3) 與個案玩遊戲放鬆心情。 4. 呼吸練習： 　教導及示範鼻部慢慢的吸氣，緩慢吐氣，以平順之方式深呼吸，在換氣時可稍做停頓，放鬆胸頸部之呼吸。 5. 與個案建立治療時之手勢及圖片替代之意義： 　(1) 拳頭之鬆緊代表說話之用力與放鬆。 　(2) 兔子及烏龜玩偶代表說話速度快與慢。 6. 於結構式活動之 10 分鐘讓個案看三十張雙音節之圖卡（如：烏龜、雨傘等），示範輕鬆緩慢說話，要求個案模仿。 7. 當個案做到慢而輕鬆之說話方式時，蓋「好棒」印章做為增強。

（續下表）

		8.給予個案及母親家庭作業（雙音節詞共三十張），回家練習緩慢輕鬆說話。 9.跟母親討論孩子在閱讀時的表現，個案唸讀時常將字序顛倒，例如花蓮讀成蓮花。所以今天又進行「中文閱讀理解測驗」，以瞭解個案的語文閱讀能力。
	治療反應	1.個案在家中和學校皆會發生口吃，對於回答開放式問題時較易產生口吃現象，當時感受常是不好意思，而大都以快點結束話題，或說得更快等，來處理發生口吃時之言語行為。 2.母親表示自己個性很急，說話速度非常快，願意配合個案的治療修正自己之說話速度，以做為孩子之典範。 3.個案可配合執行鬆弛運動，呼吸運動較無法達語言治療師要求，重複示範教導二至三次後，稍能配合執行。 4.語言治療師與個案以「拳頭鬆緊」和「兔子及烏龜」代表說話情形。 5.個案和母親在練習雙音節詞時可配合緩慢說話，未出現口吃現象。
第三次	治療地點	國小輔導室
	依據理論	依Yairi（1998）對學齡口吃兒童直接治療方案所建議執行。
	治療內容	1.與母親討論一週內孩子口吃現象及執行情形。 2.與孩子討論其對口吃之看法，並請母親多鼓勵孩子其他優勢能力之表現（如：孩子天性樂觀、聰明等）。 3.鬆弛與呼吸練習10分鐘。 4.語言治療師在自由聊天時，示範緩慢而輕鬆的說話方式，約1秒鐘一至二個漢字，並模仿個案快速而且口吃的說話方式約5至7分鐘。 5.給予個案看三十張雙音節詞之圖卡（如：丸子、鱷魚等），其中十五張由個案說出，並讓個案練習四至六個音節的短句。 6.以不固定比率給予笑臉貼紙為增強物。 7.與母親討論今日治療進行的情況，並給個案及母親家庭作業（雙音節詞共三十張）。

（續下表）

	治療反應	1. 個案在家中持續練習說話 10 分鐘，表示說話時速度會不自主加快，但因所練習為雙音節字詞，因此未有口吃現象。 2. 當語言治療師於輔導室模仿個案及家長之說話方式時，個案立即可察覺並說出是「兔子」在說話，太快了！
第四次	治療地點	國小輔導室
	依據理論	1. 依 Yairi（1998）對學齡口吃兒童直接治療方案所建議執行。 2. Cooper（1979）認為若父母對孩子口語不流暢有負面之態度和感受，那麼應該將父母納入治療中。
	治療內容	1. 與母親討論一週內孩子口吃現象及家庭作業執行情形。 2. 鬆弛與呼吸練習 10 分鐘。 3. 開始聊天時，模仿個案快而口吃之說話方式約 8 至 10 分鐘，結束時 5 分鐘。 4. 進行 8 至 10 分鐘結構式之活動，語言治療師示範用七至十個音節說明圖卡，然後要求個案再說一次。 1. 給予個案及母親家庭作業（七至十音節之圖卡共三十張，練習輕鬆緩慢說 10 分鐘）。 2. 與母親討論今日治療進行的情況。並提供母親 Cooper 之問題表，讓母親自問有關孩子口語不流暢之態度及感受。
	治療反應	1. 母親表示在家中對孩子口吃發生時，較可以用正確方式反應。 2. 練習七至十個音節句子之說話時，速度會不自主加快，當出現「兔子」玩偶時，個案會自行調整速度，但無口吃現象發生。
第五次	治療地點	國小輔導室
	依據理論	依 Yairi（1998）對學齡口吃兒童直接治療方案所建議執行。
	治療內容	1. 與母親討論一週內之孩子口吃現象及執行情形。 2. 鬆弛與呼吸練習 10 分鐘。 3. 開始聊天時，模仿個案快而口吃之說話方式約 8 至 10 分鐘，結束時 5 分鐘。

（續下表）

		4. 進行 10 分鐘之功能性遊戲，以故事接龍方式，語言治療師用七至十音節之句子示範慢而輕鬆之說話方式，並適當斷句，要求個案以同樣方式回答。再進行 5 至 7 分鐘之自由交談，語言治療師模仿口吃之說話方式。並以不固定比率代幣制度增強。 5. 給予個案及母親家庭作業（使用事先設計的七至十音節之句子故事圖卡，練習說 10 分鐘，超過七音節的句子要斷句）。 6. 與母親討論今日治療進行的情況。請母親轉交學校老師「教師該如何幫助口吃的孩子」之衛教單張。因個案為本學期班上的轉學生，請家長與老師協商運用導師時間跟全班介紹個案以及認識口吃等概念之同儕接納課程的可行性。
	治療反應	1. 個案母親表示個案最近口吃出現情形較為改善。當進行七至十音節之句子練習時，個案出現口吃現象，速度能在以手指打拍子時調整所希望之速度。 2. 因家長為該校老師，經協商後，個案班級老師同意此建議，並規劃由下週二導師時間進行。老師也同意配合語言治療師，進行全班同學共同協助改善個案說話流暢度的計畫，並願意主動協助製作好寶寶榮譽榜，以增進同學主動協助個案的行為。
第六次	治療地點	國小輔導室
	依據理論	依 Yairi（1998）對學齡口吃兒童直接治療方案所建議執行。
	治療內容	1. 與母親討論一週內之孩子口吃現象及家庭作業執行情形。 2. 鬆弛與呼吸練習 10 分鐘。 3. 開始聊天時，模仿個案快而口吃之說話方式約 8 至 10 分鐘，結束時 5 分鐘。 4. 進行 10 分鐘之功能性遊戲（進行故事接龍）。語言治療師用十五音節左右之句子示範慢而輕鬆之說話方式，並適當的斷句，要求個案和家長以同樣方式回答。 5. 請母親以正確說話方式（1.5 字/秒）問有關兒童故事中之問題，讓兒童用七至十音節的句子來回答，並在適當處斷句。

（續下表）

	6. 用不固定比率代幣制度給增強。 7. 給予個案及母親家庭作業（事先設計之七至十音節之短句故事圖卡，每日練習說 10 分鐘）。
治療反應	1. 母親在治療情境中，能使用 1.5 字/秒之速度朗讀十五音節兒歌；當個案口吃時能以主動傾聽、反應問題方式回應，較少插話現象。 2. 七至十音節之短句練習時，個案已能調整目標速度，口吃現象較改善。 3. SSI-3：百分等級為 31，嚴重度為輕度。顯示個案的口吃事件減少，不流暢情形有明顯的改善（詳細資料見「玖、進步情形評估」）。
備註	因個案本身之語言能力相當好，且為特殊才藝資優學生，因此在治療時嘗試較長的語句，例如：由二個子句組合之複合句，結合一起時會有十四至十五音節，但在句子之間予以斷句。若為一般兒童仍建議治療目標以不超過七個音節短句為原則。

捌、同儕接納課程

次別：第一次

地點：個案教室

流程：

1. 由老師向全班小朋友介紹語言治療師，並說明今天的活動為「誰最棒」的比賽。

2. 語言治療師進行暖身後，播放認識口吃的錄影帶給全班小朋友看，共進行 5 分鐘。

3. 語言治療師帶領全班進行看過影帶後的討論：

　◎討論主題為：a. 在錄影帶中，你覺得他們說話發生什麼事？

　　　　　　　　b. 如果你也這樣子說話，你有什麼感覺？

　　　　　　　　c. 如果你也這樣子說話，你希望同學怎麼對你？

　◎與口吃者應對的策略介紹：

　　　　　　　a.等他慢慢說話。

　　　　　　　b.不要打斷他說話。

　　　　　　　c.不要笑他說話。

　　　　　　　d.自己也慢慢說話。

　　　　　　　e.多鼓勵口吃者說話。

4. 介紹個案給全班同學認識，並請他擔任小天使，讓大家可以練習「誰最棒」的比賽。並在班級教室內張貼榮譽榜，記錄這一週每位同學的表現。

5. 約定下次見面時間。

次別：第二次

地點：個案教室

流程：

1. 運用複習上週介紹的「與口吃者應對的策略」之搶答活動進行暖身。

2. 請老師公布這週最棒的小朋友榮譽榜前三名並給予獎勵（請個案媽媽事先準備小禮物送給小朋友）。

3. 運用錄音帶讓全班去分辨口吃現象，並在發現口吃現象時，說出協助策略。

3. 繼續請個案擔任小天使，讓大家有機會在下週可以得到禮物。

4. 共同約定全班若能完成讓小天使說話都不打結的目標，則全班可以到麥當勞吃蛋捲冰淇淋（事先媽媽已表示當目標達到時，要請全班吃蛋捲冰淇淋）。

玖、進步情形評估

(一) 治療前與治療後結果的比較（以 SLD 計算）

施測時間 口吃內容	治療前		治療六次後	
	次數	次數/100 音節	次數	次數/100 音節
[PW] 聲母或韻母的重複	26	1.48	2	0.06
[WW] 整個字的重複	32	1.82	5	0.47
[DP] 不合節律的說話	62	3.53	17	1.59
[SI] 口吃指數	120	6.83>3	23	2.15<3
	4 分		1 分	
[TW] 總音節	1755		1070	
加權計分＝（[PW]＋ [WW]）×RU+2×[DP]	10.56 >4		3.71 <4	
口吃發生時長	（0.9 + 0.8 + 1.3）÷3 = 1	3 分	（0.8 + 0.7 + 0.5）÷3 = 0.67	3 分
緊張程度	輕微但一致	2 分	輕微但一致	2 分
（SLD 分數＋持續時間 分數＋緊張的分數）除 以 3	（4 + 3 + 2）÷3 = 3		（1 + 3 + 2）÷3 = 1.67	
第二症狀分數	0.50		0.50	
嚴重性總分	3 +.50 = 3.50 輕中度		1.67 + 0.50 = 2.17 輕微	

(二) 治療前與治療後結果比較（以 SSI-3 計算）

施測項目 ＼ 施測時間	治療前		治療六次後	
口吃發生頻率	對話		對話	
	口吃事件：92 總字數：1185 （92÷1185）×100＝7.76% SS	6 分	口吃事件：20 總字數：500 （20÷500）×100＝4% SS	5 分
	短文		短文	
	口吃事件：19 總字數：570 （19÷570）×100＝3.33% SS	5 分	口吃事件：3 總字數：570 （3÷570）×100＝0.5% SS	2 分
	合計	11 分	合計	7 分
口吃發生時長	（1.30 ＋ 0.90 ＋ 0.80）÷3＝1.00		（0.8 ＋ 0.7 ＋ 0.5）÷3＝0.67	
	對照分數	6 分	對照分數	4 分
身體上伴隨的行為	引人注意之聲音	0 分	引人注意之聲音	0 分
	臉部表情	0 分	臉部表情	0 分
	頭部動作	0 分	頭部動作	0 分
	四肢動作	2 分	四肢動作	2 分
	合計	2 分	合計	2 分
總分	19 分		13 分	
百分等級	60		31	
嚴重度	中度		輕度	

拾、結論及建議

1. 個案在治療情境中，已能使用慢而輕鬆之說話方式說七至十個音節的句子，練習時很少出現口吃，但自發性言語時口吃仍會出現，主要症狀為拉長。

2. 自發性語言樣本錄音分析其 SSI-3 中口吃事件減少，不流暢有明顯的改

善。

3. 母親在治療情境中，能使用 1.5 音節/秒之速度朗讀七至十個音節的兒歌；當個案口吃時能以主動傾聽、反應問題方式回應，較少插話現象。學校教師表示在校時會盡量配合所建議之措施，因為母親也在該校任教，所以請家長隨時與教師進行個案說話表現上的情形討論。

4. 母親在治療後為個案在七點量尺所勾選的位置為 2 分，母親表示個案目前說話的流暢性有增加，口吃現象有明顯改善，會配合繼續協助個案保持使用輕鬆緩慢的說話方式。

【口吃七點量尺】

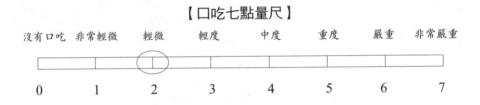

沒有口吃	非常輕微	輕微	輕度	中度	重度	嚴重	非常嚴重
0	1	2	3	4	5	6	7

拾壹、心得

　　個案的口吃問題經六次之治療，已建立初步治療成效，但對於類化到自然情境降低自發性口語之口吃頻率，仍有待繼續努力。經過兩次入班進行的同儕接納課程後，同學對於認識口吃者的說話方式以及因應策略都有初步的概念。

　　對於在施行口吃治療過程中，若有好的諮商技巧的確對治療能有很大之幫助，尤其是給予個案和母親情緒上的同理和支持。很慶幸自己大學時期就讀的是應用心理系，修習過許多諮商輔導的學分，也有過心理諮商與輔導的經驗，因此在諮商技巧的運用部分尚且順暢。因為家長本身是單親家庭，所以在進行過程中有許多話題，母親會要求不要和孩子談論有關父親的問題，因此治療師在每次與家長晤談有關孩子的表現時，也只針對孩子練習時的狀況進行討論，不斷給予家長支持和提供口吃策略。

　　因為本次的治療，治療師和母親以及個案都變成好朋友，據母親表示，個案會主動詢問每一次進行治療的時間，而且對每一次的見面都充滿期待。而這次的治療活動中可以將同儕納入治療計畫，也是一種新的嘗試，同學和老師都十分熱情參與；家長也反映自己說話上也得到了改善，這些收穫都很令治療師感動。盼望透過治療師的協助以及全班同學和老師的從旁幫忙，讓個案未來都可以順暢的說話。

口吃 >>
理論與實務

主題索引

四　畫

七　畫

八畫

十四畫

十八畫

十九畫

國家圖書館出版品預行編目（CIP）資料

口吃：理論與實務／楊淑蘭著. --二版.--
　　新北市：心理, 2017.08
　　　面；　公分. --（溝通障礙系列；65034）
　　　ISBN 978-986-191-787-0（平裝）

　　1.口吃　2.口吃症

　　415.939　　　　　　　　　　　　　106015885

溝通障礙系列 65034

口吃：理論與實務（第二版）

作　　者：楊淑蘭
總 編 輯：林敬堯
發 行 人：洪有義
出 版 者：心理出版社股份有限公司
地　　址：231026 新北市新店區光明街 288 號 7 樓
電　　話：(02) 29150566
傳　　真：(02) 29152928
郵撥帳號：19293172 心理出版社股份有限公司
網　　址：https://www.psy.com.tw
電子信箱：psychoco@ms15.hinet.net
排 版 者：龍虎電腦排版股份有限公司
印 刷 者：龍虎電腦排版股份有限公司
初版一刷：2011 年 9 月
二版一刷：2017 年 8 月
二版三刷：2023 年 9 月
I S B N：978-986-191-787-0
定　　價：新台幣 500 元